음식과 식생활문화

박금순 · 정외숙 · 신영자
김향희 · 정현숙 · 박어진 공저

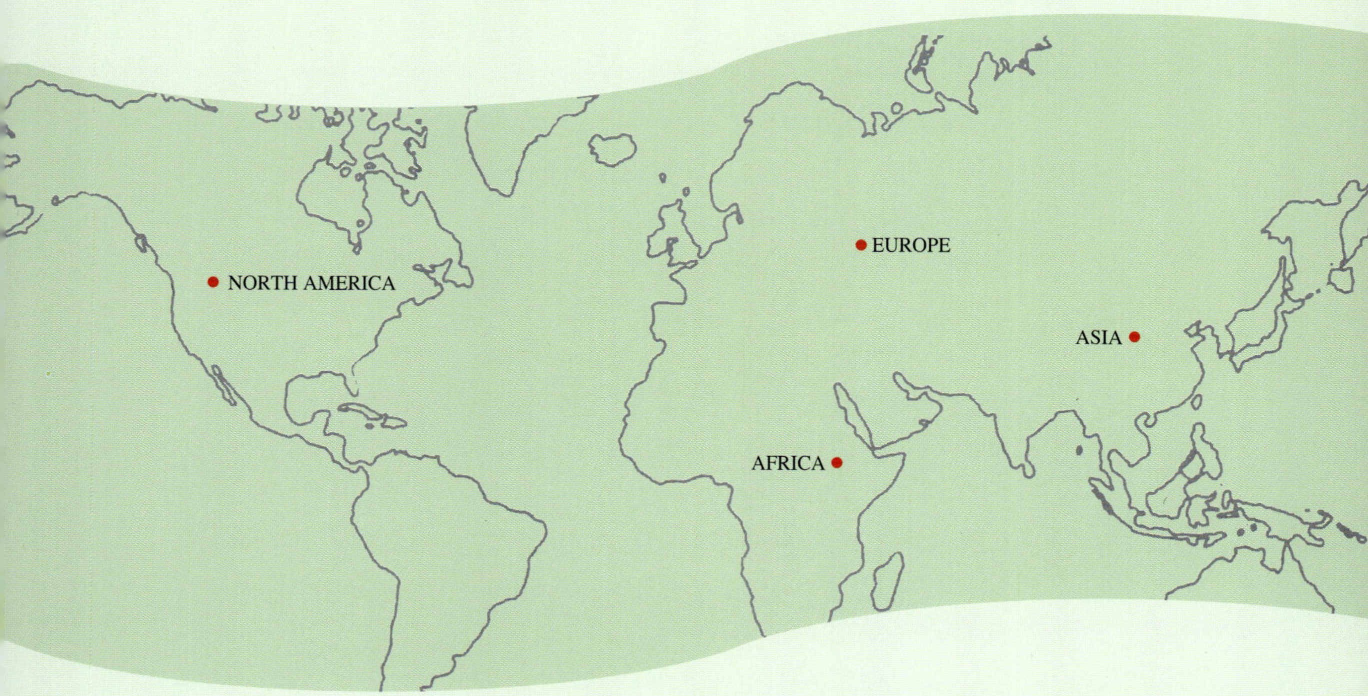

도서출판 효 일
www.hyoilbooks.com

머리말

　　음식은 하나의 생물학적 구체물이면서 지극히 문화적인 성격을 가진 것으로 다양한 양상들의 표상으로서 일종의 문화적 기호체계를 보여주는 것이라고 볼 수 있다. 또한 음식문화는 국가간의 대외접촉을 통해 많은 외래 문화적 요소들이 도입되었고 그에 따라 사회문화적, 정치경제적 문화에 의해 구현된다. 이에 따라 음식전통은 식사예절을 강조하고, 음식 먹는 순서, 음식의 가짓 수, 종류, 모양, 냄새, 영양가 등을 따지고, 음식을 소리 내어 먹는 사람 등 음식이나 음식을 먹는 행위를 사람들을 구분 짓는 기준으로 사용하고 있다. 이러한 것들을 통해서 부분적으로나마 어떤 음식문화를 향유하고 있는가 하는 것이 자신이 속해 있는 사회계층을 표현하는 기호로서 사용되기도 한다.

　　왜냐하면 인간은 보다 질 좋은 음식을 먹고자 하는 욕구를 가지고 있으며 이것을 사회의 계층적 차원 또는 더 나아가 예술적 차원으로까지 끌어올리기도 하기 때문이다. 고급음식을 먹는 행위가 기본적 욕구 충족으로서 식욕을 만족시킨다는 것보다는 교양을 갖춘 인간의 가장 고상한 행위들 중의 하나로서 간주된다는 것이다. 음식문화를 통하여 한 나라의 문화를 배우는 것은 그 어떤 방향에서 문화에 대한 공부를 시작하는 것보다 훨씬 쉬우리라 생각된다. 이렇듯 한 국가의 음식문화는 전통과 자긍심이 배어 있기 때문에 그 소중함을 인정하고 이해하는 자세가 필요하다. 21세기를 살아가는 세계화 시대에는 여러 국가와 민족이 각자의 전통을 지키면서 다른 국가와 민족의 전통을 이해하면서 더불어 지낼 수 있어야 한다. 따라서 외국에서 생활하는 경우나 국내에서 외국인을 대접하는 경우에 서로의 음식문화를 존중하며 식사예절이나 식습관에 대해서도 익숙해져야 하겠다.

　　그동안 대학에서 '식생활과 문화' 혹은 '세계음식문화'라는 학과목으로 국내·국외 서적들을 참고로 오랫동안 강의해 오고 외국여행을 다니면서 음식문화 자료를 모은 것들과 틈틈이 수집 보존해 온 것들을 중심으로 분야별로 교수들이 뜻을 모아 학부 및 교양강의에 적합하도록 책을 엮었다.

　이 책의 구성은 제1부 식생활과 문화, 제2부 국제화 시대와 식생활 문화, 제3부는 세계의 음식문화로서 전체 11장으로 이루어져 있으며 한국을 비롯하여 아시아권, 유럽권, 아메리카권, 오세아니아권, 아프리카권으로 엮었다.

　하지만 지구촌 모든 국가의 음식문화를 다루지는 못했고, 한 국가의 음식문화라 하더라도 형편상 깊이 있게 다루지 못한 미비함이 있다.

　다만 이 책을 통해서 얻은 지식을 바탕으로 그 나라만이 가지고 있는 전통음식, 특수한 식품재료들을 기억하고 우리의 전통음식을 더욱더 발전시키고 세계화할 수 있는 기회가 될 수 있기를 바란다. 앞으로 새로운 자료의 수집, 정리로 더 좋은 보완판이 나올 수 있도록 노력할 것이며 많은 분들의 충고와 의견을 부탁드린다. 끝으로 어려운 연구 여건임에도 불구하고 유익한 글과 사진을 보내 준 필자들과 모든 궂은 일을 마다 않고 열심히 원고교정을 도와준 대학원 제자들과 안상희, 민영희, 김지영 선생 그리고 부족한 원고를 책으로 완성시켜 주신 도서출판 효일의 김홍용 사장님과 편집부 관계자 여러분께 감사드린다.

저자 일동

Contents

제3부 세계의 음식문화

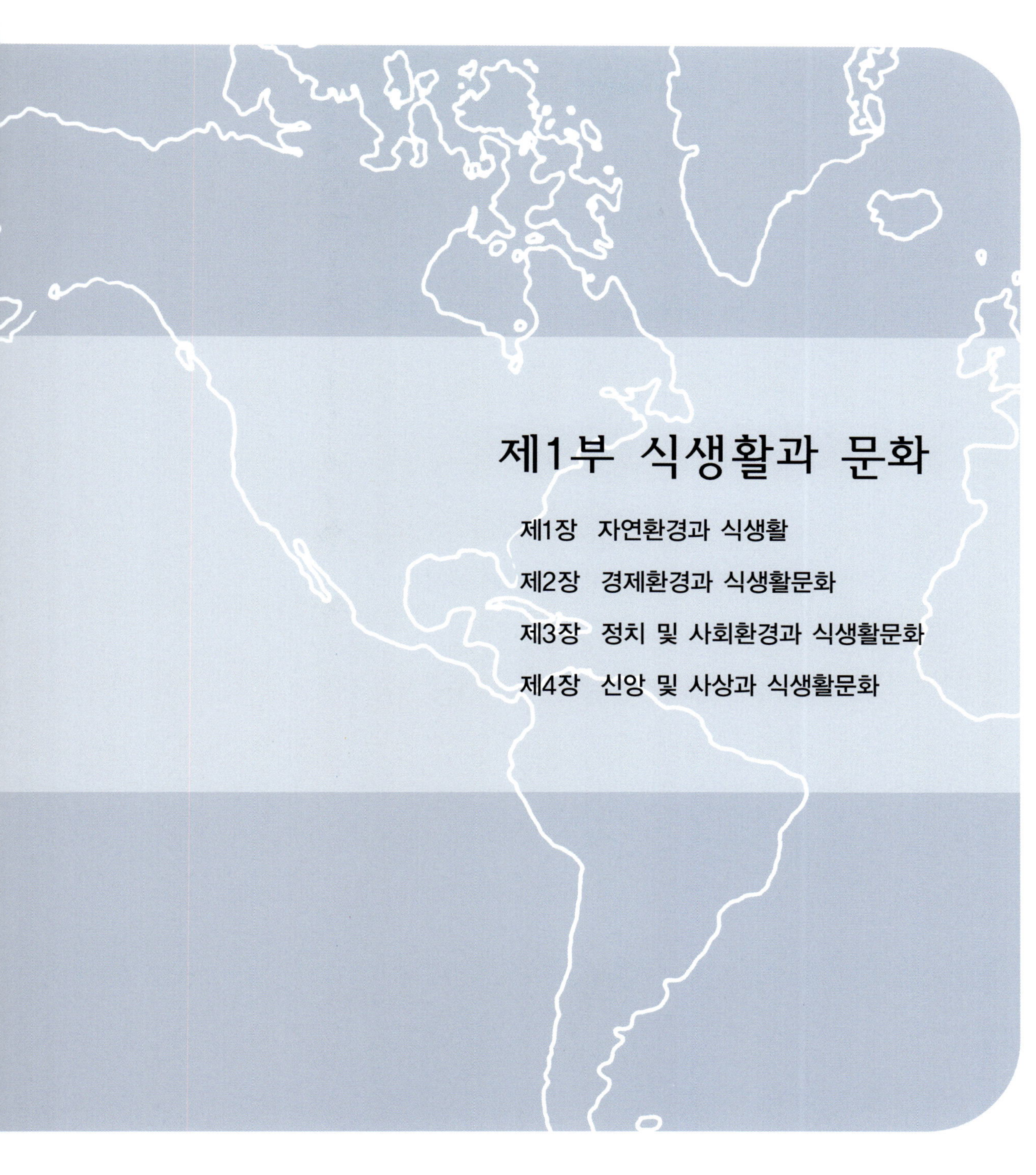

제1부 식생활과 문화

제1장 자연환경과 식생활

제2장 경제환경과 식생활문화

제3장 정치 및 사회환경과 식생활문화

제4장 신앙 및 사상과 식생활문화

식문화는 식(食)에 관한 문화이다. 식과 사람의 관계는 종래에는 주로 영양학, 특히 영양소적이며 생리학적인 관점에서 추구되어 왔으나 현대 사회의 식생활 구조는 경제·사회구조·소득·식량정책·산업기술·조리기술·식습관·사교적 측면·문화 등 많은 요인이 복잡하게 서로 영향을 주면서 형성되고 있으므로 학제적(學際的)으로 관찰할 필요가 있으며 특히 식생활문화를 충분히 이해를 해야만 앞으로의 식생활 문제를 바르게 논할 수 있을 것이다.

식생활이 좋고 나쁨은 한 세대가 지난 후에 안다고도 말할 정도로 긴 안목으로 결과를 보게 된다. 따라서 한때의 식생활의 시행착오는 돌이키기 어려운 일이 되고 수정하고 회복시키려면 너무나 긴 세월이 걸린다.

옛부터 우리나라 사회에서는 대화 중에서 먹는 이야기를 많이 하는 것을 매우 천대시하였으나 한편에서는 그처럼 궁한 생활 속에서도 양적으로 충족한 식생활을 바랐다. 그러나 오늘날 우리 국민은 원하는 대로 먹을 수 있게 되었고 먹는 것의 쾌락성에 대해 공공연하게 이야기를 나눌 수 있을 만큼 사회는 풍요로워졌으며 포식시대를 거쳐 인생의 최대의 낙(樂)을 먹는 일에서 찾는 낙식(樂食) 시대가 국제화의 흐름을 타고 우리나라에서도 실현되고 있다.

　　인간의 식생활은 식품의 선택으로부터 식단 작성, 조리, 하루의 식사 횟수, 식사 양식 또는 식사예절 등을 포함하게 되는데, 이것은 식습관이라는 하나의 문화 양식과 깊이 맺어져 있다. 식습관은 인간의 문화 양식들 중에서도 실제적이고 의미 있는 행동으로서 고유의 문화 속에서 전승되고 계속되어 온 것이면서 동시에 일상적인 환경의 영향 또는 요구로부터 형성된 것이기도 하고, 새로운 요구와 전승된 전통이 혼합되어 형성된 역사적 산물이기도 하다. 이러한 식습관은 우리들의 식생활 양식의 하나로서 식생활문화의 형성과 변천을 나타내는 주요요소이기도 하다. 문화가 학습된 경험으로서 정착화(socialization)과정을 통해서 전승되는 것과 같이 식습관도 한 세대의 사람들에게 습득되고 정착화되어 차세대에 전승되어진다.

　　여러민족이 제각기 발달시켜 온 음식의 종류와 조리법, 상차림법 및 식사예절 등은 각 민족의 역사적·문화적 소산들이다.

　　이와 같이 음식은 각 민족들의 문화를 특징지어 주는 핵심이 되면서 그 나라의 문화를 이해할 수 있는 가장 중추적인 역할을 한다. 따라서 각 나라의 문화의 심층적인 특징을 고찰하기 위해서는 그 나라의 음식문화를 이해하는 일이 우선 이루어져할 것이다.

제1장 자연환경과 식생활

　우리 인류가 사는 환경은 초원이나 숲, 강가, 습지, 섬, 해변, 사막, 고원지대 등과 같이 다양하며 자연과 환경에 조화를 시키면서 살아가고 있다.

　햇볕이 쨍쨍 비치고 더운 지역에 적응해 온 사람들은 타오르는 듯한 지열(地熱)과 초원에서 날쌔게 도망치는 짐승을 따라잡을 수 있도록 키가 크고, 머리는 길고 뾰족하며, 몸 안의 수분증발을 막을 수 있도록 콧구멍이 작게 진화되어 있었다.

　반면에, 습기가 많은 숲 속에서 살아온 사람들은 햇볕을 더 많이 받을 수 있도록 머리가 짧고 펑퍼짐하며, 맹수가 습격해 올 때 쉽게 덩굴 속으로 피하여 나무 위로 기어오를 수 있도록 키가 작고, 콧구멍이 넓었다(표 1-1 참조).

　이와 같은 지구상의 기온변화는 우리 조상들의 농경의 발달에 매우 큰 영향을 끼쳤으며, 그것이 아직도 우리 식생활 문화에 영향을 끼치고 있어 현재의 지역간의 식생활 문화의 차이를 이해하는 데 기본이 되고 있다.

　어느 나라이든 음식문화는 오랜 역사 속에서 그 나라의 풍토와 자연조건의 제약을 받으면서 형성된다. 세계의 주식을 크게 동물성 식료형, 밀형, 쌀형, 옥수수 또는 잡곡형, 피·수수형, 감자형으로 나눌 수 있는데, 어느 것을 선택하는지의 여부는 그 나라 국민의 기호의 문제가 아니고 자연조건의 문제이다. 일반적으로 위도가 높으면 동물성 식료에의 의존도가 높고 위도가 낮으면 식물성 식료에의 의존도가 높다.

[표 1-1] 사하라 사막 이남 사람들의 환경과 신체적 특징

구분	신장(cm)	코(鼻)지수 a	얼굴지수 b	머리(장폭)지수 c
사헬 지방	171	85	90	75
사반나 지역	169	86	86	75
열대강우림지대	164	94	82	76
무부티 · 피구미	144	104	78	77

주　a. 코지수 $= \dfrac{\text{코의 너비}}{\text{코의 높이}} \times 100$

　　b. 얼굴지수 $= \dfrac{\text{형태암년의 높이}}{\text{악골궁}(顎骨弓)\text{의 너비}} \times 100$

　　c. 머리(장폭)지수 $= \dfrac{\text{머리의 너비}}{\text{머리의 길이}} \times 100$

　　※ 자료 : 구천서, 세계의 식생활 문화, 1997, p.150

　동물성 식료, 특히 목축에 의한 육류를 주식으로 하는 유목 민족과 식물성 식료에 의존하는 농경 민족 사이에는 자연관도 다르고 민족성도 크게 다르다. 유목 민족에게 있어서 자연은 늘 정복의 대상이고 따라서 자연과 인간은 서로 대립 상태를 이룰 수밖에 없다. 그러나 농경 민족에게 있어서 자연은 결코 정복의 대상이 아니다. 그들에게 있어 인간은 늘 자연의 섭리에 따라 이에 순응하고 자연으로부터 혜택을 받으며 살아가는 존재인 것이다.

　또한 이 같은 기후변화에 따라 세계를 크게 열대, 온대 및 한대로 나누어 각 지역음식의 일반적인 특성을 보면 다음과 같다.

1) 열대지방

　① 쌀(지역에 따라) · 옥수수, 구근류(고구마 · 카사나 · 얌)
　② 고도의 향신료(후추 · 고추〈 칠리 〉· 정향)를 많이 사용하고 음식의 종류가 많다.
　③ 다량의 기름을 사용한 요리가 발달
　④ 채소를 적게 사용하고 바나나 · 망고 · 파인애플 등 과일 종류가 많다.
　⑤ 돼지고기와 닭고기를 좋아하지만, 돼지고기를 먹지 않는 곳이 많다.
　⑥ 찰기가 적은 쌀을 주식으로 많이 쓰고 좋아한다.

2) 온대지방

① 음식의 종류가 다양하고 조리법이 발달

② 쌀·소맥(小麥)·옥수수·보리 등의 곡류의 종류가 다양하다.

③ 찰기가 있는 쌀을 좋아한다.

④ 우유·요구르트·채소(적게 먹는 곳도 있다)

⑤ 고기·생선, 패류 등의 종류가 다양하다.

⑥ 가공 식품이 발달하고 음식의 종류가 많고 다양하다.

⑦ 사과·배·감·포도·복숭아·딸기·수박 등의 계절에 따른 과일의 종류가 다양
하다.

⑧ 향신료의 사용은 그리 발달되어 있지 않다.

3) 한대지방

① 음식종류가 적고 조리법이 간단하다

② 음식의 가공을 많이 하지 않고 담백하고 싱겁다.

③ 한대의 사반나 지역에서 순록, 곰 등을 섭취하고 에스키모인은 생식도 한다.

④ 소금에 절인 생선이나 생선의 알과 같은 종류의 음식이 많은 편이다.

⑤ 요구르트·치즈·우유와 같은 유제품 종류의 음식이 많다.

⑥ 채소류는 적으나 감자, 당근, 양배추를 섭취한다.

제2장 경제환경과 식생활문화

　인류가 이 세상에 모습을 드러낸 350만 년 이래로 꽤 오랫동안 지루하리만큼 아주 서서히 변화·발전해 오다가 7,000~9,000년 전 농경이 시작되면서 그 속도가 점차 빨라지기 시작하여 18세기 후반부터 유럽을 중심으로 일어난 산업혁명(産業革命, Industrial Revolution)의 결과 문명의 발전속도가 가속화되었고, 20세기에 접어들어 그 템포가 더욱 빨라지게 되었다. 그 여파로 지구상의 여러 나라들은 급속도로 국제화·세계화되어가고 있으며, 이러한 현상은 의(衣)·식(食)·주(住)의 여러 면에서 한결같이 나타나고 있다.

　즉, 종래에는 말·낙타 또는 범선(帆船)에 의지하던 여행수단이 이제는 고속철도·고속버스·제트추진항공기 등으로 바뀌면서 사람들은 먼 외국을 마치 이웃집 드나들 듯 하고 있으며, 또한 다양한 정보매체를 통하여 식생활 문화와 관련된 정보가 급속도로 전파되고 있다. 그 결과 음식소비형태도 다양화되고 복잡해져 한 상에 차려놓은 음식을 먹으면서도 그 식품의 원산지가 어디인지도, 또 취하고 있는 식사규범이 어디에서 유래된 것인지도 모르는 채 복합문화 속에서 생활하게 되었다.

　이와 같은 현상 속에서 우리 자신의 위치와 변화·발전과정을 이해하고, 나아가 다른 여러 나라의 그것들과 어떤 주어진 기준하에서 비교할 수만 있다면 자신의 발전이나 사회적 갈등의 원인을 이해하고, 우리가 접촉하는 타국에 대한 우리 자신의 이해가 증진될 수도 있을 것이다. 경제 성장에 따른 소득의 상승이 식생활에서 보다 질 좋고 맛있고 모양이 아름답고 식품재료가 새로운 음식을 섭취하려는 욕망과 요구를 만들고 있다. 더욱이 최근 전 세계적으로 공감대를 형성하고 있는 느림의 미학은 우리의 전통식품, 친환경 유기농법 식품재료, 먹거리의 중요성에 대한 식도락가들의 관심을 자극하고 있다. 다음은 경제성장에 따른 음식소비형태의 식생활 문화의 변천을 정리하였다.

1) 원시적 균형의 단계(제1단계)

(1) 일반적인 특징

구성원의 거의 전부가 식량의 수집에 종사하여 대부분이 비슷한 질의 음식을 먹었다.

무당이나 신관의 권력이 컸으며 대부분 공유(公有)의 형태로 사유의 개념이 없거나 희박하였다. 음식은 기후의 영향을 크게 받아 조건이 나쁠 때에는 별수 없이 열악한 음식을, 기상조건이 좋을 때에는 좋은 질의 음식을 얻을 수 있었다.

(2) 사회 및 식사 규범적 특징

사회적 특징으로 광대한 토지를 자유로이 이동하며 모계사회로서 자연환경에 순응하며 식량확보를 위해 이동생활을 하였다. 주로 육식소비를 하였으며 수식(手食)의 형태가 지배적이었다. 무속이나 터부가 많아 사회를 터부를 통해 유지하였다.

2) 굶주림과 상호부조의 단계(제2단계)

(1) 일반적인 특징

1인당 국민소득이 150~250불 내외가 되기까지의 시기(우리나라의 경우 약 5,000년 전부터 1963~1965년)이며 농경의 시작으로 초기에는 식량문제의 고통에서 벗어났지만 지배계급은 좋은 음식을, 인구증가로 인해 서민들은 생존을 위해 열악한 음식을 소비하던 기아의 단계이다. 세계의 반수 이상의 사람들이 얼마 전까지도 이 단계에 머물러 있었으며 국가의 규모가 큰 나라일수록 대체로 상류 계급과 서민과의 식문화의 격차가 큰 것이 일반적이다.

(2) 사회 및 식사 규범적 특징

이 단계에서는 유아기의 영양부족으로 유아(특히 남아) 사망률이 높아 다산(多産)으로 남아를 선호하며 식량 생산력이 큰 남자, 즉 가부장(家父長)의 권위가 높아 예외가 있긴 하지만 대체로 일반가족과 가부장 간에 제공되는 음식의 차이가 있는 경우가 많았다. 손님에 대한 예우가 돈독하여 음식을 심하게 권하는 습관이 있다.

3) 안정의 단계(제3단계)

(1) 일반적인 특징

안정의 단계에서는 1인당 국민소득이 700~1,000불로 굶주림에서 해당된 시기이며 시기적으로 1960년대 중반에서 1970년대 후반 무렵이다. 아주 열악한 의식이 정상으로 바뀜으로 보리, 잡곡, 고구마 등의 음식의 소비비중이 줄고 쌀 소비의 상대적 비중이 증대되어 구황식물(도토리, 마, 쑥, 고구마 등)의 소비가 줄어들었다.

(2) 사회 및 식사 규범적 특징

제2단계가 진행되고 있어 식사, 술, 강권, 손님 과대환대의 특징을 가지고 있었으며 젊은층과 노년층의 가치관의 차이가 있었다. 가공품보다는 원자재를 구입해서 조리하므로 경제적 부담이 감소하였으며 과일·생선·육류 소비의 상층과 하층의 차이가 있었다. 관혼상제는 층간 구별 없이 과도한 소비가 많았다.

4) 식생활을 즐기는 단계(제4단계)

(1) 일반적인 특징

제4단계는 1970년대 말에서 1980년대를 걸친 시기로 1인당 국민소득이 5,000~6,000불이었다. 고기·생선·과일 소비가 증대하였으며 가공식품, 인스턴트식품 소비가 함께 증대하여 음식을 먹는 것이 즐거웠으며 외식을 즐겼다. 따라서 주식인 쌀 소비가 감소하였다.

(2) 사회 및 식사 규범적 특징

사회적으로 사람들이 전보다는 고급요리점을 찾게 되었으며 식당도 대체로 위생적으로 깨끗하게 되었다. 차나 음식을 권할 때 양보다는 질을, 값보다 기호를 중시하여 손님이 왔을 때 원하는 음식의 종류를 물어보고 음식을 대접하게 되었다. 우리나라나 일본과 같이 고도로 성장한 나라에서는 전(前) 단계에서의 식문화의 습관이 남아 있어서 한 집단 속에서도 제4단계의 특성을 지니고 있는 사람이 있는가 하면 아직도 제2단계의 규범 속에 사는 사람도 있다.

※ 한 사람의 사고 또는 가치기준이 어느 한 단계의 규범에 의하여 성립되지 않고 혼합규범(混合規範)속에서 성립되기 때문에 혼란을 가져오는 경우가 많음

5) 건강지향성 단계(제5단계)

(1) 일반적인 특징

제5단계 건강지향성 단계는 국민소득이 4,000~10,000불 이상의 시기로 우리나라 1990년대 초반 이후로 일본의 1970년대 말과 비슷하다. 생활에 여유가 생겼으며 잔근심이 없어지고 자가용차가 일반화되기 시작하였다.

(2) 사회 및 식사 규범적 특징

이 단계에서 사회적으로 연령층에 관계없이 스포츠가 일상화되기 시작하면서 다이어트가 유행이었으며 신문, 잡지, 매스컴 등에 건강식품·기능성 식품이 소개되고 음식과 함께 테이블 데코레이션이나 푸드 데코레이션, 실내장치, 여흥 등이 중요한 가치로 떠오르게 되었다. 음주를 기피하고 금연운동이 활성화되었으며 충분한 영양과 의료시설의 광범위한 보급이 이루어지고 보건위생의 인식이 높아 노인문제의 사회화와 함께 실버비지니스가 번창되었다. 자연식으로의 회기현상이 나타나고 쑥, 참나물, 달래, 냉이, 머위 등의 산채 등이 선호되어 건강식이 발달하면서 건강식품, 기능성 식품의 판매가 증가되었다. 가족단위, 직장단위 등의 외식 또한 증가되었다.

이상의 5단계로 구분된 경제성장에 따른 식생활 문화의 변천은 본문에 나타난 것처럼 뚜렷하게 특징지워지거나 구분되기는 어렵다. 또한, 소득수준이 같다고 하여 식생활 문화 변천의 단계가 같은 것은 아니다.

그러나 이와 같은 변화가 일어나고 있고 대체로 어렸을 때 자기가 겪었던 음식규범은 나이를 먹고 자신이 속한 사회가 다른 단계로 발전하더라도 그대로 간직하는 경향이 있어 경제가 급속도로 발전한 사회일수록 노소(老小) 간의 갈등이 심하게 되는 원인이 되고 있다.

우리나라의 경우 경제발전이 속도가 빨랐기 때문에 대체로 제2단계의 규범 속에 사는 사람들이 많으며, 10세 이하의 많은 어린이들이 이미 제5단계의 생활규범에 따라 생각하며 행동하는 것을 자주 보게 된다. 또, 이러한 현상이 기후와 종교 및 교육수준이 비슷한 경우 대체로 비슷한 시기에 나타난다는 사실은 여러 나라를 여행한 사람이면 체험으로 알고 있다.

제**3**장 정치 및 사회환경과 식생활문화

1) 정치환경과 식생활문화

식생활문화는 정치적 요인 및 사회적 요인에 의해서도 크게 영향을 받는다. 그런데, 대부분의 정치적 요인들은 한 사회에 많은 영향을 끼쳐 정치적 대사건이 있을 경우 그 사회가 변화되지 않을 수 없도록 하기 때문에 이들 정치적 요인에 의한 것과 사회적 요인에 의한 것들의 양자를 구분하기는 매우 어렵다.

즉, 몽골의 유럽으로의 침격은 몽골 식습관을 유럽까지 미치게 한 동시에 동서양의 무역을 활성화시켰으며, 알렉산더대왕의 인도원정은 유럽사람들에게 동양 향료를 그들의 식생활에 좀더 활발하게 도입케 하는 계기가 되었다.

또한, 서유럽 사람들의 아프리카 지배는 아프리카 사람들이 그들에게는 전혀 생소한 유럽의 식문화를 도입토록 하는 계기를 만들었다. 한편, 유럽 사람들의 미대륙 지배는 아메리카 대륙 식생활 문화에 막대한 영향을 끼쳤으며, 동시에 아메리카 대륙의 식생활 문화가 전세계에 퍼지는 계기가 되었다.

한 사회의 발전, 사회구성체와 그 권력분포, 전통과 신앙, 영양에 관한 지식의 발달 등은 식문화에 크게 영향을 끼친다.

(1) 정치지배와 식생활문화

원주민들의 경제력이 향상되면서 자기를 지배하고 있거나 지배하던 국민들의 식생활을 선택하게 된다. 인도사람들이 경제력이 향상되면서 영국식 음식을 즐기고, 아프리카나 다른 식민지의 경험이 있는 나라에서도 서양식이나 일식의 요리를 생활화하게 된다. 또한 정치적 지배계급들이 피지배계급의 생활 문화를 받아들여 정착하게 된다. 몽골이 중국을 지배하는 동안 중국의 식생활 문화인 차문화를 도입하여 일상화하였다. 제2차 세계대전 후 일본 및 동양적 식생활문화가 서구에 전해졌는데, 미군이 일본에 주둔하면서 콩을 재료로 하는 쇼유, 두부, 두유, 숙주나물 등이 미국에 전화되었다.

(2) 정치지배에 따른 식생활문화의 변화

우리나라는 임진왜란, 병자호란, 몽골의 침입 등으로 외국의 식생활문화 유입되어 왔다. 일본은 미일수교 조약을 통해 포르투갈인으로부터 감자, 담배, 고추 등 새로운 작물이 도입되었고, 영국이 청나라에 아편을 강제적으로 수입케 하여 일어난 아편전쟁으로 영국이 중국의 찻값을 은으로 지불하였는데 이로 인한 경제적 어려움 극복하기 위하여 아편판매 감행하면서 일어난 것이었다. 아프리카 여러 나라들의 상류계급은 지배계급의 식문화 방식을 모방하여 일상화하였다.

2) 사회환경과 식생활문화

한 고장의 전통·풍습·종교 및 그 지역민의 교육수준 등은 그 고장의 식생활문화에 크나큰 영향을 끼치게 된다. 회교에서는 돼지고기를 금하고, 불교에서는 동물음식을 먹지 않도록 권장한다. 따라서 어떤 고장이나 나라의 식생활문화를 이해하려면 그 지역의 사회적 조건과 그러한 조건들의 식문화에 어떻게 영향을 끼치는가 하는 것을 알아보지 않으면 안 된다.

이 지구상에는 아직도 아프리카 칼라하리 사막의 부시맨(Bush-man), 이토우리 숲 속의 피그미(Pigmies), 필리핀의 타사이(Tasai) 족 그리고 오세아니아 대륙 내륙에 격리되어 살고 있는 아브오리진(Ab-origin) 등과 같이 우리들의 구석기시대나 신석기시대 사람들의 생활양식과 유사한 생활을 하고 있는 사람들도 있다.

반면, OECD(Organization for Economic Cooperation and Development) 여러 나라와 같이 산업화시대를 지나 정보화시대로 접어들어 풍족한 식생활을 누리고 있는 나라들도 있다. 물론, 그 밖에도 전기(前記)한 유목채취시대와 정보화시대 사이의 발전단계에 있는 여러 나라들이나 사회집단이 있다.

또한, 가봉이나 필리핀의 경우와 같이 선진 제국수준의 생활을 하는 일부 도시민과 수렵·채취생활을 하는 사람들이 이웃하여 살고 있는 곳도 있다.

유사한 발전단계에 있는 서로 다른 집단간의 식문화는 얼핏 보기에는 각각 전혀 다른 식생활문화를 유지하고 있는 것처럼 보이는 경우도 있지만, 그들을 자세하게 관찰해 보면 그들 사이에 많은 공통점이 있다는 사실을 알게 된다.

즉, 한 사회가 발전하게 되면 첫째, 자연적으로 음식물을 생산하는 조직과 이를 가족·부족 또는 종족간에 분배하는 조직으로 분화되고, 둘째, 더욱 발전함에 따라 지역간의 분배가 시작되면 또다시 물물교환에서 화폐를 이용한 교환거래가 일어나고, 더욱 발전하면 신용거래 등의 교환방식이 발전하게 되며, 셋째, 자연적으로 오랜 기간에 걸쳐서 생산하는데 쓰이는 도구가 발전하게 되고, 또한 생산기계의 발전은 생산기술의 발전을 가져오게 하며, 동시에 식물에의 영양공급기술과 농약 및 성장촉진제의 발달을 가져오고, 생산기술의 발전은 다양한 식품의 풍부한 공급을 가져와 식생활문화를 변화시키며, 또한 수송수단(차량·선박·비행기 등)뿐만 아니라 수송방식, 예를 들면 저온유통체계의 변화는 신선한 먹거리를 연중 공급할 수 있도록 하여 이것 역시 식생활문화에 영향을 끼치게 되고, 넷째 각 나라의 식생활 문화를 오랫동안 지배한 것은 신앙(전통신앙 및 일반종교)과 풍속이며, 그것이 지역간의 음식문화의 차이를 더욱 뚜렷하게 하는 매우 중요한 요인으로 작용하고 있는 경우가 많다.

(1) 단일규범사회

사회규범을 한 사회를 구성하는 사람들의 행위의 기준으로 본다면 단일규범사회는 한 사회에 한 규범만이 존재하는 것을 의미한다. 원시공동체사회의 규범은 단순하고 구성원 전체가 이해도가 높으며 지키기도 쉽다. 반대로 위반자에 대한 벌칙이 강하여 대부분이 순종한다. 농경사회에서는 먹거리의 획득을 위하여 종사하는 사람의 비율이 상대적으로 감소하고 사회규범이 복잡하며 성문화된 법의 형태로 탈바꿈하게 된다.

(2) 이중규범사회

단일규범사회에서 이 사회를 지배하는 새로운 사회집단이 규범을 만들어 강요하게 되어 이중규범사회를 만들게 된다. 농경사회에서 전쟁, 정치지배에 의해서 규범이 변화하여 이중규범이 발생하게 되어 사회구성원이 가정이나 부락에서는 원시사회의 규범을, 공식사회에서는 지배사회의 규범을 지키게 된다. 또한 일본은 한국인의 생활규범뿐만 아니라 옷, 이름, 머리모양까지 바꿀것을 강요하였다.

(3) 다중규범사회

　제2차 세계대전 이후에 많은 나라가 정치적으로 독립하여 이중규범사회가 사라지는 듯 하였으나 독립된 사회가 새로운 형태의 규범인 식민지 근성으로 사회규범이 혼란스럽게 되었다. 전통규범이 변모된 식민지 유산에 다시 새 사조를 띤 새 형태의 규범 등을 상이한 조건에 적응시켜 나가는 다중규범사회를 형성하게 되었다. 아프리카는 다중 혼합규범 사회의 대표적인 예로서 식민통치자들의 자연환경, 언어, 종족 등을 무시하고 국경을 설정 하였다. 또한 가봉은 40종족이 거주하며 한 종족 내에 모계·부계사회가 공존한다.

(4) 다중규범사회와 식생활문화

① 하나의 통일된 규범이 생활전부를 규제하는 단일규범사회와는 달리 사람마다 가정과 회사, 정부, 학교 등과 같이 활동위치에 따라 규범이 다르게 이루어진다.

② 말레이시아 : 영국의 교육 제도, 회교도, 중국인으로 이루어져 중국전통, 원주민의 수렵·채취 규범의 식생활문화가 공존

③ 미국 : 여러 나라의 상이한 인종들로 이루어진 혼합규범사회이나 국가의 운영체제 통일

④ 스리랑카 : 영국의 식민지생활로 다중규범사회이나 국민적으로 불교국가(일부 힌두교 제외)

제4장 신앙 및 사상과 식생활문화

1) 신앙과 식생활문화

인류가 지구상에 태어나 생활을 시작한 지 얼마 안되어 자기들의 힘으로는 어찌할 수 없는 어떤 힘을 의식하기 시작하였고, 그것은 하나의 원시신앙의 기초가 되었다.

많은 사람들은 태양·달·별·돌·산·나무 등을 신으로 섬기고, 때로는 사슴·곰·범(호랑이)·뱀(용) 등이 신앙의 대상이 되었다. 인류의 지혜가 점차 발달하고 이에 따라 문명이 점차 발전하게 되자 이와 같은 원시신앙에 대치되는 불교·회교·그리스도교·힌두교 등의 종교가 태어났다.

이들 신앙뿐만 아니라 종교와는 약간 다른 형태, 즉 현세의 생활철학이 주가 되는 유교 등도 발전하였는데, 이들은 모두 우리 인간의 식생활·주생활 및 의생활에 많은 영향을 끼쳐 왔다. 즉, 역사가 문자로 기록되기 이전부터 현대에 이르기까지 상당히 오랜 기간 동안 이들 많은 종교와 사상이 사람들로 하여금 어떤 음식은 먹어도 좋지만 어떤 음식은 먹지 말아야 하고, 어떤 음식은 한 해 중 특정 일(시기)에만 먹어야 하며 어떤 음식은 먹지 말아야 하고, 때로는 어떤 음식은 어떻게 조리해야 하며 어떤 사람이 조리한 것은 먹지 말아야 하고, 어느 시기에는 음식을 먹지 말아야 하며, 어떤 음식과 어떤 음식을 조화시키는 것이 우리 몸에 좋고, 먹는 격식은 어떻게 해야 하는가 등을 규정하고 그것을 지켜 줄 것을 요구하고 있다 그리하여 때로는 이들 식습관이 종교 자체의 상징이 되는 수도 있다.

여기에서 개략적으로나마 세계적인 종교의 분포와 종교가 규제하거나 권장하는 음식에 대해서 표 2-1과 같이 정리하였다.

이와 같이 각 종교의 음식에 대한 규정은 종교발생 당시의 생활조건을 반영하고 있다. 힌두교에서는 암소가 신의 동반자로서 생존과 풍요의 상징이자 인도의 지리와 풍토에서

[표 2-1] 세계적인 종교와 금기식품

	힌두교	불교	그리스도교	이슬람교
역사와 발원지	약 4년 전, 인도	기원전, 1천년 중엽, 인더스 강 유역	기원후, 약 2천년 전, 예루살렘	약 800년 전, 사우디아라비아
전파지역	인도대륙	전세계	전세계	전세계
신앙대상	브라만(Brahman)	불타(Budda)	예수(Jesus)	알라(Allah) 모하메드(Mohammed)
신앙적 특징	카스트제도 (Caste system)	소의 신성화	종파에 따라 금식, 금육을 제정	단식월 행사 (라마단)
금기식품	모든 고기와 술	① 동물의 고기 ② 시장에서 만든 기성음식 ③ 더러운 음식	종파에 따라 술을 금지	죽은 짐승의 고기와 피, 돼지고기, 목 졸려 죽은 고기
식생활의 특징	① 카스트 순위가 높을수록 육식금지 ② 채식주의 (vegetarian) ③ 기이(ghi, ghee)를 애용	채식주의	종파에 따라 채식주의	① 금기식품 이외의 모든 음식 이용 ② 단식월 행사 시 낮 동안 물, 흡연, 모든 음식 금지

※ 자료 : 김혜영 외, 문화와 식생활, 1998, p.29

수레를 끄는 가장 적합한 동물로 이용되어 먹는 것이 금지되었다. 반면 유대와 이슬람 문화권에서는 돼지고기 섭취를 금하는데, 그 이유는 중동지역의 환경조건에서는 돼지고기

의 식용이 적절치 못했기 때문이다. 이런 환경조건은 코란과 구약성서의 음식규정을 만들어 오늘날까지도 유대인과 이슬람인은 이를 신봉하고 있다. 기독교에서는 말고기를 금기시했다. 소는 농경에 필수적인 반면 빨리 달리고 학습능력이 뛰어난 말은 전쟁에 사용되었기 때문이다. 군사적 기능을 담당했던 말은 기사들의 전통이 반영되어 특별한 위치를 부여 받았다. 불교의 탄생 시기(B.C. 약 600년)는 전쟁, 홍수, 기아로 인해 인간의 생활환경이 급속히 악화되었던 시기와 일치한다. 베다 시대(B.C. 1500~500)에 브라만 계급이 행했던 동물 희생제가 사회적 빈곤과 생태적 위기의 원인임을 간파한 석가모니는 효과적인 위기관리를 위해 도살 금지를 선포했다. 이외에도 자이나교는 금욕과 아힘사(ahimsa : 비폭력주의로 간디가 정치 원리로 삼은 개념)의 이념을 널리 전파하였다. 자이나교는 동물을 죽이고 먹는 행위 모두를 금지한 반면, 불교는 신자들에게 도살을 금지하였지만 이미 죽은 동물의 고기를 먹는 것은 허락하였다.

2) 사상과 식생활문화

동양 사상 속의 음식의 영양에 관한 논리는 음양오행설을 그림 2-1을 기초로 하고 있다(그림 2-1). 인류의 생존에 없으면 안 될 다섯 가지 요소는 목·화·토·금·수이고, 이 다섯 원소를 오행이라고 한다. 우주 자연계의 모든 물질이나 현상은 이 오행에 맞추어 설명되고 있다. 수와 화는 사람의 음식에 없어서는 안 될 물질이고, 금과 목은 사람들이 이것으로 생산 생활하는 연모이며 토는 만물을 낳아 사람들을 위하여 모든 것을 제공해 주는 것이라고 한다. 오행의 기본 성질은 목·화·토·금·수이고, 이것은 목 → 화 → 토 → 금 → 수 → 목의 차례로 상생(모자) 관계에 있고 한편 목 → 토 → 수 → 화 → 금 → 목의 차례로 상극(대립) 관계에 있다. 곧 나무가 있으면 불은 더욱 왕성해지고(상생), 물이 있으면 나무는 더욱 잘 자란다(상생). 물은 불을 지우고(상극), 흙은 물을 막는다(상극). 천(天)은 양이고, 지(地)는 음이다. 그런가 하면 인체도 각 부위마다 상대적인 음양으로 나누어지고 음은 양을, 양은 음을 구하게 되고 음과 양의 부족을 서로 보충하여 조화가 잘 이루어질 때 불로장수가 가능해 지는 것이며 여기에 오행의 다섯 가지 요소와 만물을 배합시켜 상생·상극 관계가 성립되며 이 원칙과 음양조화가 결합하여 무한한 유전을 거듭하는 것이다. 오행은 서로 순환·변존과 대립의 두 관계로 연결된다. 순환·변존의 관계를 상행설이라 하고 대립의 관계를 상극설이라 한다. 상생은 목생수, 화생토, 토생금, 금생목의 순환이고 상극의 목극토, 토극수, 수극화, 화극금, 금극목으로 눌린다. 이긴다는 뜻이다.

표 2-2와 그림 2-2와 같이 음양이나 오행 등의 자연관을 바탕으로 하여 곡물·육류·채소·과일 등의 먹이감이 약물과 한 가지로 신맛·쓴맛·단맛·매운맛·짠맛의 오미로 분류된다.

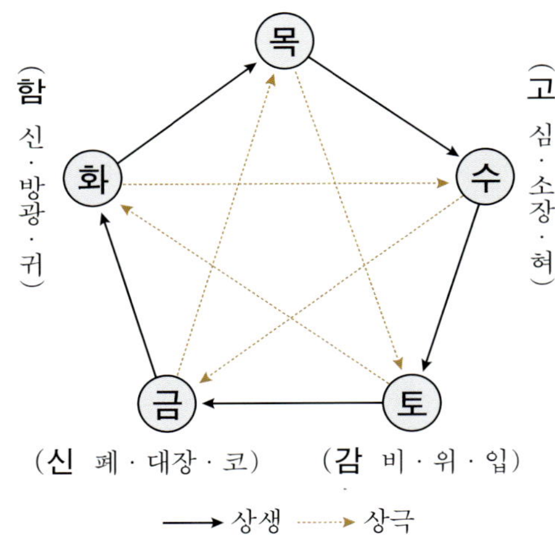

【그림 2-1】 오행의 상생·상극

※ 자료 : 이효지, 한국의 음식문화, 2004, p.52

우리의 식생활은 쌀밥이 주식이다. 쌀은 흙에서 나오므로 토기, 밥을 짓는 가마솥은 쇠로 만들어졌으니 금기, 밥물은 수기, 쌀을 익히는 불은 화기, 불을 지피는 나무는 목기에 해당된다. 곡류 중심의 주식 문화는 자연히 많은 부식을 고루 섭취하게 되어 영양상의 균형을 가져오게 되므로 우리 몸을 건강하게 하는 데 이바지하게 된다. 부식의 재료를 선택

[표 2-2] 오미와 장부의 관계

五行	五味	오장　　오부	五穀·五果·五肉
木	酸	간담의 기능을 높인다.	麻·梨·鷄
火	苦	심·소장의 기능을 높인다.	麥·杏·羊
土	甘	脾·위의 기능을 높인다.	稻·棗·牛
金	辛	폐·대장의 기능을 높인다.	黍·桃·馬
水	鹹	신·방광의 기능을 높인다.	豆·粟·豚

	[오미]	[오장]	[오복]	[오금]	
기능을 높인다.	산(목) →	(목)간	담	← 신(금)	기능을 방해한다.
	고(화) →	(화)심	소장	← 함(수)	
	감(토) →	(토)비	위	← 고(화)	
	신(금) →	(금)폐	대장	← 감(토)	
	함(수) →	(수)신	방광	← 산(목)	

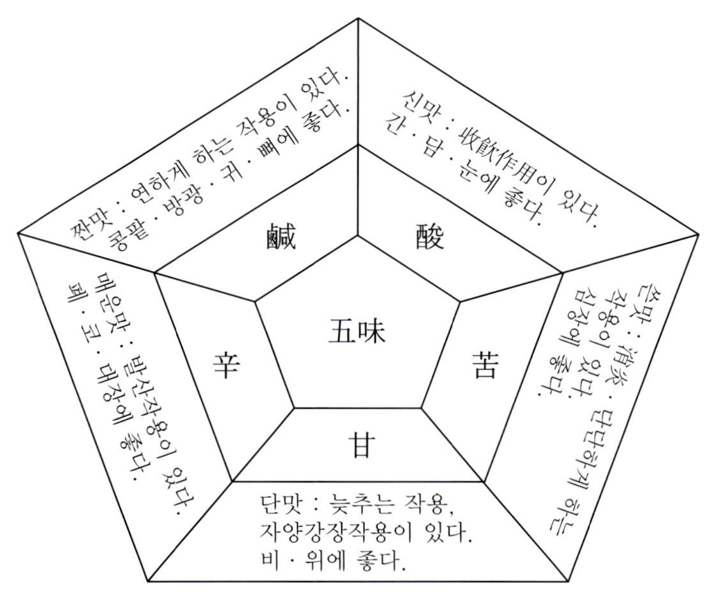

【그림 2-2】 오미의 식능

할 때도 목인 봄에는 푸른색 나물을 때 무칠 때 식초를 넣어 신맛이 나도록 하고 화인 여름에는 붉은색을 택하여 쓴맛이 나도록 하고 금인 가을에는 흰색으로 매운맛이 나도록 하며 수인 겨울에는 검은색으로 짠맛이 나도록 요리하였다.

「예기」나 「식경」에 나타난 기본적인 사상은 음식을 단순히 맛을 추구하는 것이 아니라, "어떻게 하면 심신을 최고의 상태로 유지하여 건강하게 장수할 수 있는가" 하는 점에 토대를 두고 있다. 다시 말하면, 병에 걸린 뒤에 약을 먹어 치료하는 것이 아니라 병에 걸리지 않는 식사방법을 첫째로 삼았다. 즉, '식' 이야말로 인간존재의 기반을 이루고 있다.

중국인들도 고대부터 조화와 균형을 중시하는 가치체계를 발전 시켜왔다. 고대 중국인들은 이 세상에서 존재하는 모든 물질은 오행 중 물(水), 불(火), 나무(木), 금속(金), 흙(土), 등으로 생각해 오행관념은 중국인들의 음식문화 형성에 지대한 영향을 미쳤다. 곡식은 오곡, 가축은 오축, 음식물의 맛과 향기는 오미(五味)와 오향(五香)의 구조를 가지고 있다. 또한 대립 개념의 음양 철학은 중국의 음식문화를 관념적으로 한 단계 격상시키는 데 기여했다. '음식'이라는 단어에서도 '음(飮)'은 '양(陽)'을 표시하고 '식(食)'은 '음(陰)'을 표시하는 개념으로 사용되었다. 식재료도 음양으로 분류하였는데 예를 들어 육류는 양을, 곡류는 음을 표시하는 개념으로 발전되었다. 뿐만 아니라 식사에서도 주식인 밥은 양, 부식인 반찬은 음의 개념으로 사용되었다. 이러한 음양 관계를 대립의 관계가 아닌 균형과 조화의 관계로 승화시킨 것은 바로 중용 철학에서 강조하는 '화(和)', 즉 조화 또는 화합의 개념이었다.

일본의 주요종교는 불교와 민족신앙인 신도(神道)이다. 신도에는 3부정(三不淨) 사상이 있는데 이는 죽음, 출산, 피를 부정한 것으로 여기는 것을 뜻한다. 8~9세기에 신도가 형성되고 그 후 불교와 융화되면서 3부정 사상은 서민계급에까지 파급되었다. 귀족과 지배계급이 육식을 기피하고 오로지 농작물에 의존하게 되자 농민들도 농작물과 수산물의 생산을 늘리기 위해 수렵행위나 육식을 금하게 되었다. 그 후 살생금단의 사상은 더욱 보편화되어 어패류나 으유 제품을 제외한 동물성 식품은 귀족들의 식탁에서 완전히 사라지게 되었다.

그러나 귀족들 사이에서 우유제품은 상당기간 보급되었다. 왜냐하면 불교에서는 우유나 유제품을 금지하지 않았기 때문이다. 인도 음식문화 속에는 정·부 관념에 따른 독특한 분류체계가 있다. 식재료, 요리법, 음식을 만들고 먹을 때 부정해지지 않도록 하는 규례들이 있다. 정·부정 사상으로 인해 채식은 정하고 육식은 부정하다는 관념 때문에 채식주의가 성행하게 되었으며, 이것이 브라만 계층으로 퍼져 나갔다. '산스크리트화'를 통하여 채식주의자들이 날로 증가했으며 인도인의 식습관을 바꾸는 데 결정적인 역할을 했다. 인도에서 채식이 발달한 이유는 산스크리트화'라는 인도 사회의 큰 특징과 함께 채식은 정한 것이라는 생각 때문이다.

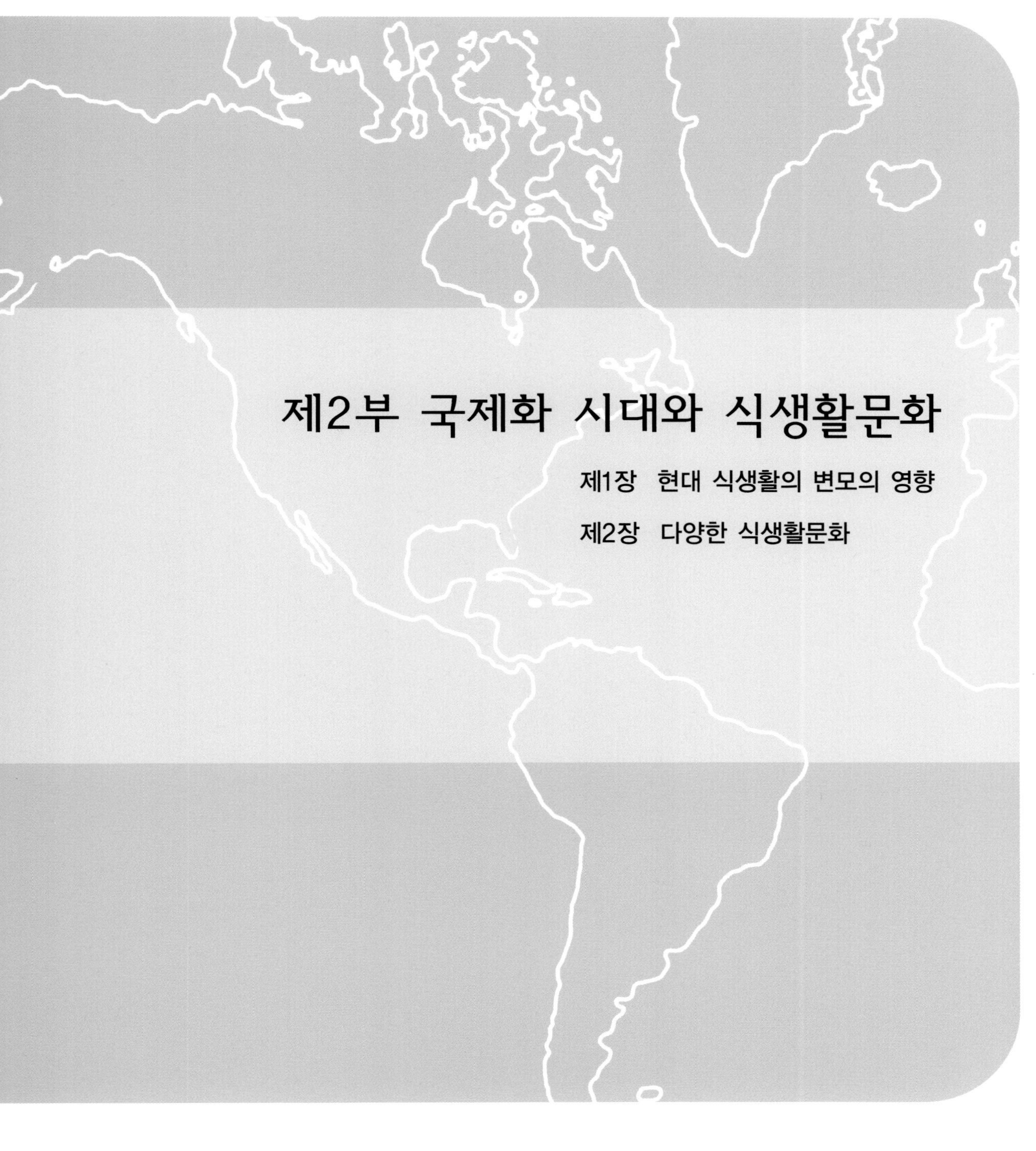

제2부 국제화 시대와 식생활문화

제1장 현대 식생활의 변모의 영향

제2장 다양한 식생활문화

제1장 현대 식생활의 변모의 영향

1) 국제화의 영향

(1) 먹이감의 교류

① 먹이감(food material)이란 일반적으로 가공·조리하기 전의 것, 곧 먹이의 재료이다. 따라서 먹이(food, 食物)란 먹이감을 조리·가공하여 바로 먹을 수 있도록 한 상태이다.

② 우리나라의 먹이감의 교류를 살펴보면, 농축산물, 곡류, 채소류, 과실류, 축산물, 동·식물성 유지와 기호식품이 수출에 비하여 수입이 매우 많다. 시공간을 초월하여 교류가 이루어졌다.

(2) 문화면의 교류

① 문화는 인간사회 전체에 공통된 보편문화와 개별문화의 두 가지가 있다. 문화는 지역과 풍토에 의해 고유의 문화로 형성되며 나라와 민족은 전통적인 개별문화를 가지고 있다.

② 사람의 여러 가지 행동양식은 개별문화에 의해 뭉쳐진 사회집단의 모든 사람들에게 알려지고 몸에 배며 공유적(共有的)이라는 점이 중요하다

③ 우리의 생활문화는 크게 삼층구조를 형성하고 있다. 맨 아래층은 원시적인 심층(深層)이며 중간층은 근대화 이전의 유교적 문화의 심층이며 가장 윗층은 근대화과정에서 서구화된 표층(表層)이라 하겠다. 이 세 층은 층층이 연결되어 서로 영향을 미치게 된다.

④ 사회와 문화는 변화가 격한 시대와 침체된 시대가 반복되기는 했으나 전체로 볼 때 늘 변화가 계속되어 왔다. 사회와 문화의 변화 또는 인간현상에 나타난 변화는 인간의 행동의 결과에서 일어난 것이며, 발명·발견과 전파의 두 가지 행동변화의 직접적인 원인이 되어 왔다.

⑤ 사람은 편리한 생활을 하기 위해 발명·발견·개발을 함으로써 문화를 가진 생물로서의 기래를 향해 끊임없이 가게된다.

(3) 외식산업의 발달

외식의 정의는 일반적으로 '가정 외에서 조리된 음식을 먹는 것'으로 규정한다. 이는 식사공간을 기준으로 한 것이 아니라 음식이 만들어진 조리 장소를 기준으로 하며 식사준비의 주체가 중요하다.

가족의 식생활이 부족했던 과거에는 외식으로서 부족한 영양을 보충하였으나 현재의 외식은 보다 많은 역할과 기능을 갖게 되어 새로운 경향을 나타내게 되었다. 즉 외식은 생리적 욕구뿐만 아니라 정신면과 사회면으로 다양한 기능을 갖게 되었으므로 식생활의 일부로 중요한 기능을 갖게 되었다.

2) 정보화의 영향

① 고도화된 과학기술, 특히 정보 기술이 발전에 따라서 여러 가지 가공 식품이 개발되어 대량으로 소비하기에 이르렀다.

② 대부분의 신제품이 가정의 조리와 식사법에 심각한 영향을 주고 있다.

③ 새로은 가공식품이나 외식점의 선전, 광고는 텔레비전·신문·라디오 등을 통하여 종일토록 되풀이되므로 마케팅에 커다란 효과가 있다.

④ 정보의 범람 시대라 이르는 현대는 정확한 소비자 정보는 충분하다고 생각할 수 없는 상황이고, 미래의 식에 관한 정보와 더불어 식교육 또는 식생활 교육의 바람직한 상태가 문제로 등장한다.

3) 외부화의 영향

① 인스턴트식품, 레토르트식품, 조리된 식품, 전자레인지 식품, 새로운 가공식품, 식단 재료의 가정 배달서비스 등에 의해 급속히 진행되고 있다.

② 식생활의 외부화는 여성의 직장 진출이나 식생활의 다양화에 적지 않게 공헌하고 있다. 그러나 한편으로는 가정에서 개식화(個食化)·고립식화 또한 식문화의 부정적인 영향이 생길 염려가 있다.

4) 미래의 식생활 전망

(1) 전통식생활의 지향성

해방 후 식생활 개선의 노력에 의해 국제화·정보화·외부화 및 그 밖의 작용의 영향을 받게 되었다. 건강 지향, 생력화(省力化) 지향, 좋은 맛 지향, 안전 지향, 자연 지향, 진짜 지향, 개식화 지향, 신선 지향 등 여러 지향을 가진다.

(2) 국제화시대와 식문화

국제화의 진전과 교류가 증가될 때 다른 문화와의 접촉이 증가한다. 식문화는 식습관·식사관의 차이에 의해 마찰이 생기는 일이 적지 않다. 따라서 외국에서의 생활이나 외국인을 대접할 시 서로 식문화의 존중이나 이해를 위해 노력해야 한다.

제2장 다양한 식생활문화

식생활문화는 어떤 지역에서 먹는 것에 관련하여 공통적으로 나타내는 행동양식으로 오랜 세월 동안 그곳에서 살고 있는 민족이 그곳의 현실에 적응하여 온 생활자체이기 때문에 그들 민족을 이해하는데 큰 도움이 된다(표 3-1, 표 3-2, 표 3-3, 표 3-4). 문화는 다문화가 모여서 독특한 자기문화로 정착 발전하는 것으로 복합다중사회에 살고 있는 우리가 우리 식문화를 보전 발전시키려면 다른 나라의 식문화를 알고 이해해야지만 우리 식문화를 바르게 정립시킬 수 있을 것이다. 또한 행동양식 중 식에 관한 행동의 방법뿐만이 아니고 행동의 대상이 되는 먹이, 연모, 사고방식 등도 포함되며, 먹는 장소뿐 아니라 조리 및 생산까지도 식문화에 포함시켜 생각해야 한다(표 3-5, 표 3-6).

1) 밀을 주식으로 하는 식문화

① 고대 문명의 형성지 : 티그리스, 유프라테스, 나일 강, 인도북부, 중동, 유럽, 북아메리카 등
② 건조한 지역, 수확량이 적음
③ 동물성 식품의 섭취가 많다.

[표 3-1] 밀을 주식으로 하는 식조화의 빵과 면의 특징

	빵	국수
특징 및 종류	• 밀가루를 물로 반죽하여 구운 식품 • 챠파티(chapati, 인도) • 난(nahn, 파키스탄, 중동, 북아프리카) ※ 난과 빵의 차이 : 굽는 장치	• 밀의 중요한 식용 방법 • 발효한 반죽으로 만든 찐만두와 국수 (중국 북부) • 파스타(pasta, 이탈리아) • 호(胡)국수(중국) • 냉면(한국)
지역 특징	• 밀 재배 • 가축이 사육되어 버터, 치즈 등의 유제품 발달 • 고기, 달걀 등의 동물성 식품 풍부	• 밀 재배 • 빵을 먹는 지역에 비해 우유나 유제품의 이용이 적다.

2) 쌀을 주식으로 하는 식문화

① 인도, 동남아시아, 동북아시아에서 많이 생산

② 주식을 곡류나 식물성 재료에 의존

[표 3-2] 쌀의 종류와 생산지역의 특징

특징＼종류	멥 쌀	찹 쌀
평상식	한국, 일본, 중국	라오스, 태국북부, 운남의 일부
쌀 생산지역의 특징	• 젖(乳)을 식용하지 않음 • 식물성 먹이에 치우친 식사내용 • 쌀과 다른 먹이감의 관계 : 현대 유럽에서 빵을 고기나 생선 요리에 곁들여 먹는 것과는 대조적	

3) 옥수수를 주식으로 하는 식문화

① 원산지 : 미대륙, 멕시코

② 멕시코의 식사 내용 : 일년 내내 변화 없음

③ 육류를 먹는 일이 거의 없음

④ 완숙된 옥수수나 강낭콩과 함께 섭취 : 영양소 충분히 함유

[표 3-3] 옥수수를 주식으로 하는 나라별 조리법의 특징

지역	조리법
페루 · 칠레	옥수수 낱알을 그대로 죽으로 쑤어 먹음
멕시코	옥수수 가루를 반죽하여 원반상 또는 덩이 모양으로 구워 먹음(토르티야, tortilla)
아프리카	대량소비 가루를 삶아서 단단한 풀 모양으로 한 가루죽이나 단자

4) 서류를 주식으로 하는 식문화

① 감자, 고구마, 토란, 마 등을 주식으로 사용

② 다량재배 및 수확이 가능하나 저장하기가 어려움

[표 3-4] 서류를 주식으로 하는 지역의 재배 및 생활양식

지역	동남아시아, 태평양 남부
종류	마, 토란, 고구마 등
재배 특징	• 영양증식(營養增殖) • 수분이 많고 보존이 어려움 : 부의 축적 어려움
생활양식	• 비만자라 할 정도의 체중을 갖고 있으면서도 순환기 질병이 적음 • 식사횟수(원칙) - 2회 • 전통적 먹이 : 2~3kg의 서류, 코코넛, 물고기를 결합시킨 것

5) 유목민의 식문화

① 유목 : 가축을 무리로 방목 관리하여 가축의 젖, 고기, 피를 이용하는 먹이감 생산 방법

② 건조한 지역, 추운 지역

③ 아프리카 렌디레족 : 유목에서 젖을 주식으로 섭취하는 식생활

6) 식사용 연모와 식문화

① 우리나라 : 젓가락과 숟가락을 사용

② 유럽 : 포크 · 스푼 · 나이프를 사용

③ 이슬람 식문화 : 왼손으로 식사 금지

④ 식사용 연모 : 식사의 매너, 조리방법, 먹이감의 선택도 포함한 식문화의 중요한 요소

[표 3-5] 식사용 연모 사용종류와 특징

연모	손으로 먹는 것	나이프와 포크	수저(숟가락 · 젓가락)
특 징	손의 감촉과 입 속의 감각으로 두 번에 걸쳐 먹이를 즐길 수 있음	먹이라도 먹을 수 있음	입 속에 넣을 수 있도록 잘라 주어야 함. 쉽게 부서지는 물고기 요리는 젓가락으로 먹기 알맞음
지 역	동남아시아, 서아시아, 아프리카, 오세아니아	유럽, 러시아, 북아메리카, 남아메리카	한국, 일본, 중국, 대만, 베트남
비 율	40%	30%	30%

[표 3-6] 국가별 대표적인 식품과 음식

국가명	대표적인 식품과 음식
한 국	김치, 떡, 불고기
일 본	스시, 우메보시, 소바, 사시미
중 국	교자, 마파두부, 북경통오리구이
태 국	톰얌쿵(tom yum kung), 솜탐(som tam)
베트남	포(pho), 짜조(cha gio)
인 도	커리(curry), 난(nan), 차파티(chapati), 달(dhal)
터 키	케밥(kebab), 아이란(ayran)
미 국	핫도그(hot dog), 햄버거
멕시코	타코(taco), 토르티야(tortilla), 테킬라(tequila)
아르헨티나	아사도(asado), 마테차
브라질	페이조아다(feijoada), 추라스코(churasco)
프랑스	에스카르고(escargo), 프와그라(foie gras), 바게트, 포도주
이탈리아	스파게티, 피자
스페인	파에야(paella)
영 국	피시 앤 칩스(fish & chips), 로스트 비프(roast beef)
독 일	맥주, 소시지
스위스	퐁듀(fondue)

7) 세계 각국의 대표적인 식품과 음식

① 음식문화라는 것은 오랜 세월 동안 정착하여 살고 있는 민족이 그 곳의 다양한 식품 재료들을 가지고 만든 것이다.

② 한 국가의 국민들이 즐겁게 먹는 기호식품이 바로 그 나라를 상징하는 대표적인 음식이 될 수 있다.

③ 한 국가를 상징하는 음식문화도 국가간의 문화적 교류에 의해 서서히 변화할 수 있다.

④ 세계화의 흐름에서 퓨전(fusion)화 과정 : 음식재료, 양념조리법, 식사예절 등

제3부 세계의 음식문화

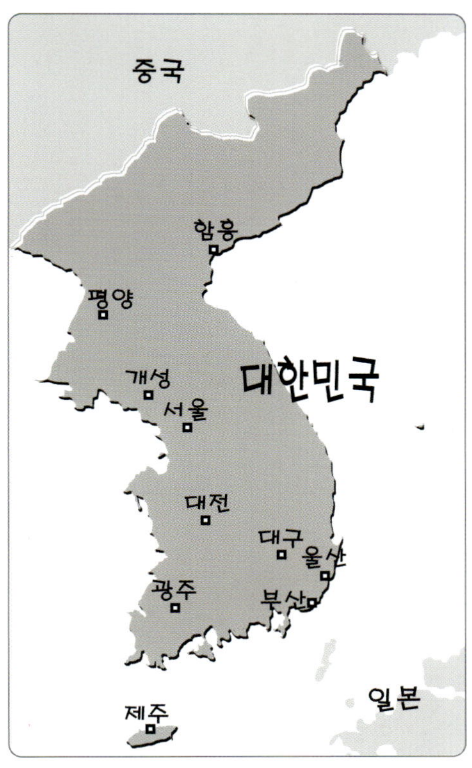

우리나라는 대륙과 해양의 양면으로 문화를 접촉하는 위치에 있고, 사계절의 변화를 위시하여 대륙성 기후와 해양성 기후의 양면성이 공존되어 있으며 지세와 지형, 해류와 해안의 상황이 계절과 지역에 따라 다르다. 식품의 산출이 계절성과 지역성의 영향에 따라 현저히 다르므로 비철을 위한 식품의 저장관리가 절대적으로 필요하다. 따라서 각 가정마다 제철의 산출 식품을 건조하고 염장하여 저장하였다. 그중에서도 봄철의 나물 말리기와 장담기, 초여름의 젓갈담기, 초가을의 가을나물 말리기, 장아찌 담기, 입동철의 김장담기,

메주쑤기 등이 연중행사로 자리잡게 되었다. 그리하여 장류, 김치, 젓갈과 같은 발효식품이 발달하고, 각 지역의 다산(多産)식품으로 만든 향토음식이 발달하게 되었다.

1) 식생활문화의 배경

우리나라는 유라시아 대륙의 동북부에 위치한 반도국가로서 동·서·남의 삼면이 바다이며 북쪽은 대륙과 연결되어 있다. 북위 33°~43° 사이에 위치하고 평야 지대에 비하여 산지가 75%로 많은 편이다. 북부와 동부는 높은 산맥이 많아 주로 밭농사를 많이 하고 남부와 서부는 낮은 평지로 되어 있어 쌀농사를 주로 한다.

우리나라의 기후는 냉온대 기후에 속하며, 한대성 기후와 열대성 기후의 이중성격을 띠고 있다. 겨울에는 추운 날이 많아 한랭건조하고, 여름에는 30℃를 넘는 고온다습한 기후를 지니고 있다. 북쪽 지방은 아한대 기후이고, 남쪽 지방은 온대 기후라 할 수 있으며, 평균 기온에 있어서 여름과 겨울의 연교차가 크며, 연간 강수량이 적은 대륙성 기후이다. 춘하추동 사계절의 구별이 뚜렷하며 기온과 습도가 적절하여 살기에 적합한 기후로 연평균 기온은 10~14℃ 정도이다. 연평균 강수량은 960mm(남한만으로는 1,150mm)이므로 세계의 강수량인 743mm보다 높아서 습윤한 지역에 속한다.

2) 식생활문화사

우리나라 식생활문화사의 시대구분은 다음과 같은 내용으로 요약된다.

① 선사시대(구석기·신석기 시대) : 자연식품 채취시대
② 부족국가시대(삼국정립 이전시대) : 벼의 재배와 주부식 분리시대
③ 삼국시대(고구려·백제·신라 정립시대) : 식생활의 계층화시대
④ 통일신라시대(7세기 중반~10세기 초반) : 식생활 체제의 정착시대
⑤ 고려시대(10세기 중반~14세기) : 식생활 변천시대
⑥ 조선전기시대(15~16세기) : 한식의 발달시대
⑦ 조선후기시대(17~19세기) : 한식의 완성시대
⑧ 개화시대(19세기 중반~19세기 후반) : 식생활의 다양화시대
⑨ 일제시대(20세기 초반~20세기 중반) : 식생활의 궁핍화시대
⑩ 현대(20세기 중반~20세기 후반) : 합리적인 식생활의 모색시대

3) 음식문화의 일반적 특징

우리의 전통 음식은 근접하게 위치한 아시아의 여러 나라들과 문화 교류가 밀접하여 공

통점도 있으나 각기 특색 있게 발전하여 현재에는 많은 차이점을 나타낸다. 밥이나 곡물 음식을 주식으로 하고 그 외의 식품으로 찬물(饌物)을 만들어서 먹는 식사의 형태는 공통적으로 나타낸다.

① 곡물을 이용한 음식이 발달되었다.

　밥을 주식으로 이용. 그 외 죽·국수·만두·수제비·범벅·떡·엿·술·장 등

② 주식과 부식이 뚜렷하게 구분된다.

③ 음식의 종류와 조리법이 매우 다양하다.

④ 갖은 양념의 복합적인 맛을 즐긴다.

⑤ 약식동원(藥食同源)의 조리법이 우수하다.

⑥ 김치·장·젓갈 등 발효식품을 많이 섭취한다.

⑦ 음식의 외양적인 면보다 맛을 위주로 한다.

⑧ 유교의 영향으로 상차림이나 식사예절이 엄격하다.

⑨ 명절식(名節食)과 시식(時食)의 풍습이 있다.

4) 한국의 곡물음식

　우리나라는 벼의 생육에 좋은 기후와 풍토를 가지고 있어 쌀을 이용한 각종 음식이 발달하였다. 또한 각종 곡물들이 주식으로 자리잡고 어육류, 채소류가 부식으로 자리잡아 주·부식의 분리가 이루어졌다.

(1) 밥

① 밥의 발달과정 : 죽 → 증숙반(蒸熟飯) → 자숙반(煮熟飯)

② 밥 짓는 도구 : 무쇠솥, 곱돌솥, 놋쇠솥, 오지밥솥 등

③ 밥 문화

- 한강 이북 지역 : 좁쌀, 수수, 기장, 팥, 콩 등을 쌀에다 혼합하여 먹었다.
- 한강 이남 지역 : 보리쌀을 섞어 먹었다. : 상류층은 쌀밥이 주종을 이루었고 기호에 따라 약간의 잡곡을 혼합하여 먹었다.

④ 밥 담는 용기 : 주로 '사발'에 담아 먹었는데 신분에 따라 이름이 달랐다. 밥사발, 죽사발, 묵사발 등이 있으며, 사발을 남자용은 주발, 여자의 경우에는 바리라고 하였다.

> **알아두기**
>
> **밥의 명칭**
> 　하층민은 '끼니', 백성은 '밥', 양반은 '진지', 왕은 '수라'라고 하며, 죽은 영혼에게 제사 지낼 때 올리는 밥은 '뫼'라 부름
> **먹는 현상을 설명할 때**
> 　끼니는 '때운다', 밥은 '먹는다', 진지는 '드신다', 수라는 '젓수신다'로 표현

(2) 떡

떡은 곡식가루를 반죽하여 찌거나 삶아 익힌 음식으로 대표적인 전통 음식 중의 하나이다. 고조선 시대부터 만들어진 것으로 보이며 의례음식 또는 별미음식으로 이용되고 있다.

① 떡 문화의 특징
- 정을 나눈다.
- 재료배합이 합리적이다.
- 약식동원(藥食同源)의 조리법을 이용한 대표적인 음식이다.

[표 4-1] 떡의 종류

분 류	제조법 및 종류
찌는 떡	곡물가루에 물을 내려 시루에 넣고 그대로 찌거나 고물을 얹어 가며 켜켜이 안쳐 찐 떡 종류 : 백설기, 콩설기, 쑥설기, 잡과병, 살구떡, 수리취떡, 백편, 녹두편, 느티떡, 두텁떡, 석탄병, 약식, 증편, 토란병 등
치는 떡	곡물을 알맹이 그대로 찌거나 또는 가루를 내어 찐 다음 절구나 안반에 놓고 매우 쳐서 만드는 떡 종류 : 가래떡, 절편, 인절미, 수리취절편, 개피떡, 쑥절편, 소색병, 색떡 등
빚는 떡	맵쌀가루와 찹쌀가루를 반죽하여 모양있게 빚어 만든 떡 종류 : 송편, 재증병, 단자, 찹쌀경단, 수수경단, 쑥구리, 완자떡, 산약병, 화병 등
지지는 떡	곡물가루를 반죽하여 모양을 만들어 기름에 지진 것 종류 : 화전, 계강과, 석류병, 대추전병, 찰수수부꾸미, 주악, 산승, 빈대떡, 토란병, 전병 등

(3) 과정류(과줄)

우리의 전통 과자를 이르는 말로 주 재료는 대개 곡물과 꿀, 기름이다. 불교의 영향으로 차마시는 풍습이 성행했던 통일신라시대 때 만들어졌으며, 특히 고려시대의 유밀과는 불교행사인 연등회, 팔관회 등 국가적인 행사나 크고 작은 연회, 제향에 고임으로 쌓아 올려졌다.

① 과줄문화의 특징

- 잘 상하지 않는다.
- 영양면에서 우수하다.
- 모양이 아름답다.

② 과줄의 분류

- 유밀과류 : 기름에 지지는 과줄
- 강정류·산자류 : 기름에 튀기는 과줄
- 다식류 : 판에 찍어내는 과줄
- 정과류·숙실과류·과편류 : 조리는 과줄
- 엿강정류 : 엿에 버무리는 과줄
- 엿 : 고는 과줄

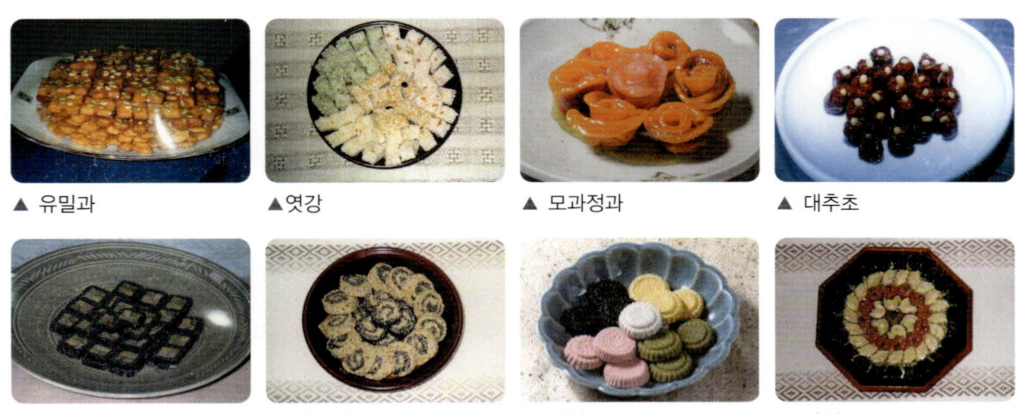

▲ 유밀과　　　▲ 엿강　　　▲ 모과정과　　　▲ 대추초

▲ 깨강정　　　▲ 깨강정　　　▲ 다식　　　▲ 다식

5) 한국의 발효 음식

(1) 대표적인 발효음식

① 장

우리나라는 일찍이 콩으로 만든 장을 반찬 또는 조미료로 사용함으로써 단백질을 보완할 수 있는 매우 현명한 가공법을 이용하였다. 대표적으로 간장, 된장, 고추장, 청국장이 있다.

- 간장과 된장

  콩으로 만든 고유의 발효식품으로 음식의 맛을 내는 기본 조미료이다. 간장의 '간'은 소금의 짠맛을 의미하고 된장의 '된'은 되직한 것을 뜻한다.

- 고추장

  우리나라에만 있는 복합적인 맛을 내는 조미료이다. 고추장은 탄수화물의 가수분해로 생긴 단맛과 콩단백에서 나오는 아미노산의 감칠맛, 고추의 매운맛, 소금의 짠맛이 잘 조화된 조미료인 동시에 기호식품이다.

• 청국장

콩 발효식품류 중 가장 짧은 기간에 완성할 수 있다. 풍미가 특이하고 영양적·경제적으로도 가장 효과적인 콩의 섭취방법으로 인정되고 있다.

② 김치

김치는 우리 민족의 지혜와 슬기가 집합된 복합 발효식품이다. 배추나 무, 기타 채소의 주 재료에 소금, 고춧가루, 젓갈, 마늘, 생강 등의 부재료를 첨가하여 발효한 고유의 저장식품이다.

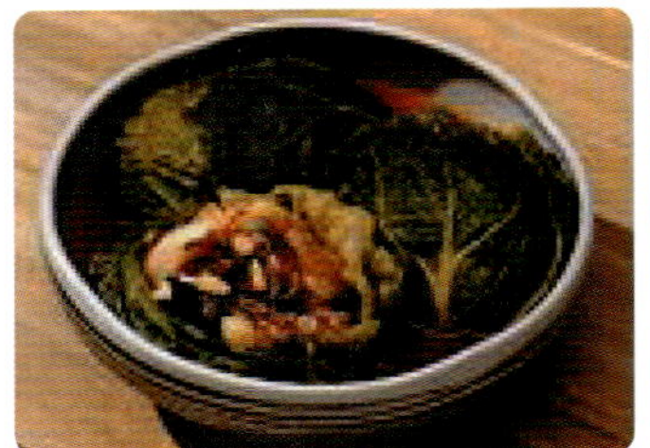
▲ 보쌈김치

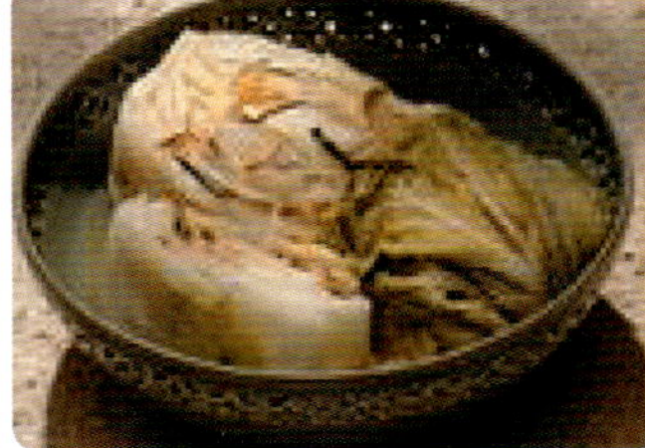
▲ 통배추백김치

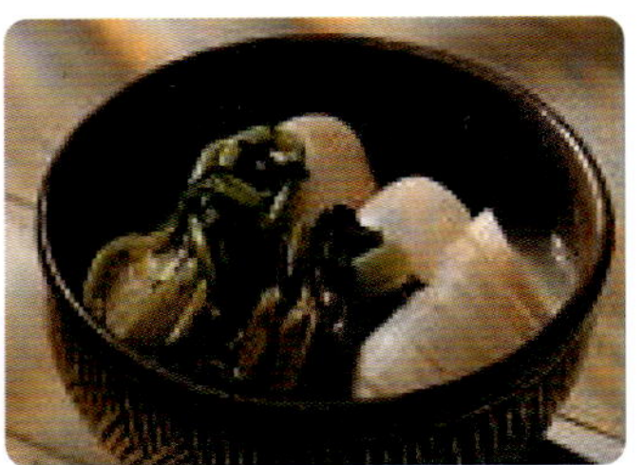
▲ 통무동치미

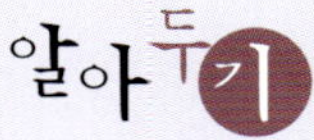

맛있는 김치 보관온도 : 0~5℃
먹는 현상을 설명할 때
① 깨끗이 씻은 달걀껍질을 거즈에 싸서 김치 사이에 넣어 둔다.(배추 2포기에 달걀 1개 정도)
② 밤 껍질 : 탄닌(tannin) 성분이 김치가 시어지는 것을 방지한다.
③ 조개껍질 : 김치가 완전히 시어졌을 때 베주머니에 넣어 김치 국물 속에 두면 신맛을 감소시킨다.

③ 젓갈

젓갈은 우리나라의 대표적인 염장식품으로서 어패류의 육·내장 및 생식소 등에 비교적 다량의 식염을 첨가하여 발효숙성시킨 전통 수산발효식품이다. 젓갈류는 젓갈과 식해류로 크게 대별할 수 있다.

(1) 발효기술 방법에 따른 분류

① 염해법(鹽醢法) : 소금만을 가하여 발효시키는 것

② 주국어법(酒麴魚法) : 소금, 술, 곡분, 식물성 기름과 양념을 가한 후 발효시킨 것

③ 어육장법(魚肉醬法) : 생선 전체에 소금과 누룩을 가하여 발효시키는 것

④ 식해법(食醢法) : 소금과 맥아가루 및 조리된 곡류와 함께 발효시키는 것

[표 4-2] 각 지방별 젓갈

지 방	젓 갈 종 류
서울 · 경기도	비웃젓(청어), 조기젓, 오징어젓, 새우젓
충 청 도	어리굴젓, 꼴뚜기젓, 해피젓(바지락조개), 소라젓, 곤쟁이젓
강 원 도	명태포식해, 서거리젓(북어아가미), 명란젓, 청란젓, 조개젓, 방게젓
경 상 도	멸치젓, 꽁치젓, 성게젓, 대구포젓(대구아가미), 대구알젓, 조기젓
전 라 도	고흥석화젓, 돔배젓(전어내장), 대합젓, 고록젓(꼴뚜기), 황석어젓
제 주 도	자리젓, 고등어젓, 깅이젓, 멸치젓, 게웃젓(전복창자)
황 해 도	까나리젓, 연안식해, 참게젓
평 안 도	게알젓, 대하알젓, 조개젓(대합), 건뎅이젓(곤쟁이)
함 경 도	연어알젓, 가자미식해, 동태식해, 도루묵식해, 대구젓

(2) 원료별 분류

① 생선 전체를 이용하는 것

② 내장만 사용하는 것

③ 조갯살을 이용하는 것

④ 갑각류를 원료로 하는 것

6) 절식과 시식

절식은 명절 때 해 먹는 음식을 말하며, 시식은 계절
마다 신선한 재료로 새로운 맛을 내서 만들어 먹는 음
식을 말한다.

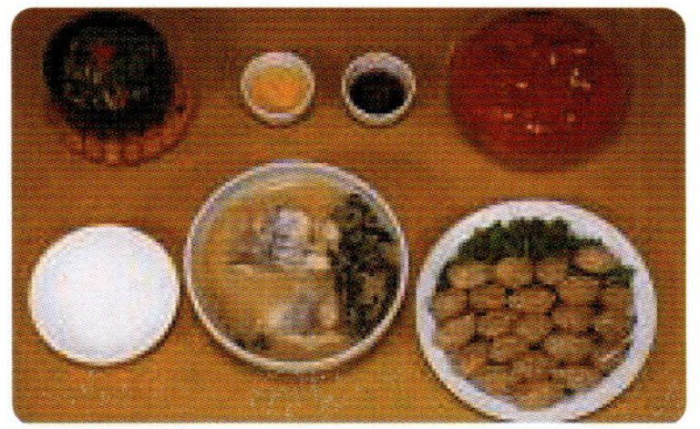

▲ 단오음식

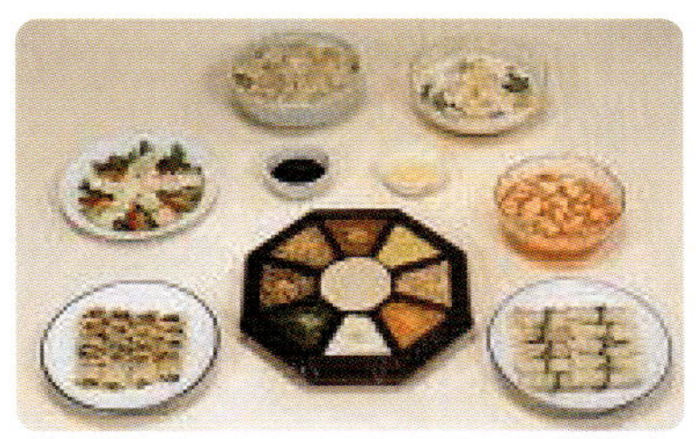

▲ 유두절 음식

[표 4-3] 한국의 절식과 시식

명 절	특징 및 음식
설날 (음력 1월 1일)	차례상과 세배 손님 대접을 위해 여러 가지 음식을 준비하는데 이 음식들을 통틀어 세찬이라 한다. 음식 : 떡국, 만두, 약식, 인절미, 단자류, 전유어, 편육, 빈대떡, 강정류, 식혜, 수정과 등
상원절식 (음력 1월 15일)	음력 정월 14일 저녁에는 달맞이를 하고 오곡밥을 지어 김 구이에 싸서 쌈을 먹고 (복쌈), 묵은 나물 9가지(진채식)에 두부를 부쳐 먹는 풍습이 있다. 음식 : 약식, 오곡밥, 부럼, 귀밝이술, 묵은 나물, 복쌈 등
중화절식 (음력 2월 1일)	노비에게 음식을 마련해 주고 쉬게 하여 노비일, 머슴날 등으로 부른다. 음식 : 노비송편
한식(동지에서 105일째 되는 날, 양력 4월 5~6일)	성묘를 하는데 술, 과일, 포, 식혜, 떡, 국수, 탕, 적 등의 음식으로 제사를 지낸다. 불을 쓰지 않고 찬 음식을 먹는다는 풍습에서 냉절이라고도 한다.
등석절식 (음력 4월 8일)	석가탄생일로 볶은 검은 콩을 길에서 만난 사람에게 주어 친분관계를 맺는다. 음식 : 느티떡, 미나리강회, 콩볶음 등
단오절식 (음력 5월 5일)	청포에 머리를 감고 그네뛰기, 씨름, 소싸움을 하였다. 음식 : 수리취절편, 제호탕, 앵두편, 앵두화채
삼복절식	여름더위가 한창인 때, 초·중·말복이 10일 간격으로 있다. 이 날에는 더위를 피하여 음식과 술을 마신다. 음식 : 개장국, 삼계탕, 육개장
추석 (음력 8월 15일)	햇곡식으로 송편과 밥을 지으며 햇과일을 마련하여 선조께 차례를 지내고 성묘하는 날이다. 한가위, 중추절이라 하며 씨름대회, 소싸움, 두레길쌈을 한다. 음식 : 오려송편, 토란탕, 화양적, 닭찜, 신곡주, 밤단자, 송이산적 등
동지절식 (양력 12월 22일경)	붉은 팥죽을 쑤고 팥죽에는 찹쌀가루로 둥글게 빚은 새알심을 넣는데, 나이대로 새알심을 넣어 준다. 음식 : 팥죽

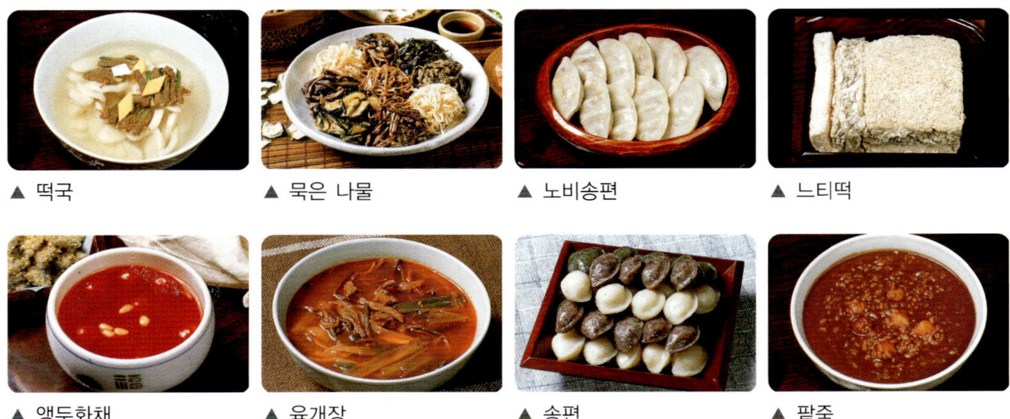

▲ 떡국　　　　▲ 묵은 나물　　　　▲ 노비송편　　　　▲ 느티떡

▲ 앵두화채　　　　▲ 육개장　　　　▲ 송편　　　　▲ 팥죽

[표 4-4] 통과의례음식과 상차림

통과의례	음식과 상차림
출 생	삼신계 아기의 탄생과 순산을 감사하는 제의식 상차림 음식 출산 전 : 정화수 세 그릇, 수북하게 담아 놓은 쌀, 장곽 출산 후 : 정화수 한 그릇, 밥 세 그릇, 미역국 세 그릇
백 일	출생 후 백일이 되는 날로 아기가 백일을 무사히 넘기게 되었음을 축하하는 날 상차림 음식 : 흰밥과 고기를 넣고 끓인 미역국, 푸른색의 나물, 백설기, 수수팥 경단, 오색 송편 등
첫 돌	아기가 태어난 지 만 일 년이 되는 날 상차림 음식 : 흰밥과 미역국, 푸른 나물, 과일 등, 백설기, 차수수경단, 오색 송 편, 대추와 밤을 섞는 설기떡
책 례	아이가 서당에 다니면서 책을 한 권씩 뗄 때마다 행하던 의례 상차림 음식 : 국수장국, 떡국, 송편과 꽃떡, 경단
관 례	아이가 자라 15세 이상이 되면 어른이 되었음을 상징하는 의식 상차림 음식 : 술을 비롯한 여러 가지 안주용 음식, 국수장국, 떡국, 신선로나 전 골, 나물 구이, 각색 전, 각종 포 및 마른 찬, 생과, 숙실과, 떡, 강정류, 다식, 약 과, 약식, 음청류(식혜, 수정과) 등
혼 례	부부의 연을 맺는 의식. 상차림 음식 : 봉채떡, 동뢰상(초례상), 폐백
회갑 · 희년	회갑은 환갑이라고도 하며 나이 61세를 말한다. 희년은 칠순에 이른 나이를 말한다. 상차림 음식 : 국수 또는 떡국, 약식, 화양적, 포, 쇠고기전골, 김치류, 신선로, 찜, 초(홍합초, 전복초, 삼합초), 전유어, 회, 도미면, 화채, 겨자, 초장, 간장
회 혼	혼례를 올리고 만 60년을 해로한 해. 회갑 때와 같은 큰 상차림
상 례	부모님이 운명하게 되면 자손들은 예를 갖추어 의식 절차에 따라 장사를 지내게 되는데, 이것이 상례이다. 상례에는 전과 조석상식으로 구분한다. 상차림 음식 : 산 사람의 조석 밥상처럼 밥, 국, 김치, 나물, 구이, 조림 등
제 례	죽은 조상을 추모하여 지내는 의식 상차림 음식 : 초첩(식초), 메(밥), 갱(쇠고기와 무를 썰어 끓인 국), 면(국수), 편 (떡), 편청(조청), 전, 초장, 적, 적염(소금), 포, 해(소금에 절인 조기), 혜(식혜), 숙채, 침채(물김치), 청장(간장), 과실(생과와 조과), 제주(술), 숙수

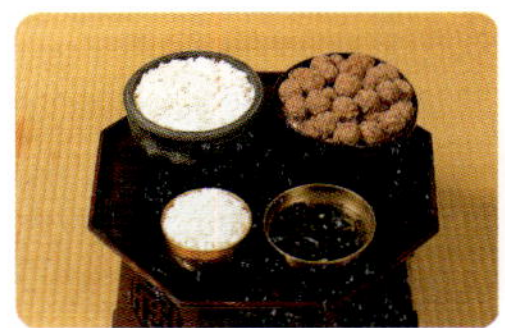

▲ 백일상

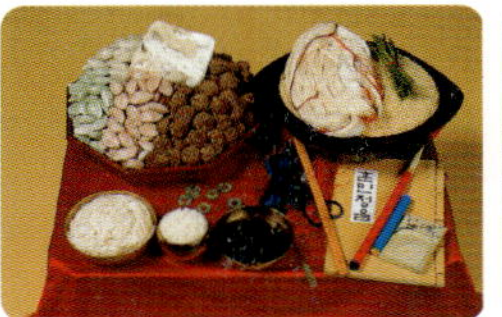

▲ 돌상(여아)

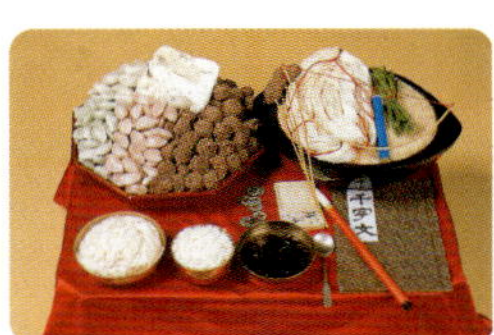

▲ 돌상(남아)

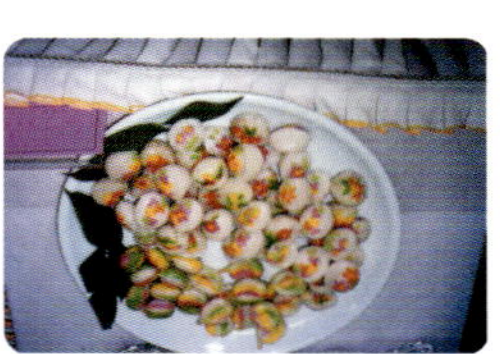

▲ 꽃송편

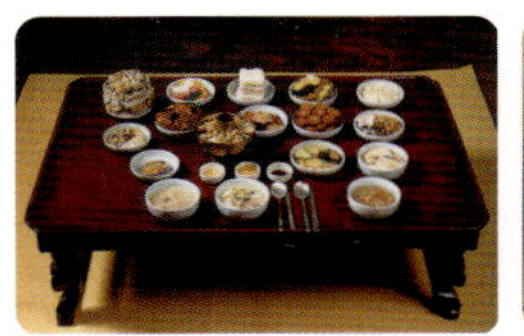

▲ 관례상

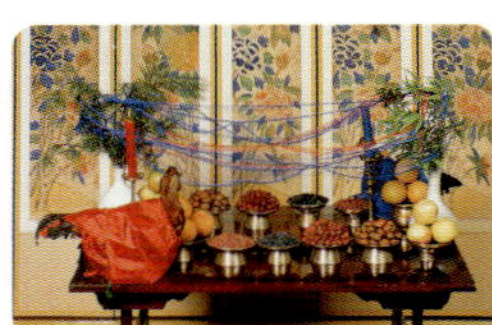

▲ 동뢰상

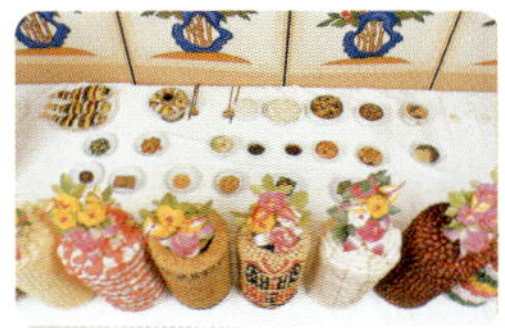

▲ 회갑상

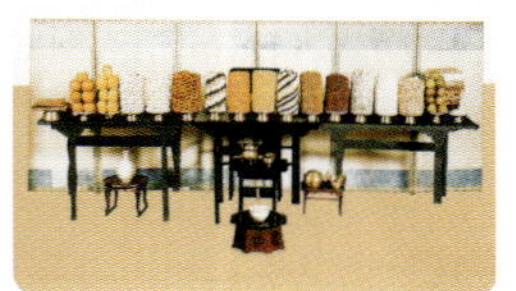

▲ 제사상

7) 통과의례음식과 상차림

사람이 태어나서 성장하고 생을 마칠 때까지 행하는 규범화된 의식을 통과의례라 하고, 각 의례에는 그 의미를 상징하는 특별한 음식을 준비하였다. 전통적으로 행하는 통과의례는 출생, 삼칠일, 백일, 첫돌, 관례, 혼례, 회갑, 희년, 회혼, 상례, 제례 등이 있으며 다음과 같은 음식과 상차림이 있다.

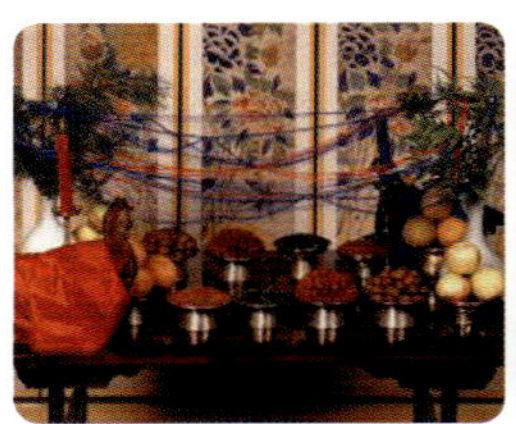

▲ 초례상

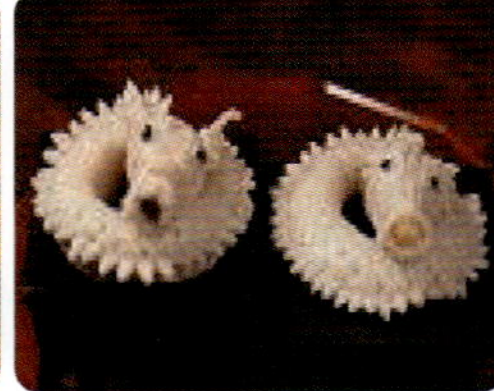

▲ 용떡

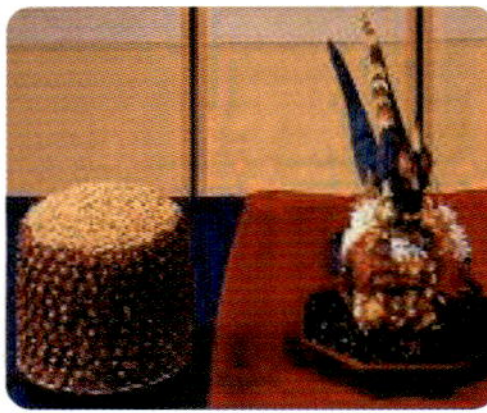

▲ 전라도 꿩폐백

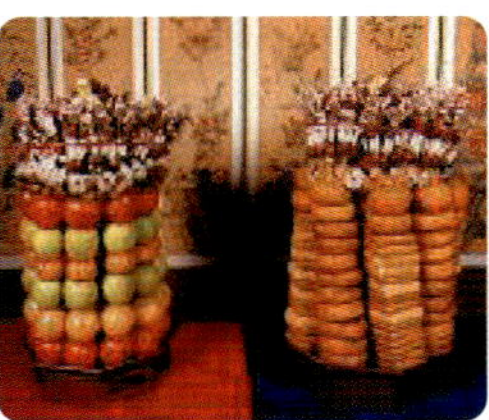

▲ 개성 폐백

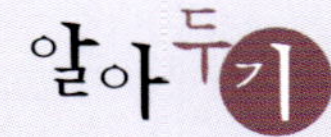

알아두기

원래 '관례'란 말은 남자가 땋았던 머리를 올려 상투를 올리고 관을 쓴다고 하여 붙여진 것이지만, 여기에는 여자의 경우도 포함된다. 그러나 여자 성인식은 구분해서 말하기도 하였던 바, 여자의 경우는 땋았던 머리를 올려 쪽을 찌고 비녀를 꽂는다고 하여 계례라 하였다.

8) 향토음식

(1) 서울지역

전국의 여러 재료가 모여서 다양하고 화려한 음식이 만들어졌으며 격식이 복잡하고 맵시를 중시하는 음식이 많다. 양념류도 곱게 다져 쓰며 분량이 적고 가짓수를 많이 한다.

|음식| 육개장, 설렁탕, 탕평채, 너비아니구이, 화전, 구절판, 신선로, 갈비찜, 도미찜, 나박김치, 장김치

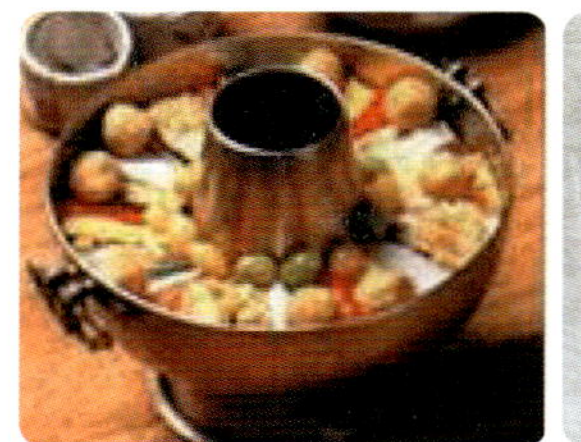
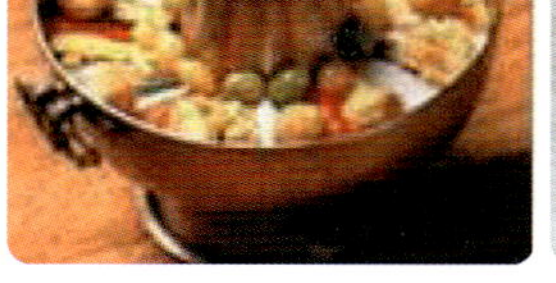

▲ 신선로

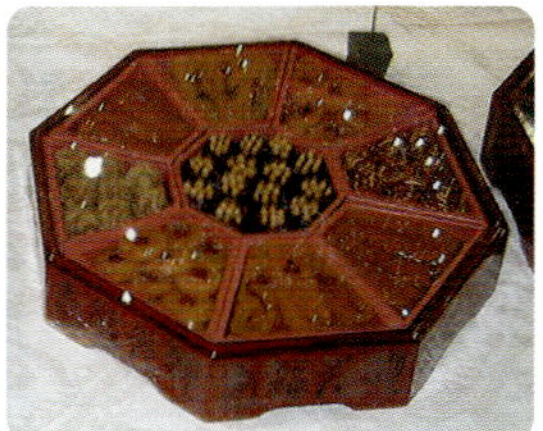

▲ 구절판

(2) 경기도

사치스러운 개성음식을 제외하고는 대체로 수수하고 소박한 음식이며, 양념을 많이 쓰지 않는 편이다.

|음식| 개성편수, 조랭이떡국, 제물칼국수, 보쌈김치, 우매기, 개성모약과

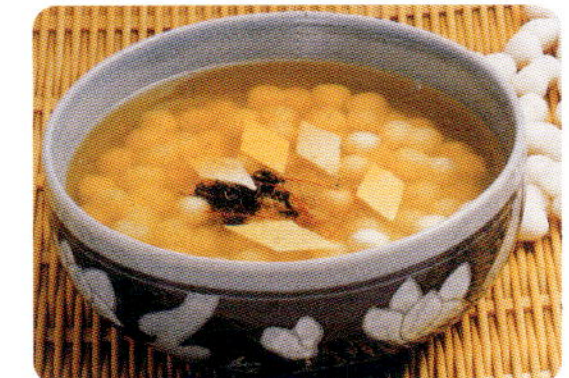

▲ 조랭이떡국

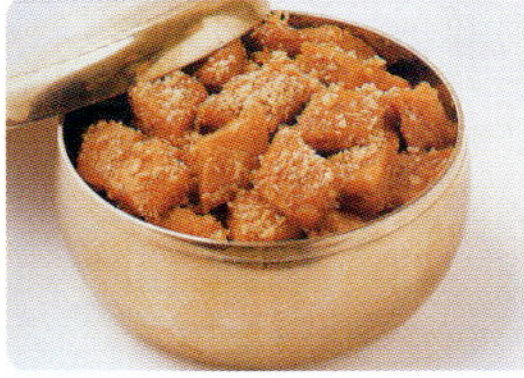

▲ 개성약과

(3) 강원도

감자, 옥수수, 메밀을 이용한 음식이 타 지방보다 많다. 젓갈류를 잘 담그므로 김장 때에는 생선류와 젓갈류를 이용한 해물김치를 담기도 한다.

|음식| 강냉이밥, 감자밥, 감자송편(감자경단), 명태구이, 오징어구이, 메밀막국수, 메밀묵

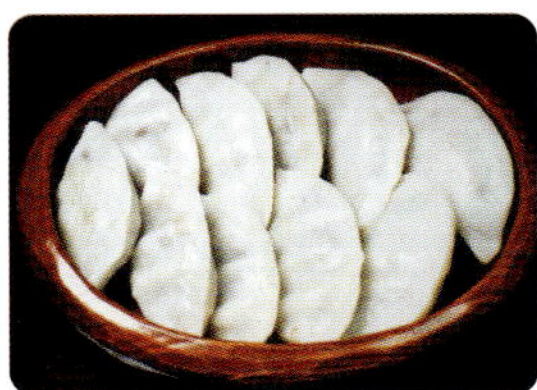

▲ 감자송편

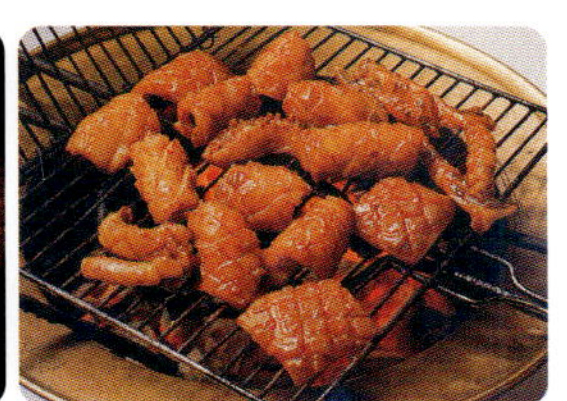

▲ 오징어구이

(4) 충청도

음식의 양이 많고 사치스럽지 않다. 양념을 많이 쓰지 않아 순하고 구수하며 소박한 것이 특징이다.

|음식| 호박범벅, 생떡국, 올갱이국, 청포묵, 청국장, 쇠머리떡, 굴냉국

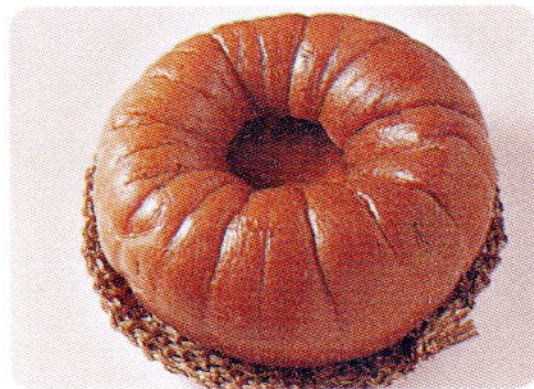

▲ 호박꿀단지

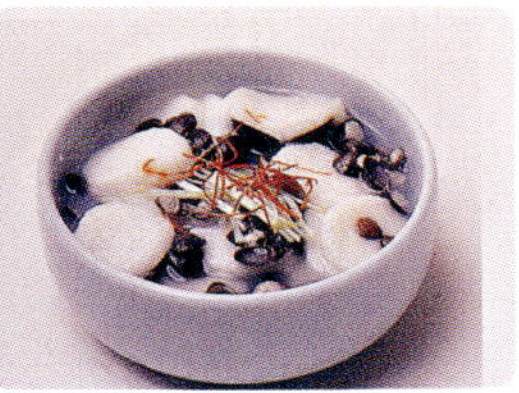

▲ 굴냉국

(5) 전라도

전주와 광주를 중심으로 음식문화가 발달하였으며 사치스럽다. 상차림의 반찬가짓수가 많으며 각종 젓갈을 이용하여 감칠맛이 강하고 짜고 맵다. 전라도의 음식문화가 화려한 배경에는

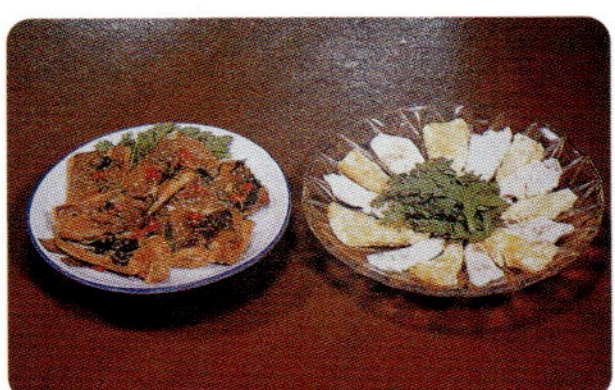

▲ 홍어찜 · 어만두

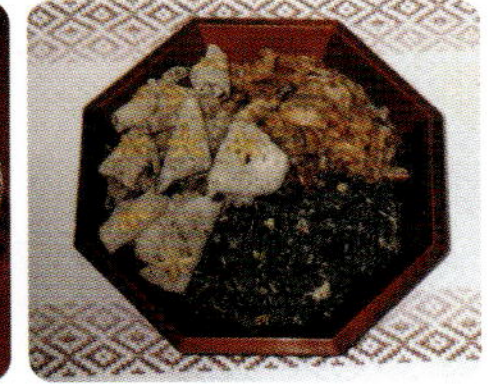

▲ 부각

전주십미(十味)가 있다. 전주십미는 황포묵, 콩나물, 열무, 애호박, 모래무지, 민물게, 무, 미나리, 파라시, 서초로 전주의 맛을 상징하고 있다.

|음식| 전주비빔밥, 콩나물국밥, 고들빼기김치, 추어탕, 홍어어시욱, 꼬막무침, 부각, 산자, 미나리강회

(6) 경상도

멋을 내거나 사치스럽지 않으며 맵고 간이 센 편이다. 곡물음식은 날콩가루를 섞어서 손으로 밀어 칼로 썬 부드러운 국수를 즐기고, 장국의 국물은 멸치나 조개를 많이 쓰고 더운 여름에 뜨거운 국수를 즐긴다. 지역특산물 음식으로 송이요리, 한약재를 첨가한 육류요리, 마늘, 뽕잎요리, 안동의 헛제사밥, 간고등어, 영덕대게 등이 있다.

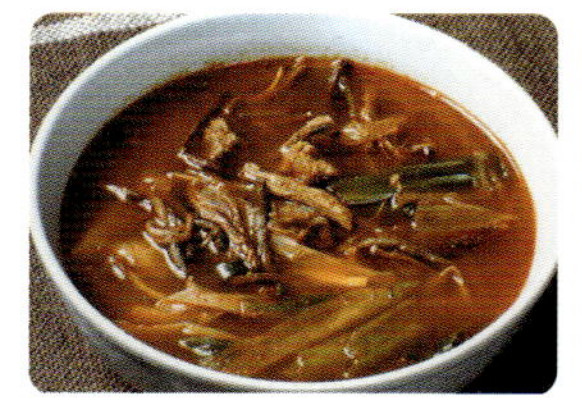

▲ 육개장

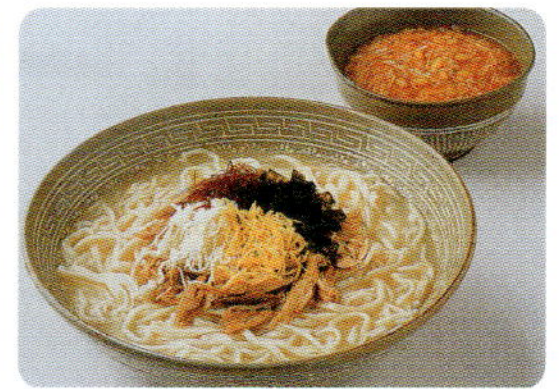

▲ 안동칼국수

|음식| 진주비빔밥, 닭칼국수, 미더덕찜, 아구찜, 해물파전, 안동식혜, 안동칼국수, 안동간고등어, 재첩국, 깻잎김치, 콩잎김치, 영덕대게, 대구육개장

(7) 제주도

채소와 해조류가 주된 재료이고 바닷고기도 가끔 쓴다. 재료의 맛을 그대로 내려고 하며, 더운 지방이라 간은 대체로 짜다.

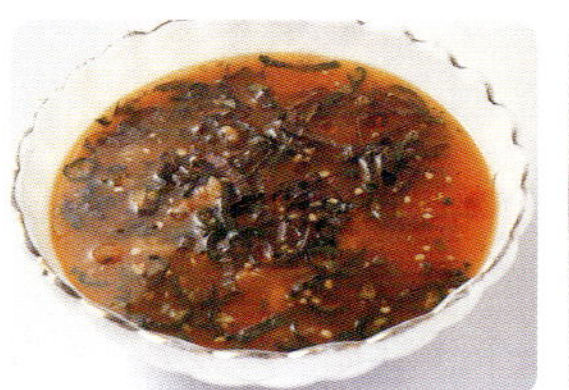

▲ 자리물회

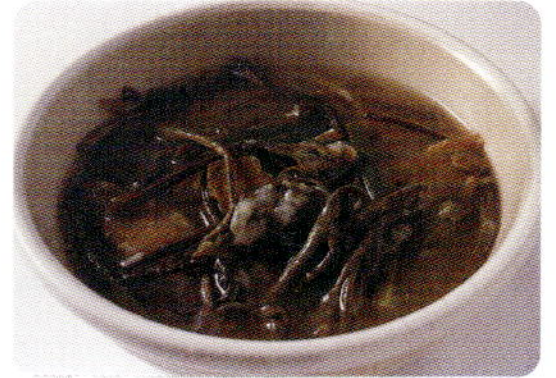

▲ 고사리국

|음식| 전복찜, 전복죽, 옥돔죽, 자리물회, 옥돔구이, 빙떡, 메밀저배기, 전복김치, 고사리국, 양애산적, 오메기떡

(8) 황해도

쌀과 잡곡의 생산이 많고 조기, 갈치, 조개, 민어 및 각종 조개류와 소금이 난다. 음식은 양이 풍부하고, 맛이 구수하면서도 소박하다.

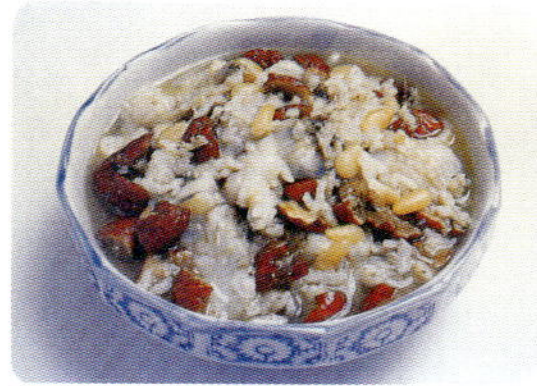

▲ 연안식해

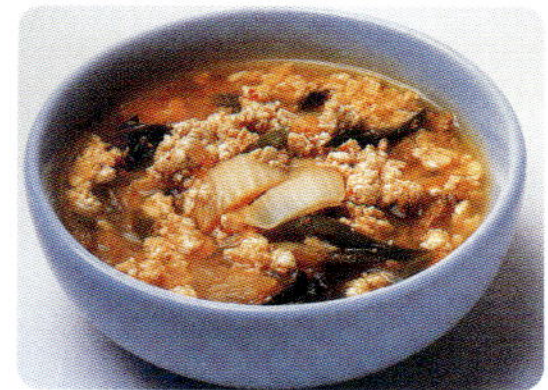

▲ 김치순두부

|음식| 김치말이, 남매죽, 냉콩국, 김치순두부, 되비지탕, 호박김치, 연안식해, 행적

(9) 평안도

음식이 큼직하고 푸짐하다. 간은 대체로 싱겁고 소담스럽게 많이 담는다. 평양의 음식이 널리 알려져 있으며, 겨울음식이 타 지방보다 발달되어 있다.

|음식| 굴만두, 어복쟁반, 내포중탕, 냉면,
순대, 녹두지짐, 노티, 백김치, 동치
미

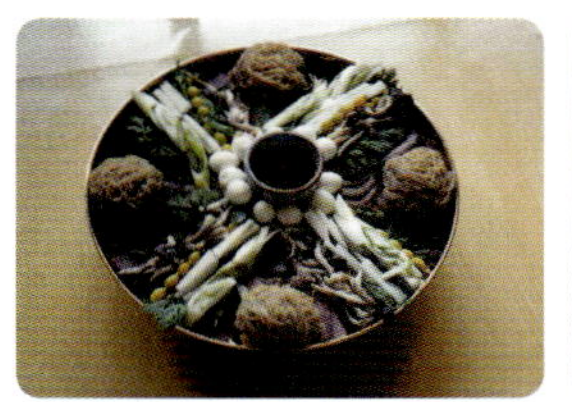
▲ 어복쟁반

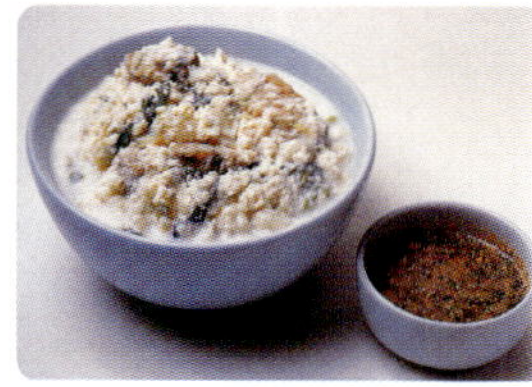
▲ 되비지

⑽ 함경도

주식으로 기장밥, 조밥과 같은 잡곡
밥이 많다. 음식의 생김새는 큼직하고
시원스러우며 장식이나 기교, 사치를
부리지 않고, 간은 짜지 않으나 고추와
마늘 같은 양념을 강하게 써서 강한 맛
을 낸다.

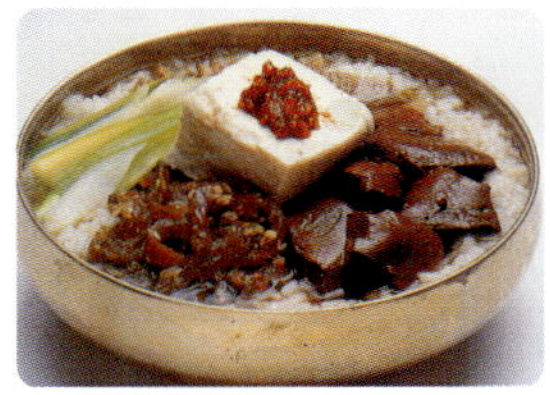
▲ 가릿국밥

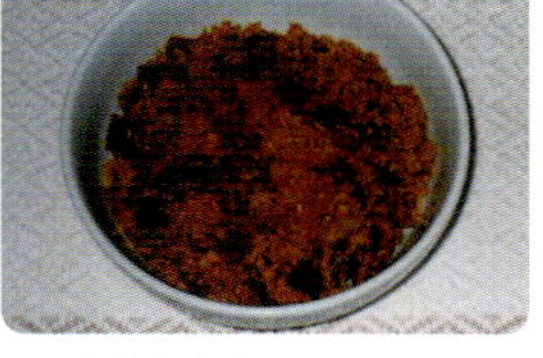
▲ 가자미식해

|음식| 강냉이밥, 가릿국, 회냉면, 감자국수, 가자미식해, 원산잡채, 동태순대

9) 식사예절

① 어른이 먼저 수저를 든 다음에 아랫사람이 들도록 한다.

② 숟가락과 젓가락을 한 손에 들지 않으며, 젓가락을 사용할 때에는 숟가락을 상 위에
놓는다.

③ 밥과 국물이 있는 김치, 찌개, 국은 숟가락으로 먹고 다른 찬은 젓가락으로 먹는다.

④ 여럿이 함께 먹는 음식은 각자 접시에 덜어 먹고, 초장이나 초고추장 같은 조미품도
접시에 덜어서 찍어 먹는 것이 좋다.

⑤ 뼈나 생선 가시 등 삼키지 못하는 것은 옆사람에게 보이지 않게 종이에 싸서 버린다.

⑥ 너무 서둘러서 먹거나 지나치게 늦게 먹지 않고 다른 사람들과 보조를 맞춘다.

⑦ 음식을 다 먹은 후에는 수저를 처음 위치에 가지런히 놓고 사용한 냅킨은 대강 접어
서 상 위에 놓는다.

▪▪ 탐구문제

1. 우리나라의 발효음식에 대해 좀 더 알아보자.

2. 우리나라 전통음식을 이용한 퓨전음식을 개발해 보자.

3. 우리나라의 전통 상차림을 이용한 코스요리를 개발해 보자.

제2장 동북아시아

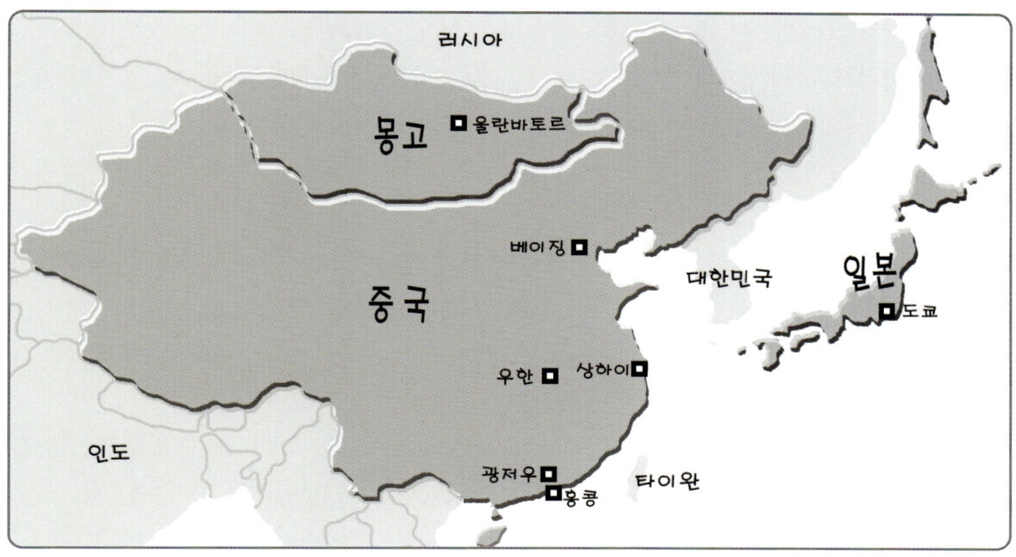

　우리나라가 위치하고 있는 동북아시아에는 우리와 비슷한 식생활을 하고 있는 일본, 중국, 대만 등이 속해 있다. 그러나 이들 나라들은 같은 동북아시아 지역에 속해 있다 해도 나라마다 자연환경이 조금씩 다르고 그에 따른 음식의 재료가 달라서 독특한 음식문화를 형성하였다.

　대륙이 바다로 둘러싸여 생선요리가 발달한 일본과 넓은 국토를 가져 다양한 재료를 사용하여 요리를 즐기는 중국의 음식문화에 대해 살펴보면서 이들 나라의 음식문화가 지리적으로 가까이 있는 우리의 음식문화와 어떤 차이점이 있는지에 대해 알아보도록 한다.

1. 일본(Japan)

1) 식생활문화의 배경

일본은 혼슈(本州), 시코쿠(四國), 규슈(九州), 홋카이도(北海道) 등 4개의 주요 섬과 4,000 여개 이상의 부속도서로 이루어져 있다.

열도가 남북으로 길게 뻗어 홋카이도는 긴 겨울과 눈으로 유명하고 규슈는 온화한 지중해성 기후를 보이며 오키나와는 아열대성 기후를 보인다.

면적은 37만 7,835km²로 한반도의 약 2배 정도이며 지형은 국토의 약 70%가 산악지역이어서 평야는 적은 편이다.

일본열도는 지질시대 때 침강과 융기가 심하였기 때문에 호수가 많고 해안선의 출입이 잦아 일찍부터 항만이 발달하였다. 복잡한 해저지형과 지질은 다종의 생물이 풍부하여 어족을 풍부하게 해 주고 특히 난류와 한류가 동해쪽과 일본해에서 합류하여 세계적인 어장을 형성하여 4계절 내내 신선한 생선을 공급하고 있다.

또한, 한국과 중국문화가 쉽게 전래되어 유교문화, 한자사용, 오행문화, 그리고 불교문화를 지니고 있을 뿐만 아니라 중국문화에 유입되어 있던 중앙아시아, 동유럽문화 요소까지 들어왔으며 남방계문화 요소의 북상과 동시에 북방계문화 요소를 남하시키는 통로가 되어 양계 문화가 모두 혼합되어 있다. 이러한 문화적 조건이 음식문화 형성에도 큰 영향을 미쳤다.

2) 음식문화의 일반적 특징

① 쌀을 주식으로 하고 생선과 채소, 콩 등을 부식으로 하는 기본 유형을 유지해 왔다.

쌀 다음으로 대두가 중요한 식품이며 대두, 밀, 소금을 원료로 하는 간장이 널리 사용되었으므로 소금이 거의 필요 없을 정도이고 낫토 및 두부요리가 다양하게 발달되어 있다.

② 부식으로 수산물의 역할이 중요하다.

세계 3대 어장을 갖고 있어 수산물이 풍부하기 때문에 음식의 재료가 다양하며 재료 자체가 가지는 맛을 최대한 살리는 것을 중요시하였다.

③ 육식의 조리문화는 발달하지 못하였다.

곡물을 동물에게 먹일 만한 여유가 없었고 그 이외에도 종교적 · 정치적인 이유로 육식의 조리문화가 발달하지 못했다.

④ 식사는 기본적으로 1인분씩 따로 쓰며 도자기, 칠기 등의 변화가 많아 요리의 내용이
나 배합을 계절에 따라 조화시킴으로써 요리상의 아름다움을 중요시여긴다.

3) 일본요리의 형식적 특징

(1) 혼젠요리(本膳料理)

관혼상제 등의 의식 때에 대접하기 위하여 차리는 정식 상차림으로 화려하고 예술적인
요리를 중심으로 차린다. 상은 주로 검은색으로 다섯 개를 차리는 것이 일반적이다. 상에
따라 올리는 음식이 다르며 같은 맛과 같은 종류의 요리를 내지 않는 등 규칙이 까다롭고
복잡하다.

(2) 가이세끼요리(懷石料理)

다도에서 나온 요리로 차를 들기 전에 내는 요리를 말하며 차를 마시기 전에 적당히 배
를 채워 차의 맛을 돋우는 요리이기도 하다.

초대한 손님에게 차를 달여 대접하면서 나무의 열매, 단 것을 조린 것, 곤약, 당근 등으
로 만든 자우케라는 과자를 곁들여 먹었는데 오늘날에는 아주 단맛이 강한 과자와 함께
먹는다. 오늘날의 일본요리는 가이세끼요리로부터 계절 감각과 친절한 접대태도, 식사장
소의 실내분위기까지 염두에 두는 전통을 물려받았다.

(3) 가이세끼요리(會席料理)

혼젠요리와 차가이세끼요리에서 발달한 것으로
술안주를 위주로 하여 차리는 연회요리이다. 복잡하
고 규칙이 까다로운 혼젠요리의 형식을 따서 일반인
이 간편하게 이용할 수 있도록 한 요리로 오늘날에
는 결혼피로연, 공식연회 등에서 가장 많이 쓰이는
손님접대용 상차림이다. 그리고 혼젠요리처럼 맑은
국과 생선회를 먼저 내고 요리를 내는 것이 특징이
며 코스식으로 전개되면서 밥은 처음에 나오지 않고

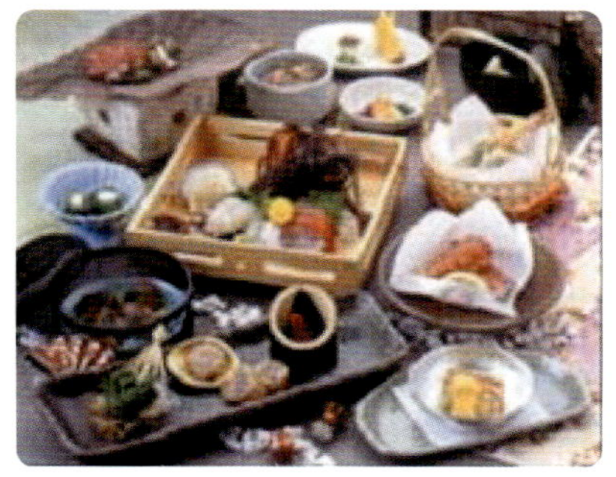

▲ 가이세끼요리

마지막에 나온다. 요즘에 와서는 일본식 전통료칸(旅館)에서 연회용 요리를 내는 것이 가
이세키 형식을 계승한 것이다. 음식이 나오는 순서는 전채-국(스이모노)-회(사시미)-구
이(야키모노)-조림(니모노)-밥이나 면류-후식 순이다.

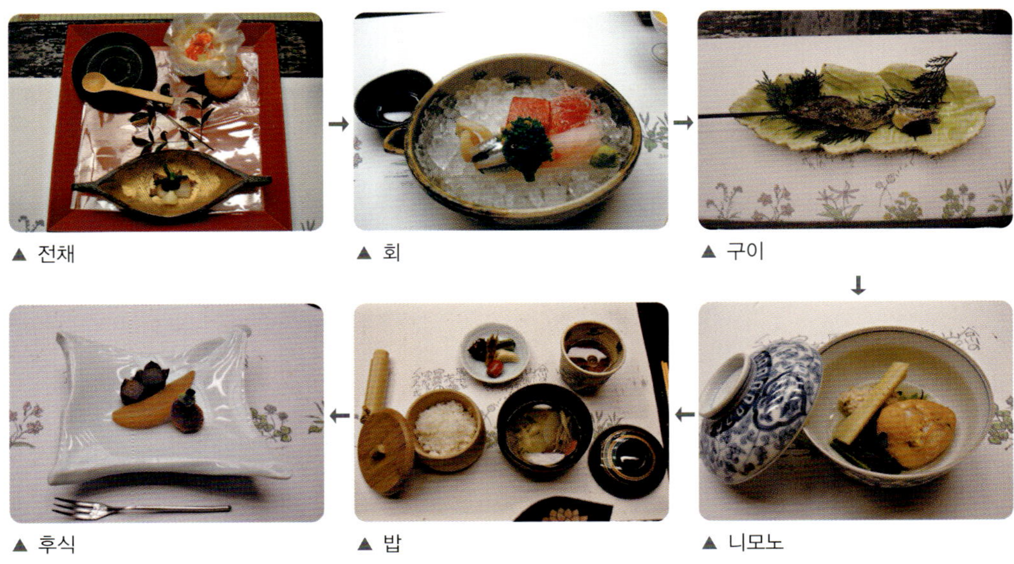

▲ 전채   ▲ 회   ▲ 구이

▲ 후식   ▲ 밥   ▲ 니모노

(4) 쇼징요리(精進料理)

불교의 전통에 따라 발달한 요리로 채소류, 곡류, 두류, 해초류 등의 재료로 만든 요리이다. 이 요리는 기름과 전분을 많이 사용하는 것이 특징이다.

4) 일본요리의 시대에 따른 변화

(1) 죠몬토기시대(B.C. 700~B.C. 3세기경)

움집생활로 서로 협동하며 살았다. 오늘날의 동물·새·물고기 등이 식용되었으며 수렵채집생활을 하면서 토기와 불을 사용할 줄 알았지만 호두나 도토리를 주식으로 먹었다. 주로 생식을 하였고 먹이감의 내장이나 골수까지도 즐겨 먹었다.

(2) 야요이시대(B.C. 3~6세기경)

금속기의 전파로 벼농사가 시작되었으며 서민들은 피와 조를 먹고 있었다. 주식은 조석 2회가 원칙이었으며 농경의 발달로 사냥·물고기잡이가 종속 산업이었다. 또한 국을 먹었고 술과 엿도 만들어졌다.

(3) 나라시대(B.C. 7~8세기경)

중앙집권시대로 귀족과 서민의 생활차이가 커졌다. 술 제조법이 발달하였고 음식을 건조하거나 절여 보존하는 방법을 사용하였다. 유제품과 콩이나 팥을 이용한 떡이 출현하였다. 중국과자는 대부분 밀가루 제품인데 당과자(唐菓子)라 하였다.

(4) 헤이안시대(B.C. 9~12세기 말) – 식생활의 형식화

중국과의 직접 왕래가 없어지고 우리나라의 문화를 받아들여 일본 특유의 문화를 성립하였다. 귀족의 식사는 형식화하여 신분에 따라 그릇을 청동기, 옻기, 은기 등을 사용하였으며 귀족들의 사치로 인한 형식적인 식사풍습을 혁파하기 위해 식사 횟수를 2번으로 규정하였다. 불교의 영향으로 살생과 포유동물 식육을 금지하였으며 밀가루를 사용하여 만두나 전병류의 과자, 야채 등을 간장에 절인 반찬 카마보코(어묵류) 등의 요리법을 고안했다.

(5) 카마쿠라시대(B.C. 13~14세기 중엽) – 건강식의 회복

귀족의 멸망과 함께 무가지배(武家支配)의 봉건제 시대였다. 대부분의 무사들은 서민이었으며 간소한 생활 양식을 유지하였다. 형식과 화미(華美)를 배격하고 멧돼지, 사슴, 토끼 등을 잡아먹고 건강한 신체를 유지하였다. 중국의 식사법과 선종의 전래로 식사예의를 중시하였고 사원을 중심으로 쇼징요리가 발달하였다. 무사들을 위해 육식이 허용되었으며 평상시에는 조석 2회였으나 전시에는 식사횟수를 3회로 하였다. 또한 두부가 유입되었고 송나라로부터 차를 들여와 재배하기 시작하였다.

(6) 무로마치시대(B.C. 14세기 중엽~16세기 후반) – 차와 선의 식생활에의 투입

무사들이 귀족풍습에 물들어 사치스러워지고 선(禪)과 다(茶)를 즐기며 혼젠요리가 정식으로 손님접대용 요리로 확립되었다. 일본요리의 주가 되는 가이세끼요리(차를 내놓기 전에 먹는 간단한 음식)가 등장하기 시작하였다. 또한 종래의 조리법을 형식화한 요리류파(料理流波)를 낳았으며, 담배의 전래와 음주의 성행으로 건강을 염려하기도 하였다.

(7) 아이치 · 모모야마시대(B.C. 16세기 후반~16세기 말) – 명 · 청나라 식생활 유입

화폐 경제, 상인에 의한 문화의 발전 등의 서구 문화의 유입으로 식생활이 많이 변화하였다. 호박 · 감자 · 옥수수 · 고추 · 고구마 등이 수입되었고 튀김 및 중국 요리가 나타났다. 관료와 무사들의 예법이 엄격하여 그 식사예법에 따라 가이세끼요리(懷石料理)가 확립되었다. 또한 외국과의 무역으로 남반과자(카스텔라, 비스킷)가 등장하였으며 천하태평으로 다시 사치가 시작되었다.

(8) 에도시대(B.C. 1603~1867) – 일본식의 완성

무사 계층의 함락과 상인층의 세력이 증가함으로써 민중문화가 일어났다. 검소한 상차림의 풍조가 만연하였고 식재료·조미료의 종류가 늘어나고 다양해졌다. 가이세끼요리(會席料理)가 발달하였으며 17세기에는 포르투갈과의 제한적 교역으로 호박, 땅콩, 중국과자, 사탕수수, 시금치 등의 농산물이 수입되었다. 도시에는 음식점, 요릿집이 즐비하여 진미(珍味), 미미(美味)를 즐겼으며 농촌에는 고구마 등 구황 작물의 재배나 저장을 권장하였다.

(9) 메이지시대 이후(1868년 이후)

메이지유신과 더불어 서양요리가 급격히 들어와 일본인의 식생활에 커다란 영향을 끼쳤다. 전통요리와 외국요리 등이 융합된 일본의 독특한 요리 문화가 확립되었으며 우육(牛肉), 유제품, 빵, 커피 등이 널리 식용되었다. 서양요리나 경양식점도 점차 증가하였으며 분식 습관이 많아지고 영양 지식도 보급되었다.

5) 대표적인 음식

(1) 사시미

사시미는 일본의 가장 대표적인 음식으로 신선도를 자랑하며 자연 그대로의 담백함을 느낄 수 있는 음식이다. 생선을 날로 회친 것을 일본에서는 사시미라고 하는데, 관서지방에서는 츠쿠리라고도 한다. 회를 접시에 담을 때는 시각적으로도 아름답게 하고, 생선의 갓을 돋우기 위해 부재료를 곁들인다. 곁들여 나오는 저민 초절임 생강(가리)은 입가심용이므로 다른 종류의 회를 먹기 전에 한두 점 먹는다.

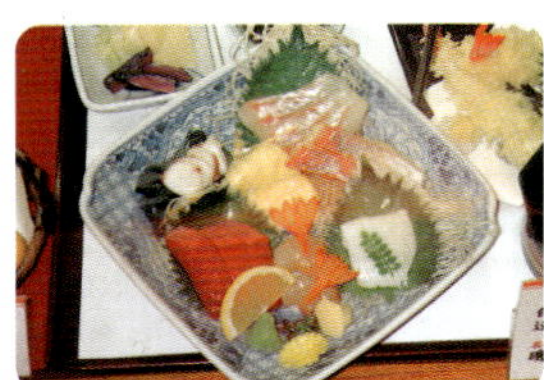

▲ 사시미(회)

(2) 스시

대륙으로부터 유입된 농경문화와 남방의 해양문화가 혼합되어 형성된 대표적인 음식으로 볼 수 있는 것이 스시이다.

스시의 옛 모습을 보여주는 것이 붕어초밥, 은어초밥 등으로 후나스시, 나레스시, 구사리스시라 한다.

후나스시는 붕어를 5월 초순경에 잡아 입으로 내장을 꺼내고 잘 씻어서 소금으로 절이고 눌림돌로 눌러 1개월 정도 두었다가 밥과 함께 먹는다. 나레스시는 생선을 밥 사이에 넣고 눌림돌을 올려놓아 밥이 발효되면 먹는다.

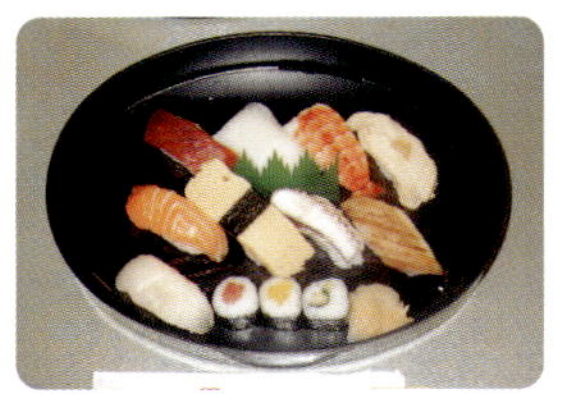

▲ 스시

그 후 발전된 것이 16세기 후반 흰밥에 초를 섞고 생선을 끼워 눌러 놓고 하룻밤 재어 먹는 하야스시, 이치야스시, 오시스시이다.

1810년경 오늘날의 대표적인 생선초밥과 같은 형태인 니기리스시를 먹기 시작하였다. 니기리스시는 초를 섞은 밥에 와사비를 넣고 싱싱한 생선을 그대로 얹어 먹는다.

(3) 돈부리

백반 위에 각종 수조육류, 어패류, 야채류를 요리해서 얹고 국물을 끼얹어 먹는 음식이다.

(4) 우 동

밀가루 국수를 가시오부시나 멸치다시다 국물에 넣어 표고버섯, 생선묵, 야채, 유부 등을 넣어 끓여 먹는 대표적인 면요리이다.

(5) 지루소바

17세기경부터 일본 서민들이 즐겨 먹던 국수로 대나무 발의 사각틀에 메밀을 삶아 양념과 소바다시를 곁들여 먹는다.

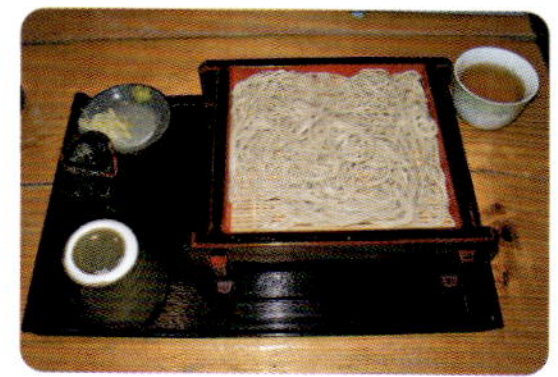

▲ 지루소바

(6) 라 멘

일본의 라멘은 인스턴트 식품이 아니다. 중국식 밀가루 국수를 간장이나 된장으로 양념한 육수에 말아 먹으며 돼지고기, 콩나물, 죽순 등을 함께 곁들여 먹는다.

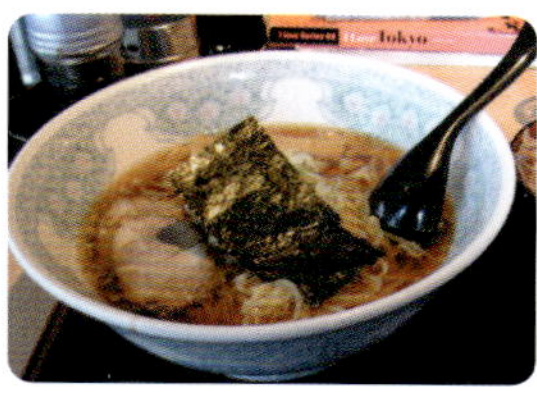

▲ 라멘

(7) 시루모노

요리 중 가장 먼저 먹는 국물요리로 맑은 다시국물을 사용해 재료 자체의 향기와 풍미를 나타내는 스마시시루와 된장을 푼 국물에 두부, 미역 등을 넣어 끓인 미소시루가 있다.

(8) 야키모노

고기, 생선, 야채를 모두 이용하여 굽는 요리인데 아무것도 바르지 않고 불에 구워 내는 스야키, 소금을 뿌려 굽는 시로야키, 간장양념에 재웠다가 굽는 데리야끼 등이 있다.

(9) 니모노

양념하여 간을 맞춘 다시국물에 고기, 생선, 야채 등을 넣고 조리는 요리로 관동지방은 국물이 적고 단맛을 내는 조림을 만들어 먹었으며, 관서지방은 국물이 많고 담백한 맛을 내는 조림을 주로 먹는다.

⑽ 덴뿌라

일본의 대표적인 튀김요리로 해산물이나 야채 등의 재료를 반죽해 튀긴 것으로 보통 간장에 찍어 먹는다.

덴뿌라는 16세기경 포르투갈 사람들로부터 전해졌다는 설이 유력하다. 메이지시대에는 밀가루를 많이 입혀 냄비에서 연기가 날 정도로 튀겼으나 요즘은 물에 푼 밀가루를 살짝 입혀 샐러드유에 튀긴다.

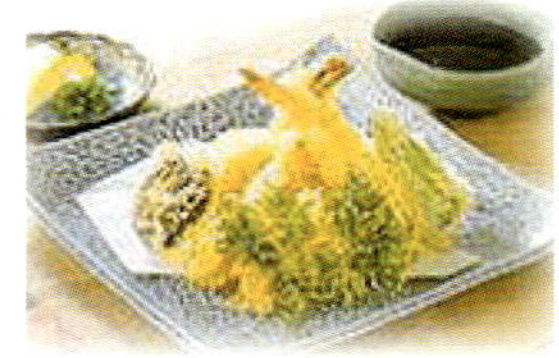

▲ 덴뿌라

⑾ 나베모노

겨울철에 먹는 음식이다. 간단히 끓여 먹는 냄비요리로 대구지리, 오뎅, 스키야끼 등이 있다. 그중 대표적인 냄비요리로 세계적으로 유명한 것이 스키야끼이다.

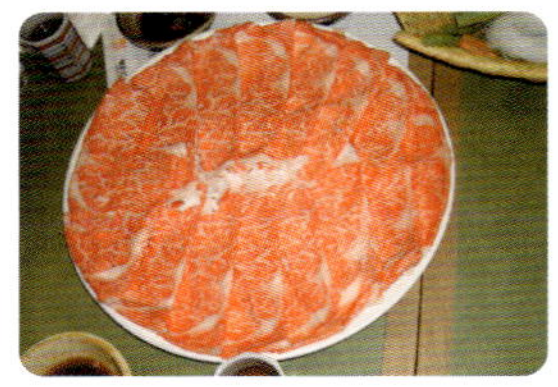
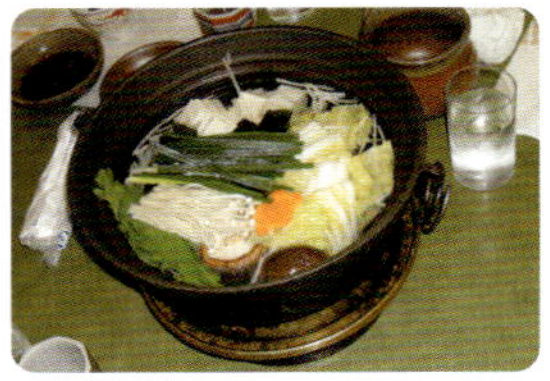

▲ 스키야끼

스키야끼는 쇠고기, 닭 등에 파, 두부를 넣고 끓이는 냄비요리로 메이지유신이 일어나기 불과 몇 년 전에 쇠고기를 이용한 요리로 개발되었다. 초기에는 규나베(牛鍋)라고 불렀는데 주로 하급 무사나 뜨내기 인부들이 많이 먹었다.

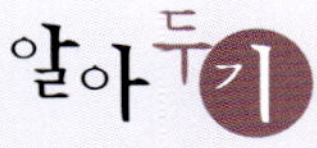

초밥을 먹기 전에 종지에 간장을 조금 부어 자기 앞쪽에 놓는다. 젓가락으로 초밥을 집을 때는 초밥의 옆을 집어야 간장을 묻힐 때 밥알이 잘 떨어지지 않는다. 초밥에는 이미 간이 되어 있기 때문에 간장은 생선 쪽에 묻혀서 먹는다. 생선초밥을 한 가지 먹은 다음에 초절임 생강을 한 조각 먹으면 입안이 개운해지면서 생선마다 독특한 맛을 제대로 음미할 수 있다. 생선초밥은 담백한 흰살 생선초밥부터 먹기 시작하고 그 다음 맛이 강한 등푸른생선이나 참치뱃살초밥, 익힌 생선초밥 순서로 먹어야 맛있게 즐길 수 있다.

6) 행사음식과 향토음식

밭농사 중심의 생활을 하였던 일본인의 조상은 환절기나 농사일의 중요한 절기에는 신의 보호를 기원하였다. 신에게 맛있는 음식을 바치는 것으로 사람과 신이 음식을 함께하는 의식이 생겨나고 이것으로부터 연중행사가 시작되었다고 여겨진다. 행사에는 행사음식이 딸리는 것이고, 종교적인 이유에서 뿐만이 아니라 일본의 풍부한 사계의 요리를 만들어 독특한 행사음식이 확립되었다. 현대에는 신에게 바치는 것보다는 손님이나 가족에게 대접하는 계절의 풍물로서의 역할이 강하다.

(1) 정 월

일본의 대표적 행사이며 오세치요리, 도소주, 떡국 등은 지금도 행사음식의 대표적인 것이다. 오세치요리는 원래는 절기에 먹는 식사정도였다. 에도시대 중기 이후에 찬합이 사용되었다. 재료는 다양한 해산물이나 산나물을 충분하게 사용하고 각각의 재료에는 오곡풍성 등의 소원으로부터 연기(緣起)를 기원하는 의미를 갖고 있다.

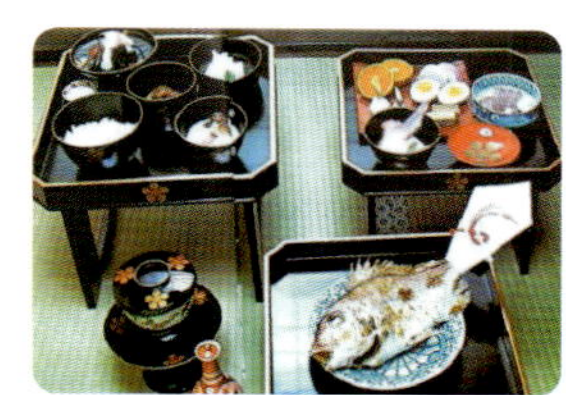

▲ 정월 음식

지역에 따라 다르지만 청어알은 자손의 번창을 의미하고, 밭농사에는 멸치 말린 것이 비료가 되므로 오곡풍성을 뜻하며, 흑두는 '몸이 건강하게 활동할 수 있도록' 이라는 의미가 있다. 도소주는 10종류 이상의 약재를 술이나 미림에 담근 한방주로 헤이안시대에 중국에서 전해졌다. 도소란 소라고 하는 마귀를 물리친다고 하는 의미가 있고, 무병 무탈을 기원하며 새해로부터 3일째의 아침에 마시는 습관이 있다. 떡국은 본래 신에게 바치는 것을 끓인 맑은국으로 관서지역은 환병(丸餅), 관동지방은 각병(角餅)을 사용하는 경우가 많았다. 떡은 망(떡=망월)과 상통한 원만(円滿)을 의미하므로, 각병은 구워 부풀게하여 각을 만든다. 원래는 된장국 형태였지만 관동의 무가에서는 "체면을 잃는다"라고 하여 맑은국 형태로 하였다고 한다.

(2) 삼짇날

원래는 3월 초의 첫 번째 뱀의 날에 행해졌다. 액막이의 행사를 상사의 절기를 말하고 현재는 여자아이의 성장과 행복을 기원하는 날로 되어 있다. 어린아이인형을 장식하고 복숭아꽃을 바치며 환술로 축하한다. 지라시초밥, 대합 맑은국은 이날의 행사 음식이다. 이외에는 보리떡, 벚꽃떡, 히나아라레(쌀알 크기로 만든 과자) 등을 뿌리기도 한다.

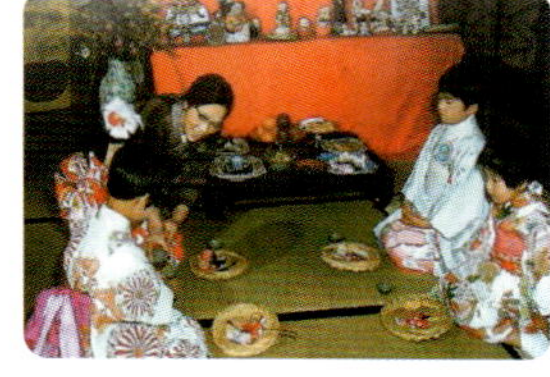

▲ 삼짇날

(3) 단오절

상사의 절기와 같이 오절기의 하나이며 남자아이의 축제일로 제2차 세계대전 후에 어린이날이 되어 국경일이다. 잉어드림을 세우고 무사모양의 인형을 장식하고 치마끼(나뭇잎에 싼

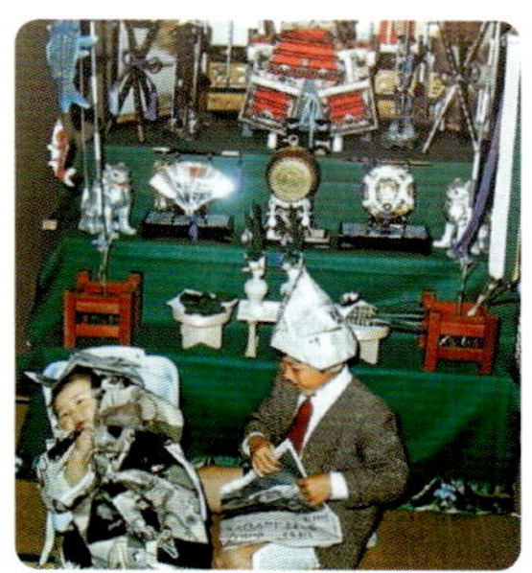

▲ 단오절

떡)나 동백나무 잎으로 싼 떡을 먹는 관습이 있다. 치마끼는 쌀가루로 만든 떡을 대나무의 잎으로 싼 것으로 중국의 고사에 유래한다. 동백나무 잎으로 싼 떡은 동백의 어린잎이 나올 때까지 고엽이 오랫동안 떨어지지 않으므로 후계의 지속성을 의미한다.

(4) 토 용

입하, 입추, 입동, 입춘 전의 각각 18일간을 봄의 토용, 여름의 토용, 가을의 토용, 겨울의 토용이라고 한다. 그러나 일반적으로 여름의 토용을 가리키고 소서에서 입추까지의 가장 더운 시기를 가리키는 것으로 스테미너를 키우기 위하여 장어, 마늘, 팥고물떡 등을 먹는다. 특히 토용의 소의 날에는 여름을 타는 신체에 힘을 돋운다고 하는 민물장어를 먹는데 이것은 에도시대로부터의 관습이다.

(5) 월 견

음력 8월은 1년 중에서 가장 달이 예쁘게 보인다. 중국에서는 8월 15일(음력)을 중추절이라고 부르며 달을 보면서 먹는 과자가 월병이다. 일본에서도 궁중에서 시작된 달구경의 관습이 에도시대에는 서민에게도 퍼졌다. 참억새와 가을풀을 장식하여 세 방향에 경단을 12개씩 놓고, 그밖에 토란, 밤, 감 등 가을의 미각을 느끼면서 달을 감상하는 것이 일반적인 관습이다.

(6) 피 안

피안에는 봄과 가을이 있고 각각 춘분, 추분을 중심으로 한 7일간을 말한다. 각 가정에서는 피안의 전날에 불단을 청소하고 꽃이나 물, 찹쌀과 멥쌀을 섞어 만든 경단(또는 모란전병)을 바친다. 쌀전병은 싸리, 모란전병을 모란이라고 하는 것과 같이 계절의 꽃이름이 붙여져 있다.

(7) 동짓날

1년 중에 가장 낮이 짧은 날로 12월 22일경이다. 이날에는 지방에 따라 다르지만 호박, 곤약, 겐창시루(우엉, 당근, 토란, 표고를 으깬 두부와 섞어 만든 음식)를 먹는 관습이 있다. 유자를 목욕탕에 띄워 목욕하면 감기에 걸리지 않는다고 한다.

(8) 섣달 그믐

섣달 그믐은 1년을 매듭짓고 정월을 맞이하기 위한 행사로 메밀국수를 먹는 것이 관습이다. 원래는 송년축하 반상의 하나로 마이니찌소바나 엔소바라고 말한다. 국수와 같이 오랫동안 행복이 지속되기를 기원하면서 먹게 된 것이다.

7) 식사예절

① 식사하기 전에 반드시 잘 먹겠다는 인사를 한다.

② 밥그릇, 국그릇, 조림그릇 순으로 뚜껑을 열어 상의 왼편에 놓는다.

③ 숟가락을 사용하지 않고 젓가락만 사용하여 먹는다.

④ 양손으로 밥그릇을 들어 왼손 위에 올려놓고 오른손으로는 젓가락을 집는다.

⑤ 국을 먹을 경우 국물에 젓가락을 적시고 국물로 입을 축이고 나서 밥을 한 입 먹는다. 그 다음부터 밥과 반찬을 번갈아 가면서 먹으면 된다. 국을 마실 때는 건더기를 먹고 국물을 마실 때는 젓가락으로 건더기를 누르고 마신다.

⑥ 젓가락을 놓을 때는 자기의 어깨와 평행이 되게 가로로 놓는다.

⑦ 공동의 음식은 전용 젓가락으로 덜어 먹어야 한다.

⑧ 생선은 머리쪽의 등살에서부터 꼬리쪽으로 먹는다.

⑨ 달걀찜(자왕무시)은 젓가락으로 젓지 않고 앞에서부터 떼어 먹고 뜨거울 때에는 그릇 밑의 종지를 받쳐 들고 먹는다.

⑩ 밥공기는 작은 공기를 이용하기 때문에 더 먹고 싶을 때는 공기를 비우지 않고 조금 남긴다. 깨끗이 비웠을 때는 다 먹었음을 의미한다.

■■ 탐구문제

1. 스시의 재료에는 어떤 것들이 있는지 알아보자.

2. 한국음식과 일본음식 중 비슷한 요리에는 어떤 것이 있는지 알아보자.

2. 중국(China)

1) 식생활문화의 배경

중국은 수천 년의 역사와 문화를 지니고 있을 뿐만 아니라 방대한 영토에는 사계절이 뚜렷한 온대와 아열대 기후, 남부지역의 열대 기후가 나타나 다양한 식품재료를 구입할 수 있었다. 또한 한족을 비롯하여 56개 소수 민족을 포함하는 다민족 국가로 상당수가 식생활을 비롯한 전통 문화를 보존 계승할 수 있었다. 이러한 여러 민족간의 식문화의 교류는 중국의 식문화의 다양성을 초래하는 요인이 되었다.

중국의 면적은 960만km²이며 인구는 약 13억만 명 정도로 세계 인구의 약 22% 정도를 차지한다. 정식명칭은 중화인민공화국(People's Republic of China)으로 중국 또는 중화라는 국명은 3,000년 전 서구에서부터 사용되어 왔으며 '중(中)'은 중심이라는 뜻이고 '화(華)'는 문화라는 뜻으로 세계의 중심 또는 문화의 중심이라는 뜻이다.

오늘날의 중국 음식문화는 이와 같은 역사적, 지역적, 민족적 특성의 바탕 위에 형성되었다. 이러한 수천 년의 전통을 이어 오면서 중화민족 문화의 한 부분으로 형성되어 온 중국의 음식문화 안에는 중화인의 사상, 도덕관념, 식생활 관습, 신앙과 예절 등이 어우러져 있다. 광활한 영토와 위골족, 티벳족 등의 다양한 소수민족들은 중앙 아시아에 이르는 넓은 지역을 정치·경제적으로 지배함으로써 여러 나라들과의 교역이 활발하여 실크로드를 통해 향신료 등을 도입하여 토착화시켰다.

2) 음식문화의 일반적 특징

① 다양하고 풍부한 맛

단맛, 짠맛, 매운맛, 쓴맛, 신맛의 오미(五未)를 복잡 미묘하게 배합하여 창출해 내는 중국요리의 맛의 다양성은 세계 어떤 요리도 따를 수 없다.

② 재료의 다양성과 광범위성

중국요리는 하늘의 비행기, 육지의 네 발 달린 책상, 물속의 배를 빼고는 못 먹는 것이 없다 할 정도

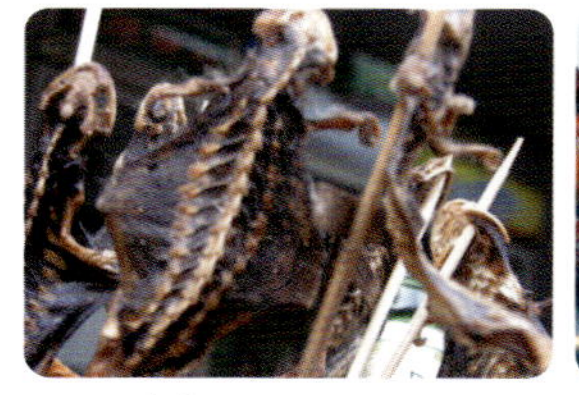

▲ 도마뱀

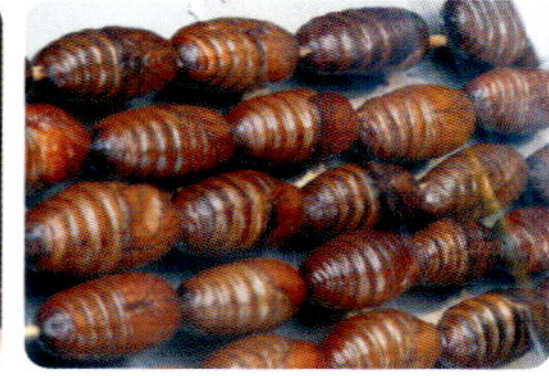

▲ 번데기

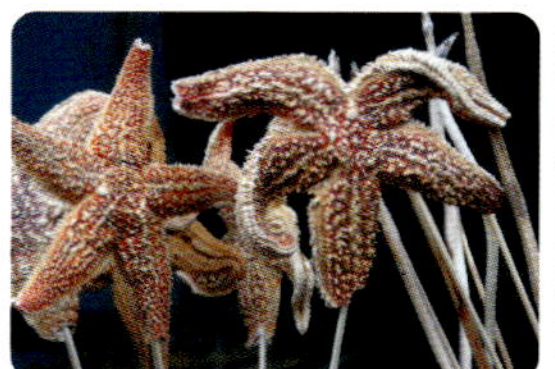

▲ 불가사리

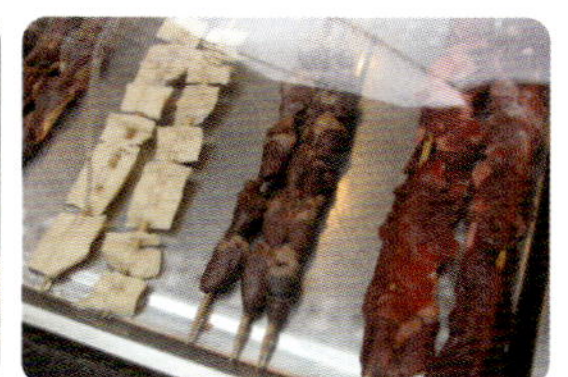

▲ 소의 뒷고기 부위들

로 식품 대부분이 재료로 이용되어 사용되는 재료가 3천여 종이고 총재료수는 1만여 종 이상일 정도로 풍부하다.

③ 간편한 조리기구

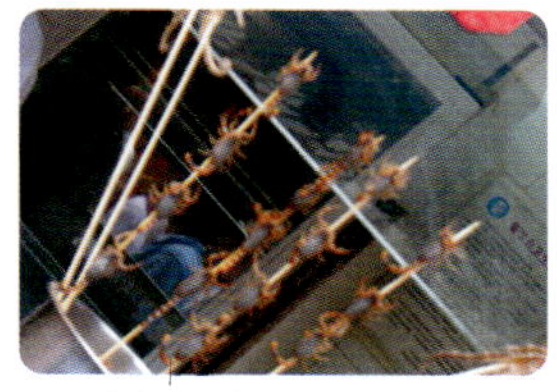

▲ 전갈과 해마

다양한 요리의 종류에 비해 조리기구는 놀라울 만큼 가짓수가 적고 사용법도 간단하다. 훠궈(중국냄비), 사궈(볶음ㆍ튀김냄비), 러우사오(그물 조리), 정룽(찜통) 외에 식칼, 뒤지개, 국자 등이 조리기구의 전부라 할 만큼 간단하다.

④ 다양한 조리법과 숙식

중국요리는 조리법이 매우 다양한 편이며 반드시 불이나 뜨거운 물을 이용하여 익혀 먹는 숙식을 기본으로 한다. 일상적으로 마시는 물도 반드시 찻잎을 넣고 끓여 마신다.

⑤ 합리적인 기름 사용

중국 요리는 대부분이 기름에 튀기거나 조리거나 볶거나 지진 것이라고 할 수 있을 만큼 기름을 많이 이용하며 재료의 맛을 떨어뜨리지 않고 영양분도 파괴하지 않게 칼로리 높은 요리를 만드는 것이 특징이다.

⑥ 다양하고 풍부한 조미료와 향신료

마늘, 생강, 양파, 파, 팔각, 굴소스, 두반장 등의 향을 충분히 이용하기 때문에 특유한 맛을 내며 냄새도 제거하여 맛을 풍부하게 한다. 이러한 풍부함은 많은 조미료와 향신료를 적절하게 사용하기 때문이다.

⑦ 풍요롭고 화려한 외양

중국요리는 한 그릇에 수북히 담아 풍요롭게 보이게 하며 화려한 장식들을 많이 곁들인다.

⑧ 녹말사용

음식의 수분과 기름기 분리를 방지하기 위해 녹말을 많이 사용한다.

⑨ 식의합일(食醫合一)의 개념

음식물은 약을 대신한다는 것과 약용식품에 식품을 첨가하는 방법, 약용식품간의 결합을 통해 약효를 극대화시키는 방법 등이 식생활문화에 널리 나타나고 있다.

⑩ 불의 요리

중국요리는 '불의 요리'라고 할 정도로 불의 역할이 중요하다. 냄비를 연기가 날 정도로 뜨겁게 달구어서 사용하며 소스나 수프의 농도를 걸쭉하게 할 때는 화력을 약하게 잘 조절한다.

3) 중국요리의 지역별 특징

(1) 상해요리(上海菜) – 동부계

중국의 동남쪽 지방으로 상하이요리, 또는 난징(東京)요리라 칭하며 온난한 기후와 양쯔강 일대의 비옥한 토지로 인해 신선한 농산물과 해산물이 풍부하다. 서양과의 무역발달로 재료 선택이 다양하며 새로운 조리법 개발과 세밀한 조작의 칼공예가 유명하다. 특히 게, 새우 등의 해산물요리가 발달하였고 찜이나 조림요리에 간장과 설탕을 사용하여 색상이 진하고 달콤한 맛이 일품이다. 대표적 요리로는 누룽지의 맛과 소스가 어우러지는 누룽지탕, 궈바 러우펜, 상하이 만두인 소룡만두, 바닷게 요리(푸룽칭셰), 마단, 타로면 등이 있다.

(2) 사천요리(四川菜) – 서부계

사천지역은 내륙분지로 여름에는 덥고 겨울에는 매우 추운 지역이다. 이러한 지역적 특성과 기후의 영향을 받아서 사천음식은 자극적이며 매운맛이 강한 요리이다. 사천요리는 동남아의 간판 요리로 촨차이(川菜)라고도 하며 마늘, 파, 고추, 후추 등의 향신료를 사용하는 요리가 유명하여 한국인들의 식성에 가장 잘 어울리는 음식이다. 또한 오지이기 때문에 소금절임, 건물(乾物) 등의 보존식품이 발달하였다.

연회식 또한 다양하여 고급연회부터 보통 연회석, 대중적인 연회석, 가족 연회석의 4종류로 분리되어 각 연회석마다 다양한 코스요리로 이루어져 있다.

대표적인 요리는 마파더후(麻婆豆腐), 궁보계정(宮保鷄丁), 곰발바닥요리, 어향육사(魚香肉絲) 등이 있다.

(3) 광동요리(廣東菜) – 남부계

광동요리는 일명 웨차이(粤菜)라고도 하며 식재광주(食在廣州 : 광동요리가 '천하제일'이라는 뜻)라 하여 광주 지방의 음식이 대표적이다. 이 지역은 일찍부터 구미 각국과 교류가 행해지면서 각국의 특색 있는 문화를 가장 먼저 접하는 지역이기 때문에 중국 내륙지역의 요리와 해외요리가 혼합된 요리체계를 가지고 있다.

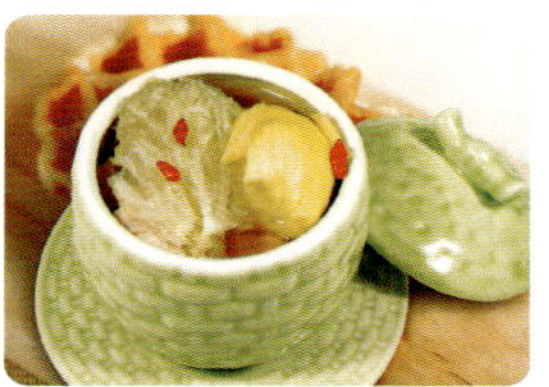

▲ 상어지느러미 찜

또한 더운 기후로 인해 자연의 맛을 살려 재료를 지나치게 익히지 않고 간을 싱겁게 하며 기름도 적게 사용한다.

대표적인 광동요리는 크림소스 배추요리, 광동식 탕수육, 상어지느러미요리 등이 있다.

(4) 북경요리(北京菜) - 북부계

북경지역은 한랭한 북부지역이므로 추위를 견디기 위해 높은 칼로리가 요구된다. 그러므로 양고기, 오리, 닭고기 등 육류를 중심으로 강한 화력을 써서 단시간에 조리하는 튀김요리와 볶음요리가 특색이다. 요리는 대부분 기름기가 많고 맵고 짠 요리가 많다. 간장을 거의 사용하지 않기 때문에 색이 연한 편이고 흔히 사용되는 조리법은 지지고, 찌고, 전분을 넣고, 끓는 국물을 끼얹는 것이다. 또한 '루메이'라는 화력이 강한 석탄을 사용하여 짧은 시간내에 음식을 조리해 재료 고유의 맛을 살리려고 노력한 것이 특징이다.

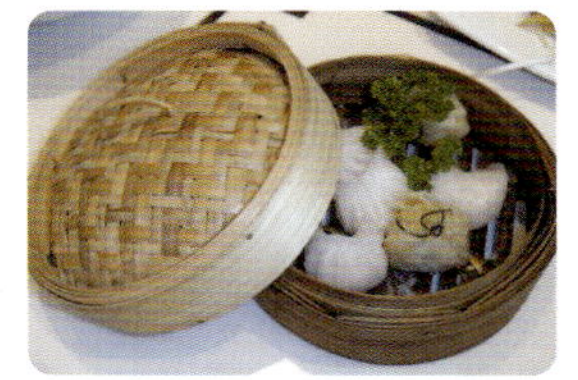
▲ 딤섬

화북평야 지대는 소맥, 채소류가 풍부하여 이것을 이용한 면류(麵類), 만두(饅頭), 떡(餠) 등 밀가루 음식이 반죽기술과 함께 매우 다양하고 유명하다.

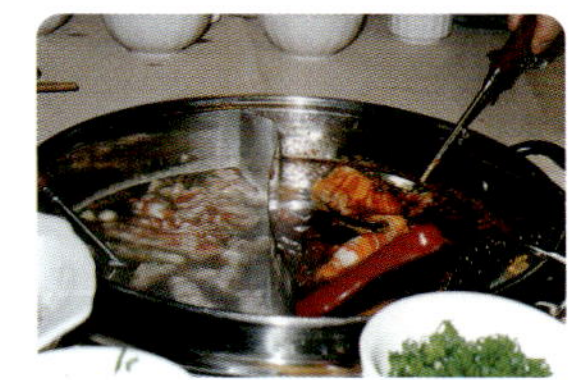
▲ 훠궈

북경요리 중에는 우리에게 잘 알려진 북경 통오리구이가 대표적이며 징기스칸구이 요리인 양고기 구이와 양고기 신선로, 그 외 두부요리, 해물요리 등이 있다.

4) 중국요리의 시대에 따른 변화

(1) 앙소문화시대

한민족 문화의 발상지 낙양에 가까운 앙소 유적이 유명하다. 이곳의 유물로 돼지 · 개 · 사슴의 뼈가 출토되었고, 식물성의 음식은 조 · 기장 · 벼 · 배추 등이 알려져 있다.

(2) 고대은시대(B.C. 3000~4000년)

양이 가장 보편적인 식용 겸 의료 짐승이고 돼지는 식용, 개는 식용과 사냥용이었다. 농산물은 조 · 기장 · 벼이고 술이 있었다.

(3) 주시대(B.C. 1134~250)~전한시대(B.C. 250~A.D. 24)

먹이감의 종류가 늘어나 파 · 마늘 · 참깨 · 포도 등이 서방에서 들어오고 남방에서는 가지 · 토란이 들어왔다. 날것 또는 건조를 한 냉식이 주이며 화식(和食)은 굽는 것이 주이다.

밥은 손으로 먹었고 그 후에 숟가락·젓가락이 나타나기도 하였다. 천자(天子)의 식생활이 주식과 부식(특히 육류)의 결합으로 규정되었으며 자라도 식용되었고 감미료는 엿이 있었다.

(4) 후한~남북조시대

제분 기술의 발달로 분식이 퍼졌으며 쌀이 한인의 주식이 되었다. 강남의 진귀한 먹이감으로 식해가 보편화되었다. 요리책이 30여 종 나타났으며 특히 540년경 산동성 고양(高揚)의 태수였던 가사협(賈思勰)의 「제민요술」은 최초로 농업·음식 관계를 집대성한 것으로 술·식초·장·누룩 등의 제법을 구체적으로 적어 놓은 저서이다.

(5) 근고대(수와 당)시대 (618~907)

물방아의 개발에 의하여 제분업이 기계화되어 시중에 구운 빵, 찐 빵 등 밀가루 식품 가게가 증가하여 분식이 확대되었다. 또한 차 마시는 방법은 육우(陸羽 : 8세기 초엽, 800년경)가 쓴 「다경」에 자세히 나타나 있으며 주식은 조·기장이었고 참깨를 뿌린 소병, 대추로 만든 단자, 칡 등을 많이 사용하였으며 "쌀을 먹고 비단을 입는다"고 하였을 정도로 사치스러운 생활을 하였다.

(6) 중세시대 북송(960~1126)·남송(1127~1279)

북송은 학문·예술이 발달하였으며 소동파(蘇東坡 : 1036~1101)의 시 속에는 채소로 시금치·무·순무·갓·냉이·부추·죽순·고사리·생강 등과 과일로는 매실·복숭아·비파·포도·벌꿀, 어패류로는 농어·복어·게·조개 관자 등, 조수로는 닭·오리·돼지·돌고래 등과 우유·술·차 등 그 종류가 다양하게 소개되었다. 한편 송시대쯤부터 점차 날것 먹기를 멀리하게 되었다. 또한 송대의 요리책은 구체적으로 기술되어 있어 참고서로서의 체제가 갖추어지고 어느 누구나 쉽게 내용을 알 수 있도록 요리명이 붙여졌으며 중요한 재료와 조리법인 '도공(刀工)', 불을 조절하는 '화공(火工)'을 결합시킨 요리명이 많았다.

(7) 근대 – 원·명·청 시대

원대는 입식(粒食)을 하지 않고 양과 소를 주로 섭취하였으며 가장 평민적인 먹이는 두부였다. 아라비아요리도 나타났고 국수류·만두류·교자류도 식용되었다. 명대(1368~1663)에는 1일 3식이 되고 저녁이 주가 되었다. 약물(藥物)에 관한 종합서인 「본초강목(本草綱木)」이 이시진(李時珍 : 16세기)에 의하여 저작되었다. 명말에 고구마가 중국에 유입되어 일본을 거쳐 우리나라에 들어왔다.

청대에는 고량과 옥수수가 주식이었고 삭힌 오리알(피단), 소금에 절인 함단, 북경 오리 구이인 고압(烤鴨)과 자라, 개구리, 쥐, 원숭이 골을 이용한 요리가 사용되었다.

5) 중국의 술

중국에서는 지방마다 한두 개의 특산주가 있을 정도로 술의 종류가 매우 많을 뿐 아니라 알코올 도수가 보통 40~60°로 매우 독한 것으로 유명하다. 그래서 술에 관한 고사도 많이 있으며 술을 노래하는 시인들도 많은 편이다.

(1) 백 주

백색 투명한 술을 통칭하는 것으로 수수 등의 곡류를 원료로 해서 만드는 증류주로서 우리가 흔히 빼갈이라고 부르는 '고량주'로 알코올 도수가 보통 40° 이상으로 매우 독하다. 향이 짙고 순수하며 깨끗하고 다 마시고 난 후 입에서 향이 나 많은 사람에게 즐거움을 주고 있어 현재 한국인들이 일컫는 중국술이 거의 여기에 속한다. 대표적인 백주는 모태주, 분주, 오량액, 죽엽청 등이 있다.

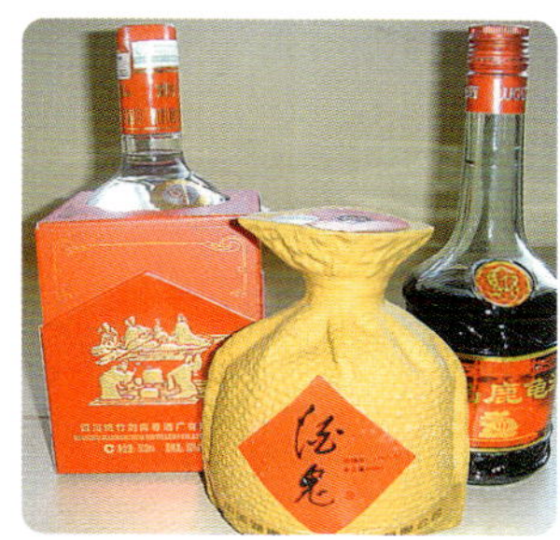

▲ 중국술

(2) 황주(黃酒)

황주는 일종의 15~20° 정도의 저알코올 술로 황색을 띠며 윤기가 있다고 해서 그 이름이 붙여졌다. 곡물을 원료로 해서 전용 누룩과 주약(약초의 즙과 배합을 하고 곰팡이를 채운 것)을 첨가하여 당화, 발효, 숙성의 과정을 거쳐 마지막에 압축해서 만들어진다. 향기가 짙고 아미노산 함유량이 높아 영양가 높은 양조주이다. 소홍황주가 가장 유명하며 복건황주, 산동황주 등이 있다.

(3) 노주(露酒)

노주는 미주라고 하는데 한국의 약주(藥酒)라고 할 수 있다. 술에다 각종 식물이나 약재를 넣어 함께 증류시켜 독특한 맛과 향기가 나게 만든 술로서 죽엽청주, 오가피주, 녹용주, 행화촌의 약주 등이 있다.

(4) 과실주

과일을 직접 발효시킨 후에 압착 양조해서 만든 일종의 20° 미만의 저알코올 음료로 포도주가 대표적이다. 사마천의 「사기」에 보면 중국의 서북지방에서 포도로 술을 담갔다는 기록이 있어 포도주의 역사는 최소한 2200년이 넘는다. 현재 중국의 최상급 포도주로는 산동연대의 홍포도주와 청도의 백포도주가 유명하다.

(5) 맥 주

중국의 맥주는 1903년부터 시작하여 백주, 황주, 포도주와 비교하면 가장 역사가 짧고 발전이 빠른 술이라 할 수 있다. 현재 생산량 3,000만 톤으로 4년 연속 세계 1위를 차지하며 대표적으로 청도(靑島) 맥주, 연경(燕京) 맥주, 화윤(華潤) 맥주가 유명하다.

6) 식사예절

① 쌀밥과 요리를 함께 먹지만 탕류는 반드시 제일 나중에 먹는다. 요리가 많을 경우에는 요리를 먼저 먹고 후에 주식을 먹으며 맨 나중에 탕을 먹는다.

② 수저의 사용이 엄격히 구분되어 있어 숟가락은 탕을 먹을 때만 사용하고 요리나 쌀밥, 면류를 먹을 때는 젓가락을 사용하며 탕을 먹고 난 다음에는 반드시 숟가락을 엎어 놓는다.

③ 개인 접시에 덜어 담는 요리가 남아도 실례가 되므로 처음부터 적당히 덜어 먹어야 된다.

④ 중국에서는 밥이나 면류, 탕류를 먹을 때 고개를 숙이지 않으며 필요시 그릇을 받쳐 들고 먹는다.

⑤ 특별한 경우를 제외하고는 이미 사용하고 있는 밥그릇 이외에 또 다른 밥그릇은 사용하지 않는다.

⑥ 수저로 빈 밥그릇을 두드리지 않는다. 빈 밥그릇을 두들기면 거지팔자가 될 수 있다고 생각하기 때문이다.

⑦ 밥그릇을 식탁 위에 엎어 놓거나 밥 위에 젓가락을 꽂아 놓지 않는다.

⑧ 술주전자나 차주전자의 주둥이가 사람쪽으로 향하지 않도록 한다.

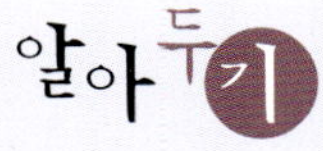

자장면의 출생지는 인천

1883년에 개항한 인천에는 곧 청국지계가 설정되고 청인이 거주하게 되었는데 1920년부터 항구를 통한 무역이 성행하면서 중국 무역상을 대상으로 한 중국음식점들이 생겨났다. 이때 청요리가 인기를 끌자 부두 근로자들을 상대로 싸고 손쉽게 먹을 수 있는 음식을 생각하게 되었는데 이렇게 해서 만들어진 것이 볶은 춘장에 국수를 비벼 먹는 자장면이다. 자장면이 언제, 누구에 의해 처음 만들어졌는지를 밝혀 줄 만한 자료는 거의 없지만, 정식으로 자장면이란 이름으로 음식을 팔기 시작한 곳은 1905년 개업한 공화춘으로 알려져 있다.

알아두기 — 중식당의 메뉴구성

구분	특징
전채요리 (appetizer)	정식요리가 나오기 전에 차를 마시면서 함께 드는 가벼운 음식 입맛을 돋우는 전식으로 냉채에서 열채 순으로 먹는다.
주요리 (main dish)	볶음요리, 튀김요리, 조림요리, 찜요리, 구이요리
탕요리(soup)	수저 사용시 숟가락을 입 속으로 넣지 않고 옆에다 입을 대 고 먹는다(걸쭉한 것에서 국물이 많은 요리 순으로).
후식류 (dessert)	첨채(단요리), 복숭아 조림, 중국 약식, 사 과탕 등 산뜻한 음식 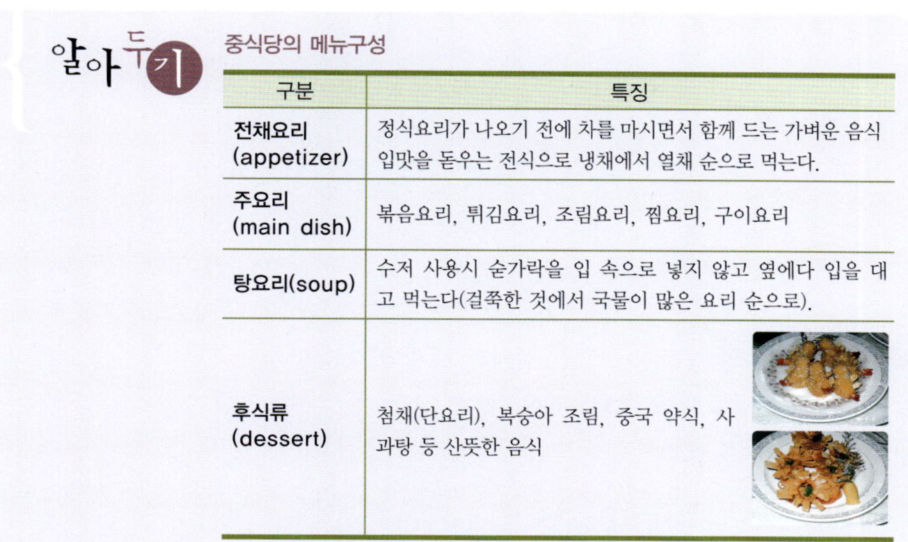

■■ 탐구문제

1. 중국 지역별로 특색 있는 요리에 대해 좀 더 알아보자.

2. 중국음식에 사용되고 있는 독특한 재료에는 어떤 것이 있는지 알아보자.

3. 몽 골

1) 식생활문화의 배경

보통 우리가 '몽골' 하면 대개 외몽골(外蒙古, 몽골 공화국)을 말하는 것이며 내몽골(內蒙古)이라고 부르는 내몽고 자치주(自治州)는 중국 국경 안에 있기 때문에 사실상 분단 국가다. 그러나 분단된 지 오래되었기 때문에 민족적 친근감이나 통일에 대한 의지는 거의 없는 편이어서 한국과는 많은 차이가 있다. 아시아 대륙 중앙부에 위치하고 러시아와 중국 사이에 있는 사회주의 국가이나 최근 심각한 경제난 타개와 경제 지원 확보를 위해 개방외교와 자본주의 시장경제를 추진하고 있다.

몽골의 면적은 1,567,000km² 정도로 한반도의 약 7배 정도이며 해발고도 약 1,600m의 고원국가이다. 북부는 삼림지가 형성되어 국토의 8%이고 남으로 내려오면서 고산, 타이가(침엽수림), 삼림성스텝, 스텝, 반사막, 사막으로 이어진다.

몽골의 기후는 전형적인 대륙성 기후로서 날씨의 변화가 심하고 건조하다. 긴 겨울(10월~이듬해 4월)을 가지고 있으며 나머지 봄, 여름, 가을이 합하여 5개월 정도 된다. 평균적으로 연중 가장 더운 7월에는 12℃~20℃, 가장 추운 1월에는 −15℃ 안팎이며 가끔씩 그 이하로 내려가는 경우도 많다. 이러한 기후와 풍토 속에서 산업은 목축이 주산업이며 양털, 고기, 버터 등을 생산하여 수출한다. 지난날 유목 생활을 해 오던 사람들을 지역별로 정착시키는 일이 많이 이루어졌다. 근래에는 축산 가공, 식품 공업과 구리, 석탄, 몰리브덴, 금, 우라늄 등 지하자원 개발이 이루어지고 있다. 러시아의 위성국으로 정치·경제·문화면에서 러시아의 영향을 많이 받고 있다.

2) 음식문화의 일반적 특징

① 몽골인들이 가장 즐겨 먹는 고기 중에 양고기는 사람의 연령, 성별에 따라 먹을 수 있는 부위가 다르다. '달'이라 부르는 견갑골 부위는 주로 노인이나 높은 사람, 아버지가 먹고 반면에 여자에게는 절대 먹이지 않는다.

② 몽골인들은 라마교에서 생선 먹는 것을 금하고 있고, 바다가 없는 내륙국가로 생선이 익숙하지 않기 때문에 물고기를 먹지 않는다.

③ 몽골 유목민은 집집마다 개를 기르지만 개고기를 먹지 않고 다른 고기도 생(生)으로 먹지 않는다.

④ 냉수를 잘 마시지 않는다. 항상 수태차나 뜨거운 차를 마시며 식당에서도 청량 음료
   나 주스, 맥주를 즐겨 마신다.

⑤ 대부분의 음식은 소금으로 간을 하여 음식이 짭짤하며 고기 냄새가 난다.

⑥ 식사 시 따로 상을 차리지 않고 응접실에 있는 탁자 위에 음식을 올려 놓고 가족들이
   동그랗게 앉아서 먹는다.

3) 대표적인 음식

(1) 보 독

몽골의 전통 육류요리로 몸 안에서 나온 살을 잘라 넣고 뜨겁게 달군 돌을 섞어 넣어 몸
통채로 안팎으로 가열하여 익혀서 국물까지 먹는 요리이다.

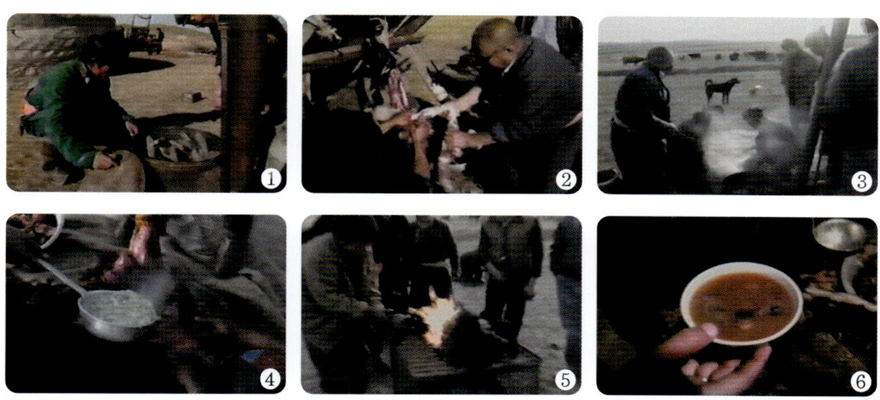

(2) 게데스

양이나 염소의 장에 피와 약간의 메밀가루, 그리고 소금간을
하여 삶아 낸 순대이다.

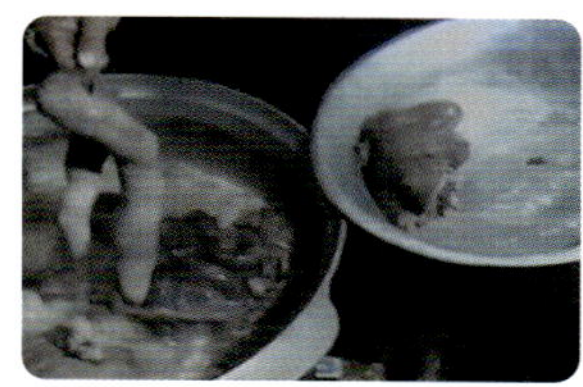

▲ 게데스

(3) 보르츠

몽골의 건조식품 중 대표적인 것으로 육포와 같이 찢어서 말린 고기를 말한다. 그리고
여행 중에 보르츠를 갈아 분말로 하여 뜨거운 물에 타서 먹기도 하는 비상식이기도 하다.
특히 가축을 잡지 않는 봄, 여름에 뜨거운 물 한 공기에 보르츠 두세 순가락을 넣고 2~3분
기다렸다가 먹는 전통적인 저장식품이다.

(4) 만 토

속에 아무 것도 넣지 않은 밀가루 빵이다.

(5) 탈 흐

주먹보다 조금 작은 빵으로 우리가 밥을 먹는 것처럼 매 식사 때마다 오르는 메뉴이다.

(6) 부 즈

동그랗게 빚어 쪄 낸 만두로 만두소는 대부분 양고기나 쇠고기를 사용하는데 요즘은 양파, 마늘, 당근 등의 야채를 섞어서 하기도 한다. 보통 명절 때나 손님 접대에 귀하게 쓰이는 음식이다.

(7) 호쇼르

동그랗고 약간 두껍게 피를 빚어 그 안에 잘게 썬 고기를 넣고 끓는 기름에서 익혀 낸 것이다. 부즈와 함께 몽골인들이 즐기는 음식이다. 부즈와의 차이점은 부즈는 손님 대접에 많이 쓰는 반면 호쇼르는 간편하게 만들어 즐겨 먹는 것이다.

(8) 사마르

사마르는 밤, 잣, 땅콩, 호두, 도토리 등의 견과류를 총칭하는 말로 몽골에선 주로 잣을 의미한다. 우리 잣과는 조금 달리 껍질이 약해 잘 까진다. 몽골인들은 사마르를 주머니에 넣고 다니면서 씹어 먹는 것을 즐긴다고 한다.

(9) 유제품

① 아롤 : 우유를 건조시킨 것. 탈지분유보다 기름기가 많고 찰지다. 딱딱한 아롤을 입 안에 넣고 침으로 녹여 먹는다.

② 타락 : 일종의 요구르트로서 매일 만들어 먹는다.

③ 아르츠 : 타락을 데우고 걸러 단백질 성분이 농후해진 것이다.

④ 에뎀 : 발효된 타락에 우유를 섞은 것이다.

⑤ 호르목 : 발효된 아이락에 우유를 섞은 것이다.

⑥ 살토스 : 우유를 가열한 뒤 응고시킨 일종의 버터다 (차에 담가 먹기도 한다).

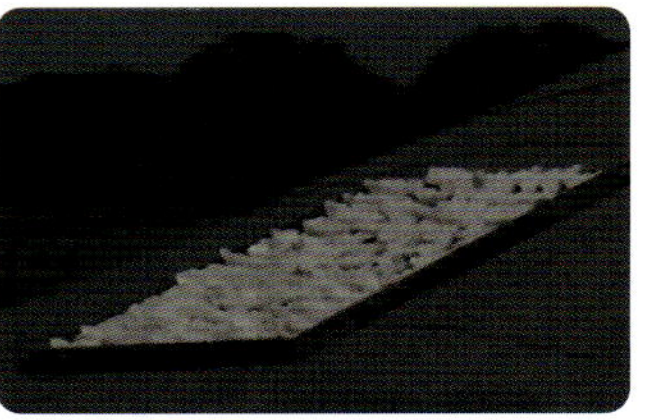

▲ 아롤

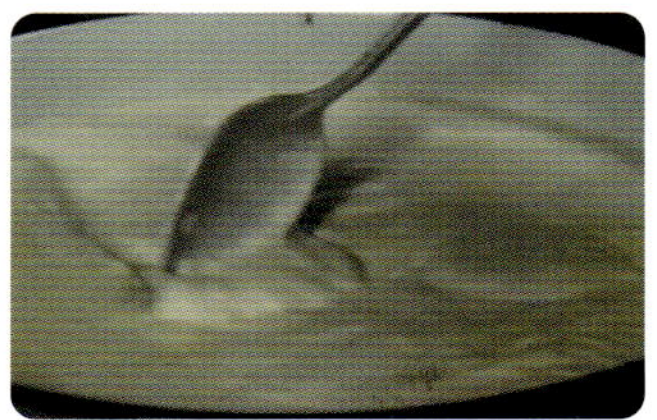

▲ 살토스

⑦ 우름 : 소젖에 열을 가하여 거품을 걷어 내고, 그 거품을 다시 모아 식히고 데우는 것으로 일종의 크림치즈이다.

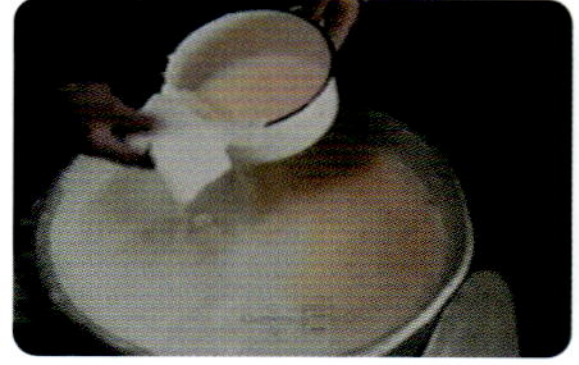
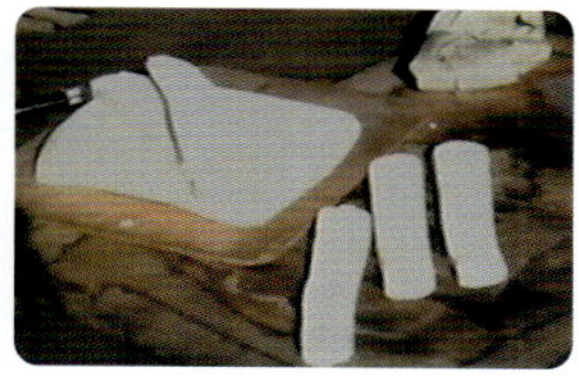

▲ 우름

4) 식음료

(1) 수태차이

수우, 차이(茶)가 연결된 말로 우유차, 젖차를 말한다. 몽골인들은 우리나라 사람들이 물을 마시는 것처럼 수태차이를 마신다. 육식을 주로 하므로 기름기를 중화시키기 위해 수태차이를 마시게 된 것 같다.

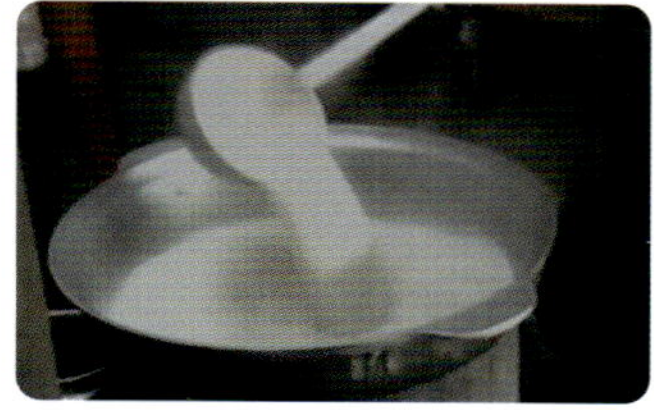

▲ 수태차이

(2) 몽골온다

몽골의 대중적인 음료로서 파인애플, 딸기, 버찌 등의 과일맛 색소를 넣어 만든 것으로 몽골인들이 아주 선호하는 음료수 중의 하나이다.

(3) 술

① 차강아르히 : 우리나라의 소주와 같이 일반인들에게 가장 많이 사랑을 받으며 차강은 백색의 의미이고 아르히는 술의 의미로 백주(白酒), 흰 술이라는 의미이다. 술의 도수는 40~50도 사이로 겨울철의 모진 바람과 추위를 이기기 위해 많이 마신다.

② 쉬밍아르히 : 우유를 증류시켜 만든 술로서 영양가가 풍부하다.

③ 마유주(아이락) : 우리나라의 막걸리와 비슷한 색깔의 술인데 손님이 오면 환영의 의미로 내놓는 술로서 유당량이 풍부하여 식사 대신으로 많이 마시기도 한다. 알코올 도수가 1.66%로 매우 낮아 주류라기보다는 신맛이 강한 유산음료라고도 볼 수 있다.

④ 쉬밍 아르키: 아이락을 증류하여 내린 것으로 알코올 농도가 10~12도이다.

5) 채소와 과일

채소는 거의 재배를 하지 않으며 감자, 양파, 호박 등의 채소는 수입에 의존한다.

① 빠이차이 : 샐러드(채 썬 양배추, 당근, 햄, 식초, 소금 등을 넣어 만듦)

② 사마르 : 잣과 비슷한 열매로 간식용으로 사용한다.

6) 식사예절

① 주인이 손수 고기를 나눠 주며 제일 먼저 귀한 손님에게 권해진다.

② 음식을 먹을 때 주인이 권하면 두 손으로 받아 감사의 표시를 한다. 다 먹지 못하면 음식을 하나 입에다 넣어 맛을 본 후 내려놓는 것이 좋다.

③ 손님에게 수태차이를 두 손으로 건네 주는데 받는 사람도 두 손으로 정중하게 받고 바로 마신다.

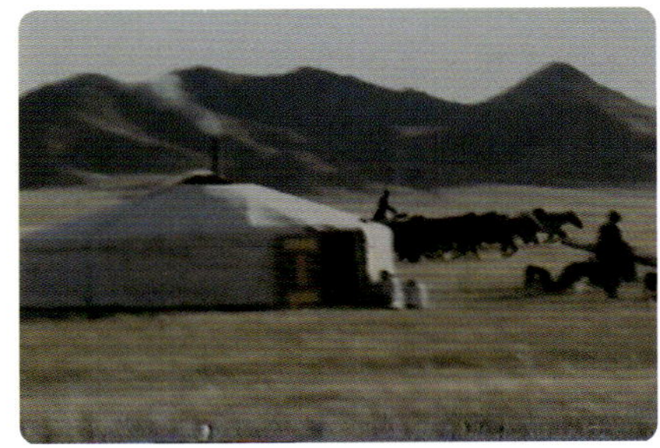

▲ 몽골인이 거주하는 게르(Ger)

④ 몽골인은 술을 자작하며 돌릴 경우 잔 1개로 반 잔만 따라 돌린다. 술을 받게 되면 석 잔을 계속 받아야 한다.

⑤ 마유주는 왼손으로 받아서는 안 되며 친한 사람일지라도 한 손을 받쳐 들고 잔을 받아야 한다.

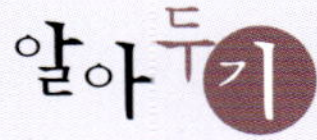

몽골의 유목민들은 대부분 게르에서 거주한다. 게르에는 출입문에서 보았을 때 화덕 뒤로 식탁이 있어 그 식탁 위에는 항상 우름, 타락, 아롤 등의 유제품과 사탕, 과자 등을 담은 접시가 놓여 있다. 게르에 들어가면 아무리 바쁘더라도 그 집의 유제품을 맛보아야 한다. 유제품에 손을 대지 않고 나온다면 그 집을 깔보는 것이 된다고 한다.

■ 탐구문제

1. 몽골의 유제품의 종류에 대해 좀 더 알아보자

2. 몽골인들이 거주하는 게르가 몽골의 음식문화에 어떤 영향을 미쳤는지에 대해 알아보자.

제3장 동남아시아

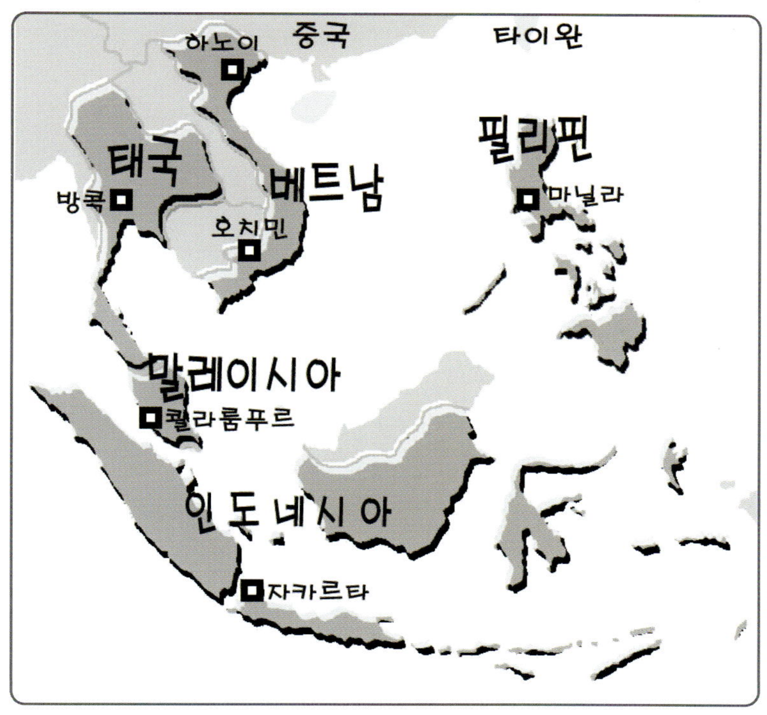

　동남아시아는 아시아, 호주 양 대륙과 태평양, 인도양 등 양 대양의 접점(接點)을 차지하고 있다. 기후는 거의 전 지역이 열대에 속하고 열대몬순 또는 열대우림의 기후를 이루어 이른바 습윤(濕潤)지역의 전형적인 성격을 가진다.

　동남아시아는 언어, 종교, 풍속, 습관이 다른 많은 민족이 문화적으로 복잡하게 구성되어 있지만, 대부분의 나라가 인도와 중국의 문명으로부터 많은 영향을 받았다. 동남아시아 전역의 식생활문화에서도 인도와 중국의 영향을 많이 볼 수 있다.

　동남아시아 각국의 주요 민족의 주식은 쌀이며 '밥을 먹는다'는 말이 곧 식사를 한다는 뜻이 된다. 고기보다 생선이 단백질의 섭취원이며 해산물 및 생선 발효식품을 많이 쓴다.

매운맛을 낼 때는 고추와 후추를 많이 사용하고, 단맛을 낼 때는 코코넛 밀크를 많이 사용한다. 또한 음식에 자극적인 향신료나 향미채소를 많이 쓴다.

중국과 관련이 있는 식품에는 두부, 국수류, 만두 등이 있으며 동남아시아 특유의 자극적인 맛을 내는 데는 인도의 커리를 빼놓을 수 없다. 커리페이스트를 기본으로 이용하여 조림, 수프 등을 만든다.

1. 태 국

1) 식생활문화의 배경

태국은 인도차이나 반도의 중앙부에 위치한 나라로 다양한 지형과 토양으로 이루어진 영토를 가지고 있다. 동쪽은 라오스, 캄보디아, 서쪽은 미얀마, 북쪽은 중국에 각각 접하고 있으며 북부, 동북부, 중앙부, 남부의 네 지역으로 각각 나누어진다. 북부는 거의가 산악지대로 취락은 산간분지에 있다. 동북부는 고원지대로 완만한 기복을 이루고 전체가 약간 동으로 기울면서 메콩 강을 끼고 라오스와 접한다. 중앙부는 메남 강을 끼고 있는 곡창지대로 태국의 정치, 경제, 교통, 문화의 중심지로 발달하였다. 남부는 말레이 반도에 이어지는 지대로 삼면이 바다와 접해 있어서 각종 해산물이 풍부하고 해안을 따라 소규모의 평야가 펼쳐져 취락이 발달하였다.

태국은 외세의 침략을 받은 적은 없지만 음식문화에는 인도, 포르투갈, 중국의 영향을 받아 독특한 음식문화를 발달시켰다. 태국인들의 주식은 우리처럼 쌀이다. 그러나 그들이 먹는 쌀은 밥을 지어 놓고 불면 날아갈 듯 푸석푸석한 안남미(알랑미)이다. 태국사람들은 소화가 잘되는 안남미를 카오 수어이(kho suay), 우리네 것과 같이 찰진 쌀은 카오 니이오(khao neeoh)라고 부른다. 특히 인도의 영향을 받아서 커리와 같은 향신료를 많이 사용한다. 코코넛 열매, 마늘, 생강 잎 등의 향신료가 많이 들어간 독특한 향기의 요리 등 매운맛이 특징이다. 또한 포르투갈에서 들어온 칠리(chili)가 태국음식의 주재료로 정착하였다.

태국사람은 중국의 남부인 광동성이나 북건성 주변에서 대량으로 이주해 온 중국인들이 많기 때문에 중국냄비와 면류, 장류, 젓가락 사용 등 중국의 음식문화와 밀접한 관계가 있는 것이 많다.

동남아시아 중 이슬람교도가 많은 말레이시아나 인도네시아에서는 돼지고기를 먹지 않기 때문에 돼지고기를 좋아하는 중국인과의 동화가 어려운 반면 태국은 불교도가 많고 중국 혼혈이 늘어가면서 식생활도 중국요리를 발달시킨 것과 중국요리 그대로인 것이 많다.

특히 많은 태국의 남성들은 자기가 좋아하고 맛있다고 생각하는 한두 가지의 음식을 손수 조리하여 가족과 함께 먹고 즐기며 화목을 다지는 것을 낙으로 삼는다.

2) 음식문화의 일반적 특징

태국 음식 맛의 일반적인 특징은 음식에 따라 다르지만 대체로 고소하고 맵고 신맛이 나는 편이다. 그 위에 다양한 향신료가 첨가됨으로써 독특한 향미도 난다.

① 식사는 주식인 밥과, 부식인 반찬으로 구성되어 있다.

② 음식 자체는 짜거나 맵지 않으나, 양념이나 소스가 아주 맵거나 짜다.

③ 생선, 닭고기, 채소가 주재료이며 기름을 적게 사용한다.

④ 각종 허브를 사용하여 독특한 냄새를 발산한다.

⑤ 맛이 고소하고 맵고 신맛이 나며 자극적이다.

⑥ 코코넛 밀크와 남플라(nampla, 생선간장) 같은 조미료, 마늘, 생강 잎, 칠리가루, 라임, 박하 등의 향신료를 많이 사용한다.

⑦ 인도의 영향으로 커리를 많이 먹는다.

⑧ 주로 단백질 급원은 해산물로, 태국인들은 단백질의 50%를 물고기에서 섭취한다.

3) 지역별 음식의 특징

(1) 북부음식

치앙마이를 중심으로 하는 북부지방은 토양이 척박하다. 북부 사람들은 찹쌀을 좋아해서 찹쌀 경작이 대표적이다. 찹쌀을 대나무 시루에 찐 것으로 점성이 강하여 서로 잘 엉켜 있는 꼬들꼬들한 밥을 좋아한다. 손으로 찰밥을 조금씩 떼어 내서 다른 소스나 국물에 찍어 먹는 것을 좋아하고 소금을 많이 사용하며 대부분의 음식이 습식이다. 이 지역의 커리는 보통 태국 중부나 남부 지방에서 널리 사용되는 야자 과즙(코코넛 밀크)을 넣지 않아 약간 묽은 경향이 있다. 민물고기로 담근 젓갈을 조미료로 사용하며 물고기를 선호하지 않고 신맛 나는 음식을 즐기지 않는다.

(2) 동북부음식

북부와 마찬가지로 동북부도 찹쌀이 주식이다. 대부분의 동북부음식은 메콩강을 사이에 두고 있는 라오스로부터 많은 영향을 받았다. 바다에서 멀리 떨어져 있기 때문에 물고기 음식은 주토 민물고기를 쓴다. 메기와 가물치가 대표적인 물고기이며 민물고기로 담근 젓갈을 조미료로 사용한다. 건기에는 도마뱀, 개구리, 들쥐, 뱀 등을 태워 가루로 만들어 남플릭에 넣어 먹기도 한다.

(3) 중부음식

태국의 중앙을 북에서 남으로 관통하는 짜오프라야 강의 수리에 의하여 형성된 저지대 평야지대로 광활한 과수원, 논, 채소밭으로 형성되어 곡류의 주공급원이다. 방콕을 중심으로 한 중앙부는 멥쌀을 주식으로 한다. 코코넛 밀크와 고추, 허브 등을 많이 사용한 걸쭉한 요리가 많고 중국식 요리를 선호한다. 칠리, 고수, 코코넛유, 라임을 많이 사용한 태국 특유의 음식이 특징이며 특히 톰얌(수프)이 유명하다. 조미료는 생선을 소금에 절여 우려 낸 즙인 남플라를 사용한다.

(4) 남부음식

말레이 반도에 위치해 있는 남부는 좁은 반도를 좌우로 인도양과 남중국해를 끼고 있으며 강우량이 많고 울창한 밀림이 발달해 있다. 코코넛이 많은 음식에서 다양하게 사용된다. 그 즙은 국이나 카레를 진하게 만들 때 사용되고 기름은 튀김에 사용되며 고기 요리에는 조미료로 사용된다. 또한 이 지역에서는 바닷고기 참새우, 바다가재, 게, 오징어, 가리비, 대합, 홍합 등의 다양하고 신선한 해산물을 얻을 수 있다.

4) 대표적인 음식

(1) 톰얌(tom yum)

잘게 썬 새우, 생선, 닭 등에 각종 향신료를 넣고 5~6시간 걸쭉하게 끓인 수프이다. 톰얌쿵(새우수프), 톰얌카(닭수프), 톰얌푸(흰살생선수프) 등이 있다.

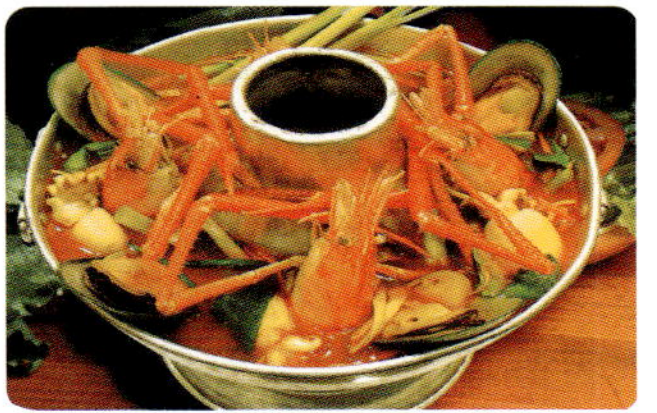

▲ 톰얌쿵(tom yam kang)

(2) 솜땀(som tam)

설익은 파파야 채 썬 것과 마른 새우, 고추, 땅콩가루 등을 같이 빻아 만든 샐러드로 동북부 지방 음식이다.

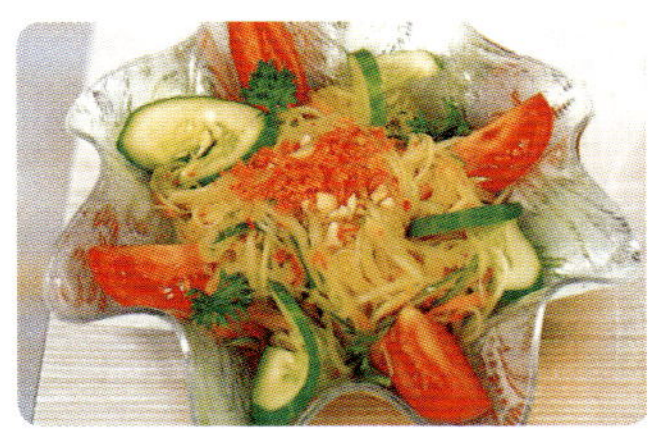

▲ 솜땀(green papaya salad)

(3) 남(naem)

잘 다진 돼지고기를 삶아서 채 썬 것에 밥과 다진 마늘, 태국 고추, 소금 등을 잘 배합한 다음 보통의 소시지 크기의 모양을 만들어 바나나 잎에 싼 후 어두운 곳에서 발효시킨 돼지고기 발효음식이다. 북부지방의 토속음식으로 돼지고기를 사용하는데 비하여 동북부지방에서는 쇠고기를 사용하는데 '찐쏨' 이라고 한다.

(4) 카오팟(khao phad)

① 카오팟(khao phad) : 밥에 새우, 오징어, 닭고기, 돼지고기, 달걀 등과 여러 가지 채소를 넣고 볶으며 젓갈인 남플라로 맛을 낸다. 그릇에 담을 때 오이나 양파, 실파 등을 곁들이고 위에는 고수나 고추, 달걀 지단, 다진 땅콩 등을 뿌린다.

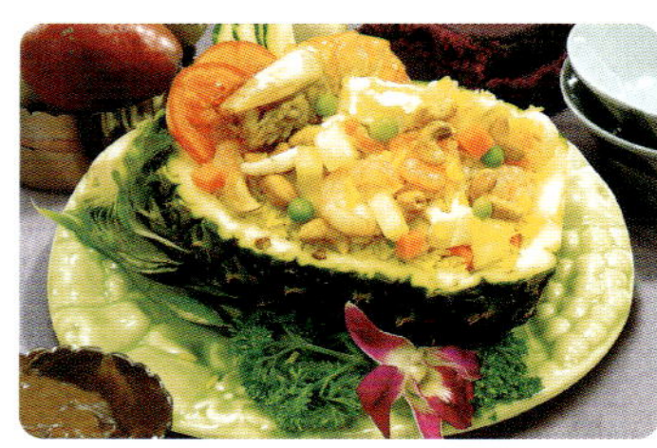

▲ 카오팟 사파로드

② 카오팟 사파로드(khao phad saparod) : 파인애플 과육을 잘게 썰어 밥, 새우, 오징어 등과 함께 볶은 것으로 새콤달콤한 맛이 특징이다.

(5) 쌀국수(pho)

태국에서는 쌀가루로 만든 국수를 많이 먹는다. 가는 쌀국수를 센 미(sen mee), 중간 정도는 센 레크(sen lek), 굵은 것을 센 야이(sen yai)라고 하는데 기름에 볶거나 튀기거나 국물에 말아서 먹는다.

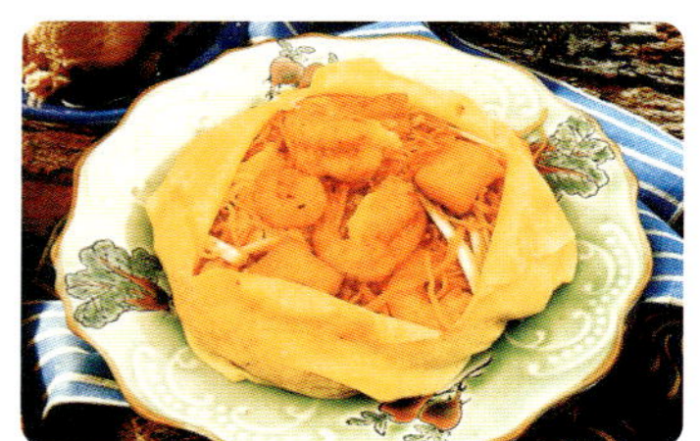

▲ 팟타이(phad thai)

① 꿰떼우홍 무(국물국수) : 중간 정도 면에 돼지고기, 생선완자, 숙주, 무 등을 넣고 육수를 부어 먹는 국물이 있는 국수이다.

② 팟타이(볶은 국수) : 새우, 숙주, 부추를 많이 넣고 볶은 국수이다.

③ 카놈찜남야 : 가느다란 쌀국수에 가물치와 채소를 넣고 젓갈과 향신료로 맛을 내고 코코넛 밀크를 부어서 먹는다. 잔치 때 먹는 국수이다.

(6) 커리(curry)

커리는 해산물, 육류, 채소 등을 넣어 만들고, 재료나 향신료는 집집마다 또는 식당마다 다르다. 보통 밥이나 국수에 얹어서 먹는다.

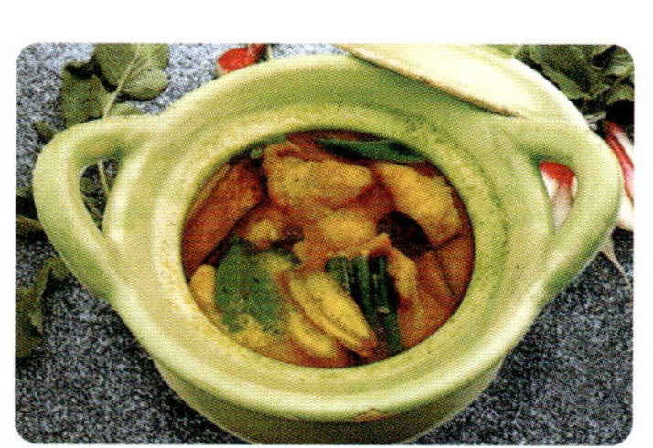

▲ 그린커리(green curry)

(7) 카이 야 사이(kai yad sai)

다진 돼지고기, 과일과 야채를 달걀부침으로 덮어 소스를 뿌린 태국식 오믈렛으로 간식으로도 좋다.

(8) 카놈(khanom)

단맛의 대표적인 후식, 특별식의 기능을 가진 야자속살로 만드는 떡류이다.

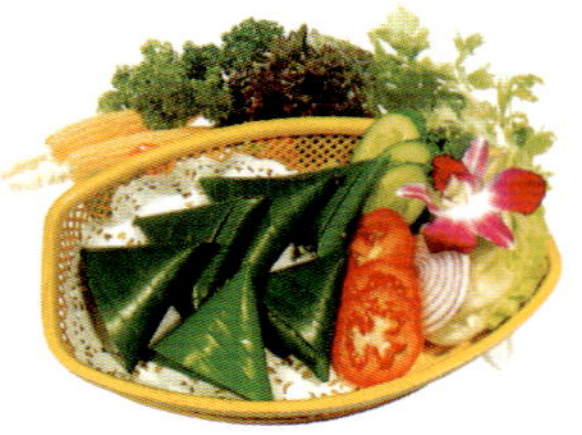

▲ 카놈(khanom)

5) 조미료

태국의 음식 맛은 맵고 시고 단 것이 특징이다.

(1) 고 추

매운맛의 대표적인 것으로 크기와 모양에 따라 다섯 종류로 구분된다.

① 프릭 키 누 수언(phrik khi nu suan)

약 1cm 정도의 길이로 붉은색이나 녹색을 띠며 매우 맵다. 끓이는 음식에 넣거나 날것으로 소스에 첨가된다. 태국에서뿐만 아니라 동남아 전역에서 가장 흔하게 사용된다.

② 프릭 키 누(phrik khi nu)

약 2.5cm 길이로 프릭 키 누 수언보다 약간 덜 맵다. 역시 동남아에서 광범위하게 사용된다.

③ 프릭 치 파(phrik chi fa)

손가락 크기로 녹색과 적색 두 가지가 있으며, 주로 고춧가루를 만들 때 사용된다.

④ 프릭 유억(phrik yuak)

모양은 양고추, 즉 피망과 비슷하며 주로 튀기거나 속을 채워 만드는 요리에 채소로 사용된다.

⑤ 프릭 행(phrik haeng)

붉은 프릭 치 파 고추를 말린 것으로서 이 고추보다는 맵다.

(2) 남프릭(nam phrik)

남찜(nam cim)이라고 부르는 장의 일종으로 음식에 얹어 먹는 소스나 야채와 곁들여 먹는 일종의 쌈장이다. 매운맛과 신맛의 대표적인 가공품으로 칠레고추에 첨가된 양념과 제조과정에 따라 종류가 분류된다.

① 남프릭 파오(nam phrik phao)

새우나 물고기를 원료로 만든 것으로 우리나라의 고추장과 비슷하며 고춧가루, 물엿, 향신료를 첨가했다.

② 프릭 까삐(nam phrik kapi)

작은 새우를 으깨어 발효시킨 것으로 마늘과 매운 고추, 레몬즙을 첨가하여 만들며 보라색이다. 우리나라의 된장과 유사하게 보인다.

③ 남프릭 쁠라라(nam phrik plara) : 가물치 젓을 원료로 하여 만든 것
④ 남프릭 마무엉(nam phrik mamuang) : 망고를 원료로 하여 만든 것
⑤ 남프릭 댕(nam phrik daeng) : 붉은 고추를 사용하여 만든 것
⑥ 남프릭 옹(nam phrik ong) : 고기, 토마토, 고추를 혼합하여 만든 것

6) 과 일

(1) 마라푸오(코코넛)

일반적으로 익어도 파란빛을 띠는 것과 익으면 다갈색이 되는 두 종류가 있다. 속의 달콤한 즙(코코넛 주스)과 배젓은 식용으로 사용되며 특히 배젓은 얇게 짜서 우유처럼 만들어 요리에 사용한다.

(2) 마무앙(망고)

양손을 벌려서 안아야 할 정도로 큰 과일이다. 익으면 껍질이 노란색이고, 파란빛일 때도 먹는다. 달콤한 향기와 은은한 신맛을 가지며 3~6월에 많이 생산된다.

(3) 리치(여주)

붉은 껍질 속에 직경 3cm 정도의 희고 부드러운 열매가 들어 있다. 4~6월에 많이 생산된다.

(4) 람야이(용안)

리치가 끝날 무렵 태국 북쪽에서 한꺼번에 들어왔다가 8월이 지나면 없어진다. 크기나 가지에 달린 모습이 리치와 비슷하며 껍질은 갈색, 열매는 반투명으로 북부의 유명한 과일이다.

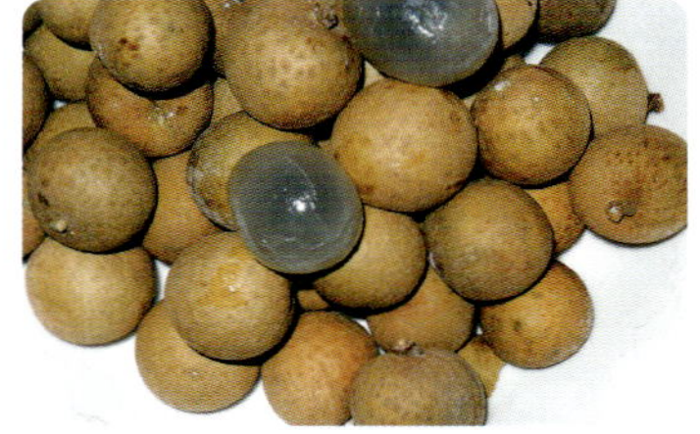

▲ 람야이

(5) 망굿(망고스틴 : mangosteen)

동그랗고 주먹보다 조금 작은 크기로 껍질은 짙은 보라빛이며 속은 하얗고 몽실몽실한 과육이 몇 개로 나누어져 둥글게 늘어서 있다. 딸기와 포도를 합쳐 놓은 맛으로 약간 시다. 영양가는 칼륨, 칼슘, 비타민 C와 B가 풍부하고 5월부터 10월까지가 제철이다. 단단한 껍질을 손으로 돌려서 까 먹으며 잘 까질수록 제맛을 느낄 수 있다.

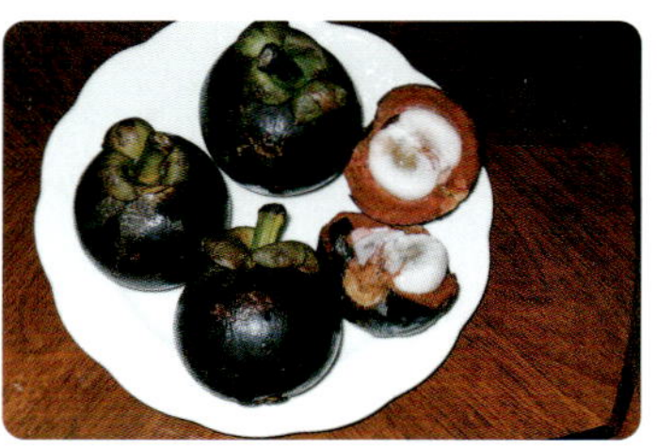

▲ 망굿

(6) 솜오

귤의 10배 정도의 크기인 왕귤로 한국 사람의 입맛에 맛있으며 차게 해서 먹으면 더 맛있다.

(7) 두리안

갈색으로 거칠고 날카로운 가시가 몸체를 덮고 있는 도깨비 방망이 비슷하며 과일 중에서 가장 비싼 편이다. 일명 과일의 제왕으로도 불린다. 맛은 달면서 약간 떫은 맛이 있다. 영양가는 단백질이 풍부하며 먹으면 열이 난다.

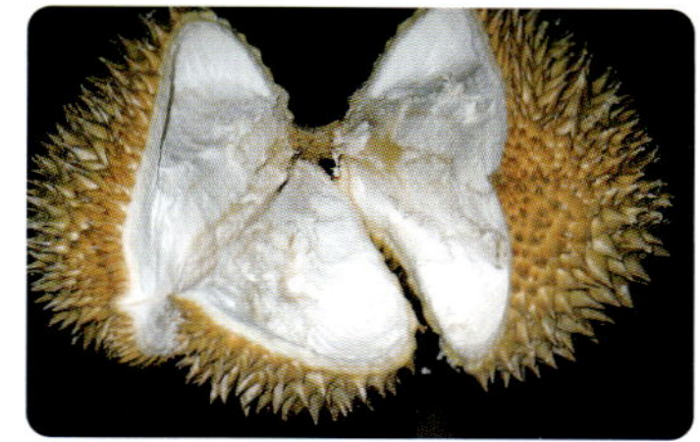

▲ 두리안

7) 식사예절

① 준비된 음식상에 한꺼번에 차려 놓고 빙 둘러앉아 손으로 먹는 것이 태국의 전통적인 식사법이다.

② 태국인들은 원래 손으로 식사를 하는데 음식에 따라서 도구를 사용하기도 한다.

③ 국물이 있는 국수는 젓가락과 숟가락을 사용하여, 튀긴 국수는 포크와 스푼을 사용한다. 또한 생선을 재료를 만든 음식과 밥은 숟가락과 포크를 사용하기도 한다.

④ 밥 종류는 접시에 담아 숟가락과 포크를 사용하는 것이 보편적이지만 숟가락 하나만으로 식사를 하는 사람들도 많다.

⑤ 전통적으로 음식을 모두 상 위에 차려 놓고 개인이 각자의 접시에 덜어 먹는다.

⑥ 국물이 있는 음식은 마시지 말고 숟가락으로 떠 먹는다.

⑦ 음식을 입에 넣고 말하지 않는다.

⑧ 음식을 씹을 때 입술을 오므리고 씹는다.

⑨ 음식을 먹을 때 소리를 내지 말며, 빨리 먹지 않는다.

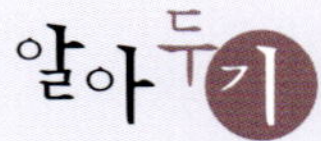

커리페이스트(태국음식의 기본)

붉은 고추를 사용한 레드(red), 커리페이스트와 청고추를 사용한 그린(green) 커리페이스트가 있으며, 그린 커리페이스트가 더 맵다.

커리 페이스트 만드는 방법

절구 속에 다지거나 갈아서 준비한 고추, 마늘, 생강, 양파, 레몬그라스를 넣고 즙이 나올 때까지 으깬다. 여기에 고수 씨, 캐러웨이 씨, 너트맥, 새우페이스트를 넣어 혼합하고 마지막에 기름과 잘 섞는다. 생선요리, 육류요리, 커리요리를 만들 때 사용한다.

■■ 탐구문제

1. 태국의 남프라와 우리나라의 젓갈의 차이점을 알아보자.

2. 태국의 과일에 대해서 알아보자.

2. 베트남

1) 식생활문화의 배경

베트남은 동남아시아 북쪽에 위치하고 남북으로 길게 뻗어 있으며 국토의 3/4은 산지로 되어 있다. 북부와 서부는 고원지대로 겨울에는 서늘하고 약간 추우며, 기온이 영하로 내려가는 경우도 있다. 남쪽은 연중 무더운 날씨로 가장 추운 12월도 22~30℃를 유지하는 열대성 기후이므로 벼를 일년에 3~4번 재배할 수 있고 벼 재배가 매우 발달되어서 현재 세계 최대의 쌀 수출국이다. 국경의 반이 바다와 접해 있어 2,200종의 어류, 300여 종의 게, 300여 종의 패류 및 80종의 새우 등이 풍부하여 어업이 발달하였다.

인구의 약 89%가 베트남인(킨족)이며 인구의 80%가 불교도이다. 중국, 인도, 프랑스 등의 영향을 받아서 아시아와 유럽의 음식이 조화를 이루며 전통적인 베트남 음식이 발달하였다. 베트남은 역사적으로 오랜 기간 동안 중국의 지배를 받다가 1850년 독립한 이후, 100년간 다시 프랑스의 지배를 받았다. 이런 연유로 베트남 음식문화는 프랑스와 중국으로부터 많은 영향을 받았다. 젓가락을 사용하거나 속이 깊숙한 프라이팬에 음식을 튀겨 먹는 풍습 등은 중국으로부터, 서구 식빵이나 커피를 마시는 것이 생활화되어 있는 것은 프랑스의 영향이라 할 수 있다.

2) 음식문화의 일반적 특징

베트남 음식문화는 쌀과 면의 문화이다. 특히 면 가운데서도 퍼(pho)라고 부르는 쌀로 만든 우동은 베트남의 대표적 쌀국수다.

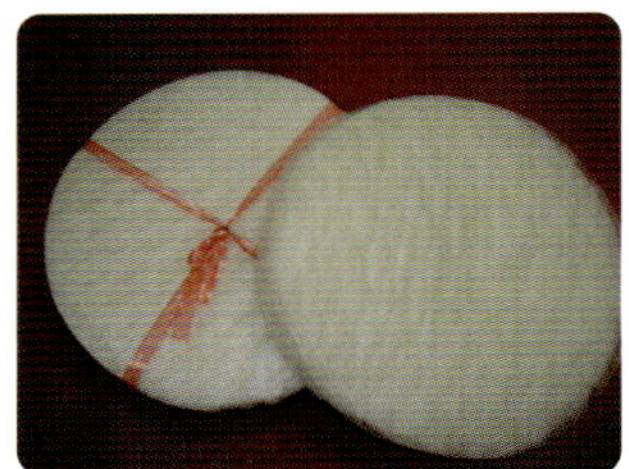

▲ 쌀종이(rice paper)

① 주식과 부식의 구별이 뚜렷하다.

② 쌀국수나 쌀종이(rice paper)를 이용한 음식이 많다.

③ 향미 채소와 어패류를 많이 이용한다.

④ 중국음식과 비슷한 요리가 많지만 중국음식보다 기름을 적게 쓴다.

⑤ 사용되는 향신료가 태국음식과 비슷하지만 태국음식보다 매운 맛이 적고 덜 자극적이다.

⑥ 숟가락과 젓가락을 전부 사용한다.

　　숟가락과 젓가락을 사용하는 나라는 우리나라와 몇몇의 소수 민족들인데 그중 베트남이 이에 속한다.

⑦ 베트남의 주된 양념은 장류이다.

베트남 사람들은 생선을 발효시켜 만든 어장인 느억맘(noucman)을 중요한 양념으로 사용한다.

3) 지역별 음식의 특징

(1) 북부지역

봄, 가을은 아주 짧고 겨울은 한국의 늦가을과 아주 비슷한 북부지역은 쌀이 풍부하고 겨울 동안 온대성 채소가 생산된다. 음식의 전체적인 특징은 수도 하노이를 중심으로 짠 맛이 강한 편이고 남부보다 음식이 달지 않으며 담백하다. 채소와 과일이 품질이 좋으며 대표음식으로 쌀국수(퍼, pho)가 있다.

(2) 중부지역

계절에 따른 온도차가 거의 없으며 한때 베트남의 수도였던 후에를 중심으로 매운맛이 강하다. 격식을 갖춘 궁중요리들이 전해 내려오고 있으며 대표음식으로 '후에' 요리가 있다.

(3) 남부지역

일 년 내내 온도의 변화가 거의 없이 30℃ 이상을 웃도는 남부지역은 베트남 제일의 곡창지대이며 바다와 메콩 강에서 다양한 종류의 생선을 얻을 수 있다. 호치민을 중심으로 음식의 맛은 대체로 달게 요리된 것이 특징이다. 프랑스·미국·태국요리의 영향을 많이 받았다.

4) 대표적인 음식

(1) 껌(com, 쌀 : 안남미)

밥과 함께 나오거나 밥을 요리한 것으로 쌀(안남미)을 껌(com)이라 하고 흰밥을 껌짱(com trang)이라 부른다. 흰밥에 생선조림, 계란, 야채, 국이 같이 나오는 베트남 정식인 껌판(com phan)과 아침식사로 즐겨 먹는 덮밥류(껌보, com bo : 쇠고기 덮밥, 껌톰, com tom : 새우덮밥, 껌까리가, com ca riga : 닭고기 카레덮밥)가 있다. 찹쌀밥은 쏘이(xoi)라 한다.

(2) 퍼(pho, 쌀국수)

퍼는 쌀가루로 만든 맵고 새콤한 맛의 쌀국수로 베트남의 대표적인 국수이다. 소뼈를 우려낸 국물에 쇠고기를 넣은 퍼보(pho bo), 닭 삶은 국물에 닭고기를 넣은 퍼가(pho ga) 등이 있다.

▲ 퍼(pho)

(3) 고이쿠온(goi cuon, 쌈요리)

고이쿠온은 베트남에서 아침식사로 즐기는 음식이다. 닭고기, 부추, 향채, 쇠고기, 삶은 새우 등을 쌀종이에 말아서 생선소스에 찍어 먹는 음식이다.

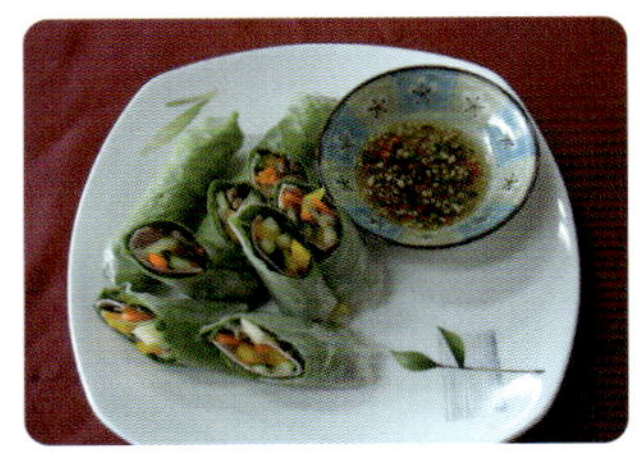

▲ 고이쿠온

(4) 고이센(goi sen)

베트남식 샐러드로 새우, 고기, 야채, 연꽃줄기, 레몬그라스 등을 버무려 땅콩을 위에 살짝 얹어 먹는 음식으로 맛은 매콤시큼하다.

(5) 라우제(lau de, 궁중전골요리)

베트남의 전통 궁중요리로 양고기에 감초, 계피, 대추, 인삼, 음양곽, 육두구 등 14가지의 한약제를 넣고 푹 고아 육수를 내어서 이 국물에 미나리, 상추, 쑥갓 청경채, 버섯류, 숙주나물 등 10여 가지 종류의 채소를 즉석에서 넣어 데친 뒤 쌀종이에 싸서 소스에 찍어 먹는다. 베트남에서는 술안주로 자주 먹는다.

(6) 짜조(cha gio, 튀김만두)

짜조는 다진 고기, 버섯, 당면, 야채 등을 쌀종이에 싸서 기름에 튀겨 느억맘에 찍어 먹으며 입맛에 따라 느억짱(칠리소스)에 찍어 먹기도 한다. 가족행사, 설날(텟, Tet)에 사용되던 음식이다.

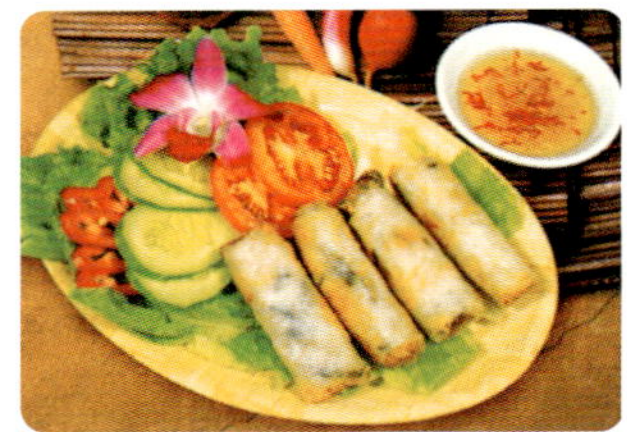

▲ 짜조

(7) 반 쎄오(banh Xeo)

쌀가루 반죽을 얇게 구운 후 다진 고기, 숙주, 야채, 해산물 등을 올려 익힌 다음 반을 접어 먹는 베트남식 팬케이크이다.

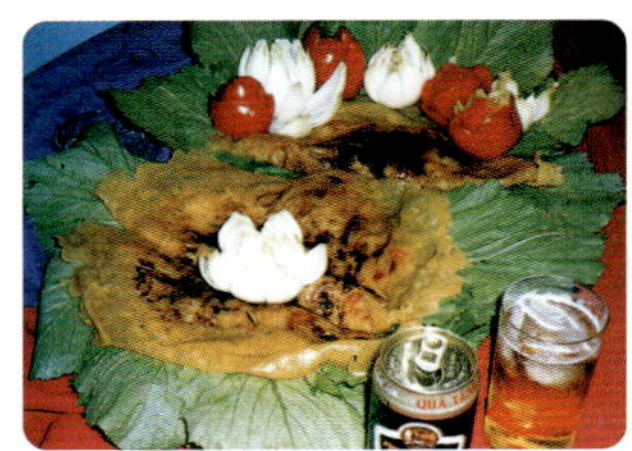

▲ 반 쎄오

(8) 반 미(banh mi)

프랑스식 바게트처럼 겉이 딱딱하고 모양도 비슷하지만 쌀로 만든 것이 특징이다. 그대로 먹기도 하고 빵 안에 햄, 고기, 야채, 양념을 넣어 먹기도 한다. 아침식사용으로 애용된다.

(9) 짜오톰(chao tom)

다진 새우살에 각종 양념을 넣어 반죽한 것을 사탕수숫대에 붙여 숯불에 구워낸 꼬치요리로 느억맘에 찍어 먹는다.

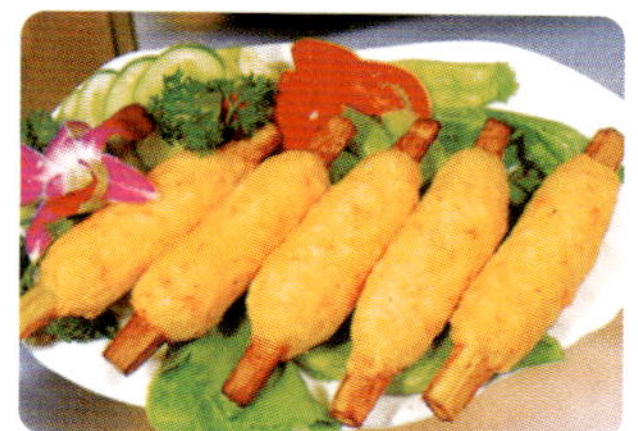

▲ 짜오톰

⑽ 분(bun)

국수보다 가는 면발로 닭고기, 돼지고기 등과 함께 양념에 찍어 먹는 음식이며 베트남 음식 중 인기 있는 메뉴이다. 분로이(bun loi), 분라(bun la), 분뎀짬(bun dem tram) 등으로 불린다.

5) 조미료

(1) 베트남 된장

된장을 볶아서 빻은 콩을 끓여 얻은 액체를 7일간 멥쌀과 찹쌀을 섞어 저장한 후 곰팡이와 효소에 의해 쌀 당화를 시켜 콩액과 반반 섞어 발효시킨 후 소금을 넣고 오랫동안 보관 가능하도록 만든 것이 간장콩이다. 이는 간장과 된장 모두 포함한다.

(2) 느억맘(nuocman, 생선간장)

베트남 요리에서 매우 중요한 기본 양념이며, 생선으로 만든 장류로 젓갈 발효음식이다. 소금과 설탕을 넣어 발효시킨 후 걸러 낸 붉고 투명한 소스로서 새콤하고 약간 비린 맛이 난다.

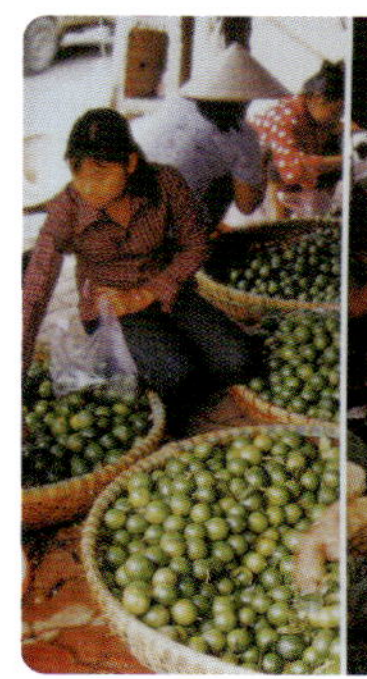
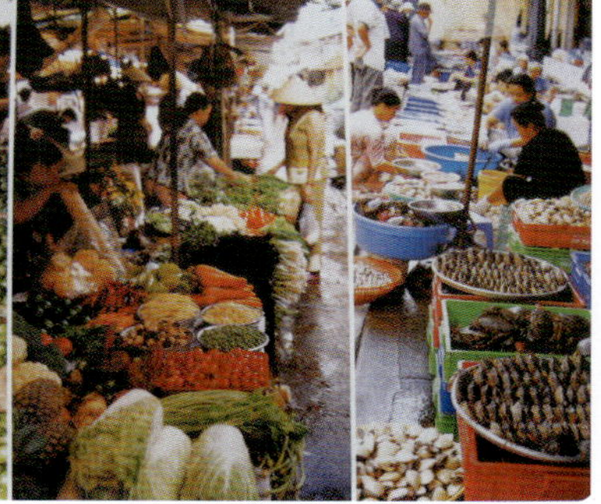
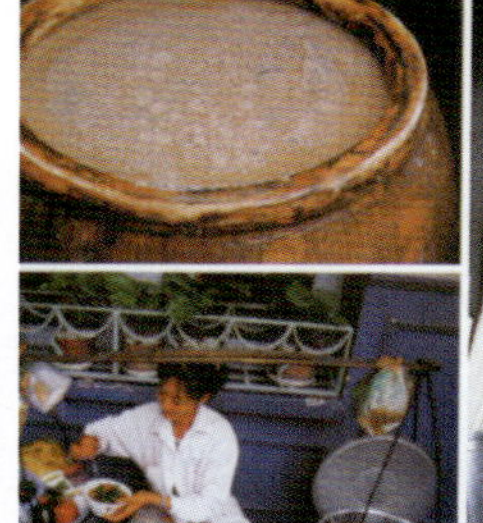
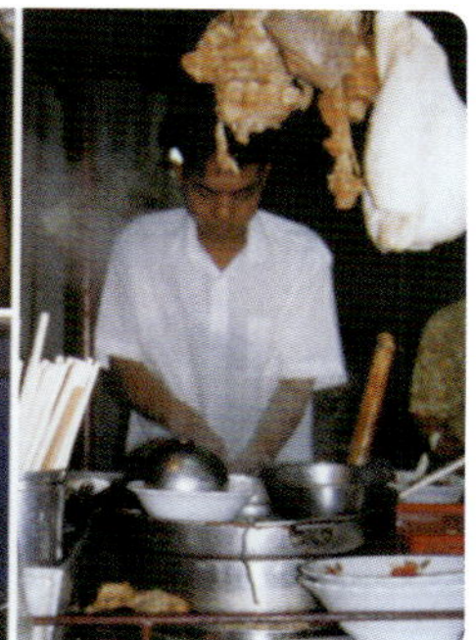

▲ 재래시장 모습

6) 식음료

(1) 느억 짜(nuoc tra)

베트남 전통차를 끓인 물로 기름기가 많은 음식을 먹을 때 좋다. 느억짜에 얼음을 넣어 먹는 짜다(tra da)는 더위를 식히고 갈증 해소에 좋다.

(2) 느억 미아(nuoc mia)

사탕수수를 롤러에 넣어 즙을 짜낸 후 얼음을 첨가해서 마시는 음료이다.

(3) 베트남 커피 '카페(ca phe)'

베트남은 커피 생산국으로 어디에서나 쉽게 커피를 마실 수 있다. 베트남 커피는 진하고 연유를 넣어 마시는 것이 특징이며 얼음을 넣은 냉커피인 카페스어다(ca phe sua da)를 즐겨 마신다.

(4) 쩨(che)

단팥, 콩, 쌀 등의 다양한 곡식을 넣어 먹는 음료으로서 베트남 학생들의 간식으로 많이 이용된다. 단팥죽처럼 따뜻하게 먹는 것(che dau), 과일이 들어간 것 등 그 종류는 여러 가지가 있다.

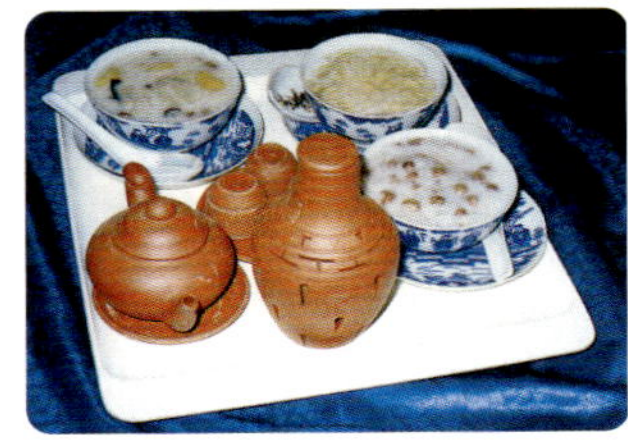

▲ 쩨

(5) 맥주(bia)

베트남산 맥주는 지방마다 대표적 브랜드가 있을 정도로 종류가 매우 다양하며 그중 비아 사이공, 비아 하노이가 가장 유명하다. 슈퍼마켓, 시장이나 식당에서도 판매하며 길거리에서 마실 수 있는 생맥주 비아흐이(bia hoi)는 베트남만의 독특한 정취를 느끼게 한다.

그 외 코크넛 주스인 짜이즈어(trai dau), 오렌지주스 깜밧(com vat)과 파파야, 바나나, 파인애플 등 과일 주스도 많다.

7) 식사예절

① 커다란 그릇에 담아 식탁 위에 놓고 함께 먹는다.
② 밥을 먹기 전에 상 위의 종이로 수저를 닦고 나서 먹기 시작한다.
③ 쌀국수를 먹을 때 젓가락과 숟가락을 모두 사용해서 먹는다.
④ 국수그릇을 들어 올리거나 그릇을 입에 대고 국물을 마시지 않는다.
⑤ 젓가락으로 밥, 육류, 생선, 채소 등을 먹으며 숟가락은 국을 먹을 때만 사용한다.

⑥ 식사 도중 식탁 위에 숟가락을 놓을 때는 반드시 엎어 둔다.

⑦ 찬물은 거의 마시지 않고 뜨거운 차를 마시기를 좋아하는데, 차는 한꺼번에 마시지 않고 조금씩 음미하면서 마셔야 한다.

알아두기

베트남 쌀국수의 특징

베트남 쌀국수는 쌀로 만들며 반투명한 흰색인데 길고 가느다랗고 찰지지 않는 베트남 쌀로만 만들 수 있다. 면발의 모양은 납작하고 넓어서 마치 우리나라의 칼국수를 연상하게 한다. 소뼈를 종일 고아 낸 국물에 퍼보, 닭 삶은 국물에 퍼가 쌀국수를 대접에 넣고 쪽파, 파슬리, 숙주 등을 얹은 다음 위에 얇게 썬 쇠고기나 닭고기를 얹어 고기뼈로 만든 육수를 넣는다.

베트남에서 커피 주문하기

블랙커피(hot black coffee) : ca phe den nong

블랙 아이스 커피(iced black coffee) : ca phe da

연유커피(hot coffee condenssed milk) : ca phe sua nong

연유 아이스 커피(ices coffee with condensed milk) : ca phe sua da

■■ 탐구문제

1. 베트남 쌀국수를 만드는 방법을 알아보자.

2. 베트남 쌀국수를 만드는 쌀과 우리나라 쌀의 차이점을 알아보자.

3. 인도네시아

1) 식생활문화의 배경

인도네시아는 세계 4위의 인구대국이며 최대의 도서국가이다. 인도네시아는 대략 300여 종족이 각기 다른 언어와 역사, 그리고 다양한 문화적 배경을 가지고 살아왔기 때문에 인도네시아의 전체 종족에 대한 특성과 음식 문화를 하나의 문화적 범주에 넣고 설명하기란 쉽지 않다.

자바 섬이나 발리 섬과 같이 논농사가 발달한 섬들도 있지만 카리만탄 섬(보르네오 섬)이나 스라웨시 섬(세레베스 섬)의 내륙부와 같이 오로지 정글에서 화전경작에 의존하는 농업지역도 있다. 몰루카제도(마르크 제도)에는 벼보다 사고야자 전분을 만들거나 타로토란, 바나나 등을 중요한 주식 작물로서 재배하는 섬들도 있다. 무역풍성 대륙성 기후로 4월부터 10월까지의 건기와 11월에서 3월까지의 우기, 두 계절뿐이다. 저지대의 일일 평균 기온이 30℃이며 산간지대는 낮은 기온이 분포되었다.

인구 분포는 지극히 불균형 상태로 자바 섬(수마트라 섬 포함)의 인구가 인도네시아 전체 인구의 60% 이상을 차지하는 등 개발 여부에 따라 인구 차이가 뚜렷하다.

국민의 90%는 이슬람교도이지만 발리 섬 주민은 힌두교도이고, 그리스도교가 많은 지방도 있다. 종교, 문화의 차이는 당연히 식생활의 습관에 반영된다. 수많은 섬과 민족이 모여 성립된 나라인 만큼 인도네시아의 요리는 재료에서부터 조리법, 먹는 방법에 이르기까지 그 민족의 수만큼이나 다양한 음식문화를 갖고 있다.

2) 음식문화의 일반적 특징

다양한 종족문화를 포용하여 복합적이다.

① 삼벌(sambel)과 아얌 고렝(ayam gereng)이 포용성을 상징하는 음식이다.

② 다양한 향신료와 열대작물의 사용으로 독특한 음식맛을 가졌다. 인도네시아 동부의 말루꾸(Maluku) 군도에서 생산되는 정향, 육두구, 계피 등과 같은 다양한 향료들과 사탕수수, 차, 담배 등 열대작물의 사용으로 음식맛을 돋우었다.

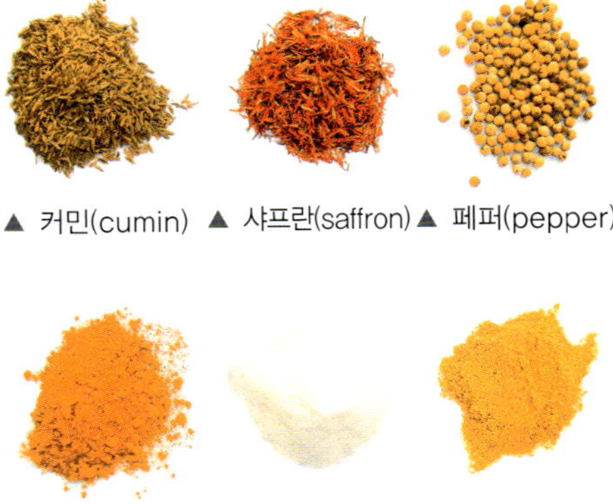

③ 이슬람 종교적인 음식 문화를 가진다. 종교적인 율법에 따라 생활규범이 정해져 있으므로 식생활문화도 율법에 따라 행해진다. 하람(haram)과 하랄(halal)은 코란이나 하디스(Hadith)에 명시되어 있는 것으로 무슬림들에게 식생활에서 반드시 지켜야 하는 지침서로서 몸에 유해한 것은 섭취하지 않도록 하는 데 있다.

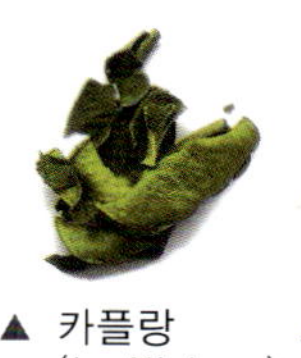
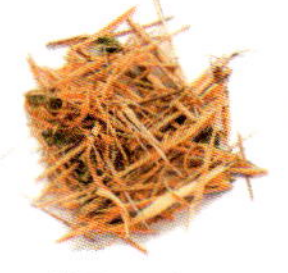
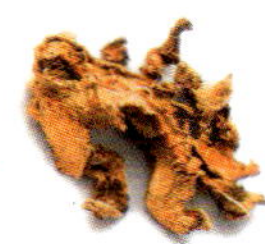

▲ 카플랑(kaffirlme)　▲ 레몬그라스(lemongnass)　▲ 갈랑갈(galangal)

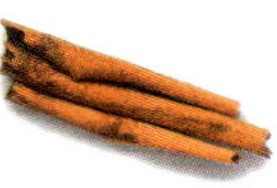
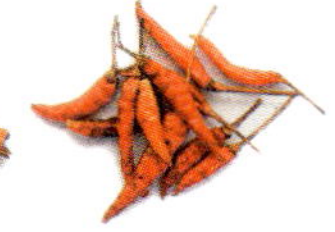
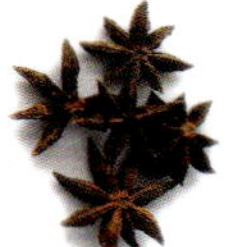

▲ 시나몬(cinnamon)　▲ 칠리(chilli)　▲ 아니스(anise)

④ 소박하면서도 다양하다. 환태평양 화산대의 열대우림기후로 풍부한 천연자원을 이용하여 다양한 문화가 어울려 독특한 자체의 음식문화를 형성하였다.

⑤ 탕의 문화가 발달되어 있지 못하고 음식의 형태가 대체로 마른 고형식이다. 따라서 음식을 담는 식기는 평평한 접시 모양이 대부분이다.

3) 지역별 음식의 특징

① 인도네시아는 17,508개의 섬으로 이루어진 세계 최대의 군도국가로 수많은 섬과 다양한 민족으로 복합적인 음식문화의 특성을 갖는다. 종족에 따라 주식이 조금씩 다르며 부식 또한 종교와 종족에 따라 다르다.

② 인도네시아 지역별 음식 특징

지역	서부 수마트라 지역	남부 샐러바스 지역	서부 이라안 자야 및 암본 지역	자카르타 및 자바 지역	서부 수마트라 지역
주식	밥, 삶은 카사바	옥수수가루로 만든 죽	사고가루로 만든 죽	밥, 부식 : 육류, 채소, 생선, 템페	밥
음식 특징	• 강한 향신료 사용 : 고추, turmeric(노란색), 매운맛 • 파당 지역 음식 특이 : 뱀, 닭, 생선튀김 식용	• 수증기로 찐 음식 보편화 • 술라웨시 지방 : 쥐를 불에 구워먹음	• 일부지역은 야생의 채소 사냥으로 동물을 통째로 구워먹음	• 다양하고 풍요로운 식생활 • 전통적이고 토속적인 식생활 모습 • 근대적인 식생활 공존	• 힌두교식 식생활 • 쌀로 만든 튀김과자 • 꽃을 차려 사당에 제를 지냄

*템페 : 한국의 청국장, 일본의 낫또와 같이 대두를 발효시켜 만든 것.

4) 대표적인 음식

⑴ 나시 우둑(nasi uduk)

빵나무잎, 쿠민, 계피 등의 향신료와 소금을 넣어 코코넛으로 지은 밥이다.

⑵ 나시 쿠닝(nasi kuning)

노란 밥으로 심황(turmeric)이라는 향신료와 소금을 넣어 코코넛 밀크로 지은 밥이며 그 위에 삶은 달걀, 물소고기를 삶은 것, 고기 조림, 크로켓 모양의 식품, 오이, 달걀 지단 등의 반찬을 얹어서 먹는다.

⑶ 나시 람스(nasi rames)

나시 푸티를 접시 또는 바나나 잎에 담고 그 위에 고기, 채소, 템페를 튀긴 것, 닭고기 카레찜 등 여러 종류의 반찬을 얹은 요리이다.

⑷ 나시 고렝(nasi goreng)

찬밥에 여러 가지 재료나 향신료를 섞어 볶은 인도네시아 풍의 볶은 밥이다. 달걀 프라이가 얹어지면 나시 고렝 스페셜이 된다.

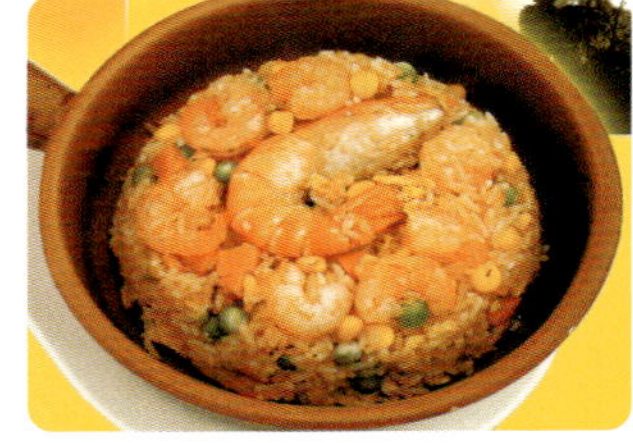

▲ 나시 고렝

⑸ 부부르 아얌(bubur ayam)

인도네시아의 대표적인 닭죽이다.

⑹ 삼벌(sambal)

매운 생고추를 기본으로 하고 여러 종류의 기초 양념을 혼합한 것으로 인도네시아의 어떤 음식과도 어울려 모든 종족의 입맛을 돋우고 있는 가장 기초적인 밑반찬이다.

⑺ 아얌 고렝(ayam gereng), 이칸 고렝(ikan gereng)

닭고기에 양념을 발라 기름에 튀겨 숯불에 굽고 겉에 소스를 발라 주는 음식이다. 이칸 고렝을 닭대신 생선을 이용한 것이다. 주재료가 메기와 구라메(gurameh)라는 생선이다.

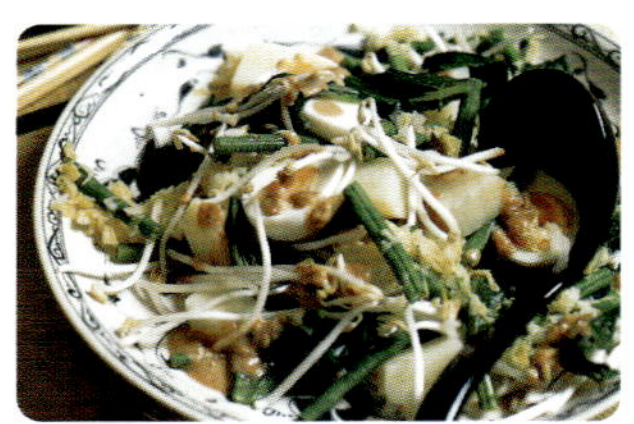

▲ 가도가도

⑻ 가도가도(gado gado)

인도네시아식 샐러드로 삶은 양배추와 당근, 감자, 콩, 두부 등에 야처, 피닛 소스, 구운 새우가 들어간다.

(9) 사떼(sate)

꼬치구이로 닭과 염소(kambing), 소고기(supi)를 이용하여 땅콩소스나 케찹마니스(kecap manis) 소스에 발라 먹을 수 있는 음식이다.

5) 간식 및 음료

(1) 떡(Kue)

떡은 찹쌀, 멥쌀, 사고(sago)가루 등으로 만들며 그 종류는 100여 가지나 된다. 손으로 빚어 찜통에 찌는 떡과 떡판에 찍어 만드는 떡으로 구분되며 그 모양과 색깔이 사치스러울 정도이다. 떡판의 모양은 우리나라 다식판과 유사하다.

(2) 람프릭(lemperiek)

새우를 말려 빻아 가루를 낸 후에 쌀가루, 코코넛 우유를 넣고 갖가지 물감을 넣어 둥근 모양, 네모 모양으로 얇게 썰어 햇볕에 말린 후 필요할 때 튀겨 먹는다.

(3) 피상고랭(pisang goreng)

튀긴 바나나로 밀가루에 붉은 설탕과 레몬주스를 넣어 튀김옷을 만들어 껍질 벗긴 바나나에 입혀 튀긴다.

(4) 음 료

기후가 덥고 수질이 나빠 열매에서 나오는 물, 과일로 만든 주스, 차 등 찬 음료를 주로 마시며 혈액을 보충하기 위해 즐겨 마시는 음료로 코코넛 주스가 있다. 또한 차잎을 끓여 식힌 후 설탕 및 얼음을 넣어 만든 차가운 차, 각종 과일로 만든 찬 음료 등이 있다.

6) 조미료

중국계의 조미료로서 케찹마니스(kecap manis)라는 단맛의 간장, 케찹 아신(kecap ansin)이라는 짠 간장이 있다. 화학조미료는 전국에 걸쳐 사용되고 있다.

7) 식사예절

① 인도네시아인들은 뜨거운 음식을 좋아하지 않으며 밥도 미지근한 것을 선호한다.

② 조리된 밥과 반찬은 식탁의 가운데 혹은 방 한가운데 깔려 있는 돗자리 위에 차려지고 각자 조그만 접시에 원하는 음식을 조금씩 덜어 먹는다.

③ 음식을 한꺼번에 많이 담는 것은 무례한 행동으로 여겨진다.

④ 전통적으로 손으로 식사를 하며 지금도 농촌지역에서는 손으로 식사를 한다.

⑤ 수루(suru)라 하여 야자나무 잎을 적당한 크기로 잘라 국이나 죽을 먹을 때 숟가락 대용으로 사용한다.

⑥ 도시 가정과 식당에서는 숟가락과 포크가 나오며 젓가락은 중국식당에서 사용된다.

■■ 탐구문제

1. 인도네시아에서 많이 생산되는 과일을 조사해 보자.

2. 인도네시아인의 식습관에 대해서 알아보자.

4. 말레이시아

1) 식생활문화의 배경

말레이시아의 국토는 서말레이시아라 불리는 말레이 반도부와 동말레이시아라 불리는 보루네오 섬 북부로 나누어져 있다. 전형적인 열대우림기후로 고온 다습하며 몬순기후가 만나는 비옥한 땅인 말레이 반도는 수세기에 걸쳐서 서쪽으로는 아랍인, 인도인, 서양인이 왕래했고 동쪽에서는 중국인, 인도네시아 군도의 부기스인, 자바인 등이 왕래했다. 이러한 지정학적 조건은 말레이시아를 다종족 국가로 만들었으며 말레시아인의 식습관과 음식문화도 이에 걸맞게 다양하다고 할 수 있다.

말레이시아의 국민 중 약 반 정도가 말레이인(55%)이고 그 다음이 중국계(30%), 인도계로 형성되어 있다. 이들은 각각 자신들의 전통적인 식생활을 즐기고 있으나 다소간은 서로 이질적인 음식문화의 영향을 받기도 한 것으로 보인다.

2) 음식문화의 일반적 특징

① 다양하고 독특한 철학을 가지고 있으며 기능과 중요성에 의거하였다.

　음식을 주식(밥), 부식(생선), 야채, 후식(과일)으로 분류하여 밥은 생존을 위하여 반드시 먹어야 하고 생선은 부차적인 보조식품이다.

② 냉온에 대한 음식의 개념이 중요한 기준이 된다.

　중국, 인도, 스페인 등의 전통의학 영향으로 찬 음식과 더운 음식을 조화 있게 취해야 하며 균형이 깨질 경우 신체의 냉온 균형을 잃어 질병을 유발하게 된다고 본다.

③ 착문화와 밀접하게 형성되어 있다.

　자연환경이 제공하는 식품 중에서 자신들의 토착문화가 먹어도 되는 것으로 인정하는 것을 섭취하고 있으며 그것을 바탕으로 독특한 식습관과 음식문화를 형성하였다.

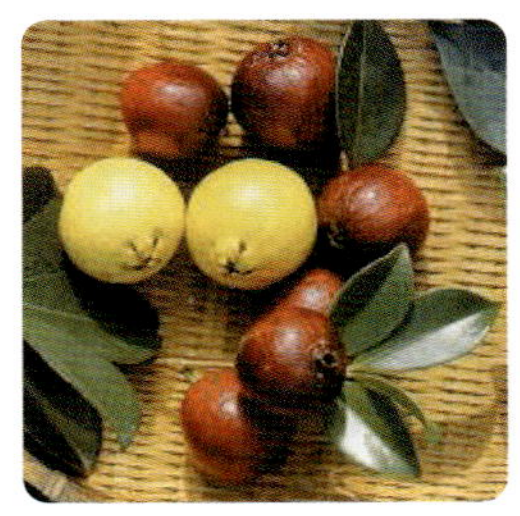
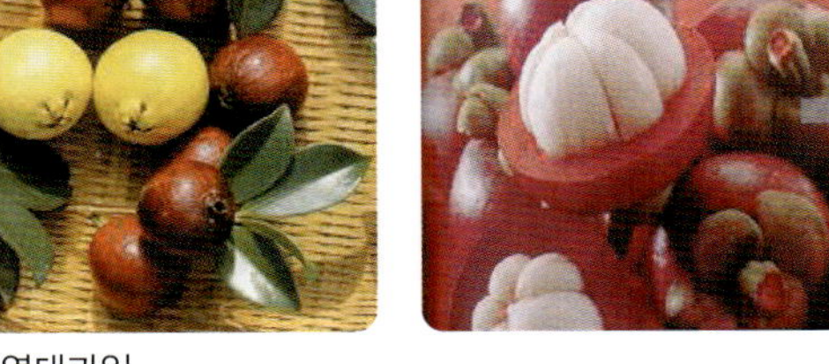
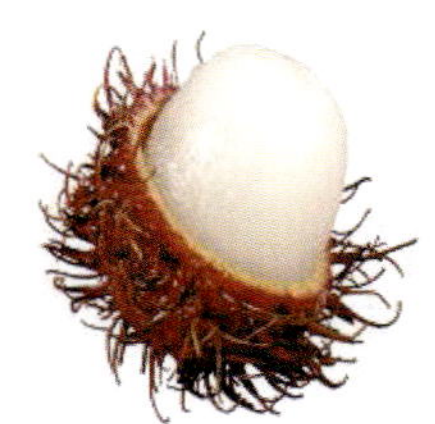
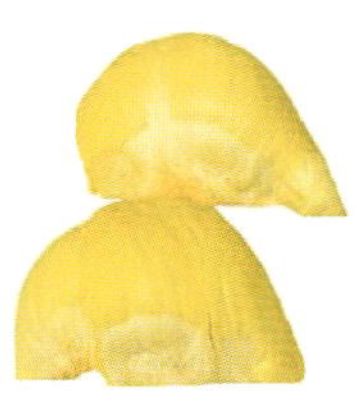

▲ 열대과일

3) 대표적인 음식

(1) 나시 다강(nasi dagang)

쌀에 야자과즙과 소금, 샬롯, 호로파 씨, 생강을 섞어 밥을 지은 후 커리, 참치, 오이 혹은 파인애플 샐러드를 곁들인 것이다.

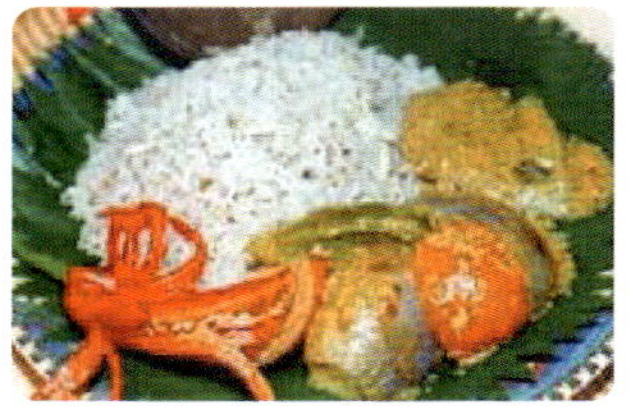

▲ 나시 다강

(2) 로띠 니우르(roti nyiur)

야자 속을 밀가루와 반죽하여 프라이팬에 마가린을 둘러 부쳐 낸 후 커리나 설탕을 찍어 먹는 음식이다.

(3) 뿔롯 인띠(pulut inti)

찹쌀을 6시간 이상 물에 담갔다가 씻고 빤딴 잎과 함께 밥을 지어 차게 한 후에 야자과즙과 소금으로 간을 맞춘 찹쌀 주먹밥이다.

(4) 사떼(satay)

닭, 소 또는 염소고기를 잘게 썰어 커민 씨, 고수풀, 심황가루, 소금, 설탕 등으로 버무려 꼬치에 나란히 꿴 후 불에 구워 낸 것이다.

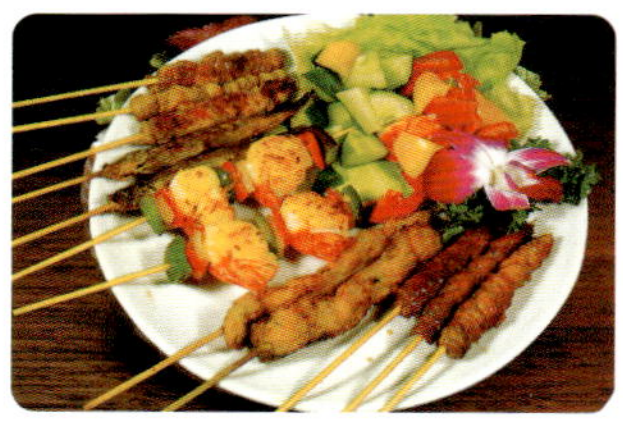

▲ 사떼

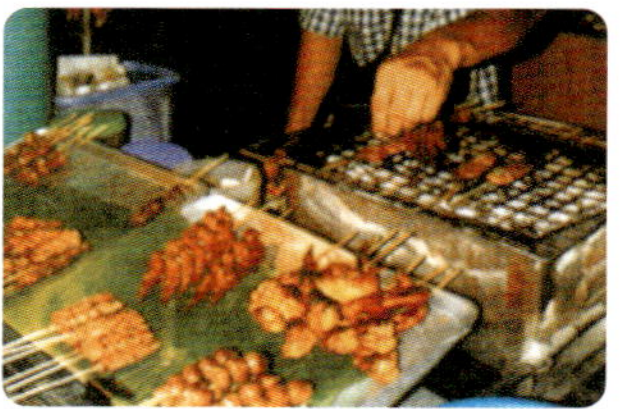

▲ 사떼 굽는 과정

(5) 나시 르막(nasi lemak)

쌀에 야자과즙, 소금, 샬롯, 생강, 고수풀 씨 등을 섞어 약한 불로 밥을 지은 후 멸치, 계란, 쇠고기, 생선 혹은 커리 새우를 곁들여 먹는다.

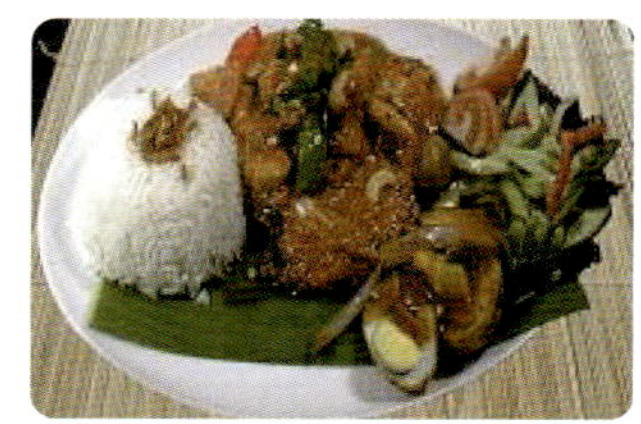

▲ 나시 르막

(6) 락사(laksa)

가장 대표적인 논야요리로 코코넛 밀크, 두부튀김, 숙주를 넣은 시큼하고 매콤한 쌀국수 요리이다. 이 중 가장 대표적인 것이 생선을 넣고 끓인 아쌈락사이며 주재료에 따라 해물락사, 쇠고기락사, 카레락사 등의 다양한 종류가 있다.

4) 식사예절

① 말레이인들은 식사할 때마다 식탁 위에 놓인 주전자에 들어 있는 물로 반드시 오른손을 깨끗이 씻은 후 그 손을 사용하여 식사한다.

② 왼손을 사용하는 것은 철저히 금기시되며 식사 시에 식탁 위에 올려놓는 것도 큰 실례가 된다.

■ 탐구문제

1. 이슬람교도의 금기음식에 대해서 좀 더 알아보자.

5. 필리핀

1) 식생활문화의 배경

아시아 대륙 남동쪽의 서태평양에 산재하는 약 7,000개의 섬들로 구성되어 있으나 사람이 정착하고 있는 섬은 880개 정도이다.

필리핀어는 기원전부터 각지에서 흘러 들어온 다양한 민족들이 거주하고 있었다. 인구의 대부분이 11개의 큰 섬에 집중되어 있고, 남북으로 뻗어 있는 여러 섬 중에서 북쪽끝의 루손 섬과 남쪽끝의 민다나오 섬이 가장 크며 두 곳에 전체 인구의 65%가 거주하고 있다. 의무교육으로 가르치는 국어는 타가로그어를 기본으로 만들어진 필리핀어를 쓰고 있지만 지식인들은 미국식 영어를 공통으로 쓴다. 가정에서는 자기들의 출신 지방의 말을 쓰며 전국적으로 약 140여 가지의 방언이 있다.

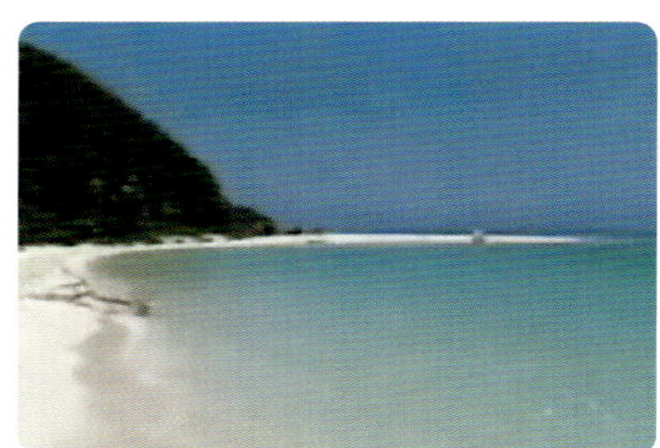

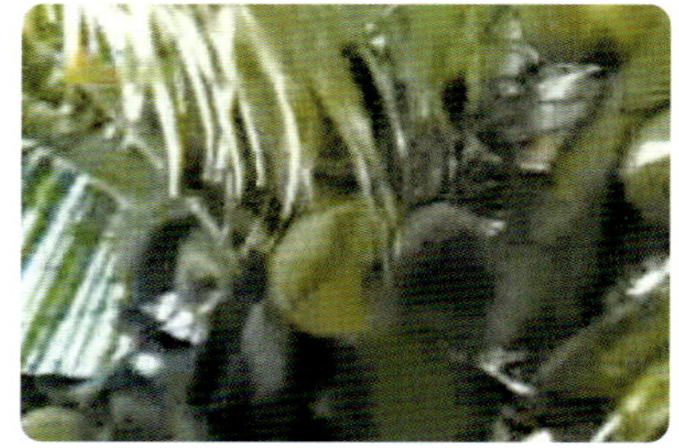

▲ 코코넛

언어에서 나타나듯이 필리핀 사람들의 식생활에도 이런 특징이 나타나 지역에 따라 다른 요리법을 갖고 있다. 이러한 지방적 특색을 지닌 요리 외에도 현재에는 필리핀 각지에 공통된 국민요리라고 해야 할 것이 있다. 필리핀이 16세기부터 19세기 말까지 스페인의 식민지였던 때에 그러한 요리의 대부분은 스페인어로 이름이 붙여져 있으며 스페인 통치시대에 만들어진 요리들이 많다.

2) 음식문화의 일반적 특징

① 필리핀 음식은 풍부한 재료와 다양한 조리 방법이 특징이다. 육지와 바다에서 나는 갖가지 과일, 야채, 해산물에 중국, 스페인, 말레이시아 등에서 건너온 조리 방법을 나름대로 적용시켜 필리핀만의 독특한 음식들을 만들었다.

② 중국, 말레이시아, 스페인 그리고 미국의 영향을 받은 동·서양 음식문화의 혼합이다.

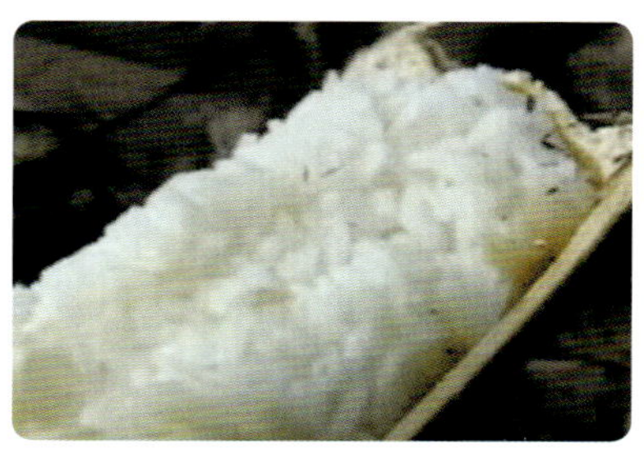

▲ 대나무 밥

③ 육류를 이용한 음식이 주류를 이루며 그중 생선요리와 닭요리, 돼지고기 요리가 대부분을 차지한다.

④ 식사의 기본은 쌀인 주식과 생선 반찬이며 새우, 가재, 굴, 게 등을 이용한 기본적인 해산물 요리는 대부분 튀기거나 구워서 다양한 소스와 함께 먹으며, 소비되는 생선의 약 90%는 소금에 절이고 말려서 가공한 것이다.

⑤ 향신료를 많이 사용하지 않는다.

향신료를 많이 쓰는 요리법은 인도문화의 영향이라고 생각되며 필리핀은 동남아시아 중에서 인도로부터 가장 먼 곳에 위치하기 때문에 향신료가 발달하지 않은 것이라 추정된다.

⑥ 간식으로 항상 바나나를 먹는다.

⑦ 스페인 통치시대에 중국인의 이민이 많았으므로 레친(lechon, 돼지구이), 룸피아(lumpia), 팬싯(pansit, 우동) 등과 같은 대중적인 음식은 중국에서 유래된 것이다. 그 중 필리핀식으로 변형된 면류 요리나 춘권은 일상적인 음식이다.

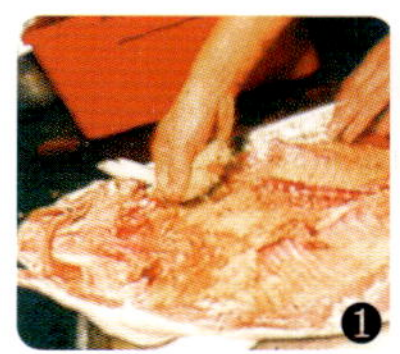
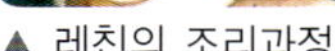
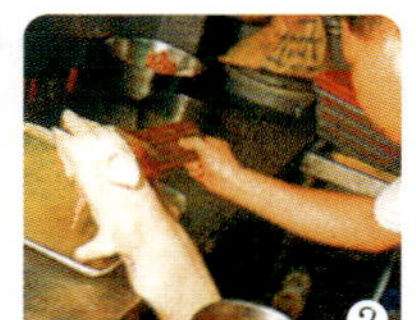
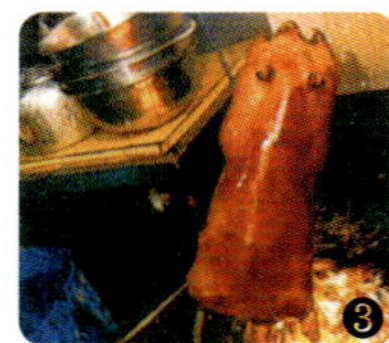

▲ 레친의 조리과정

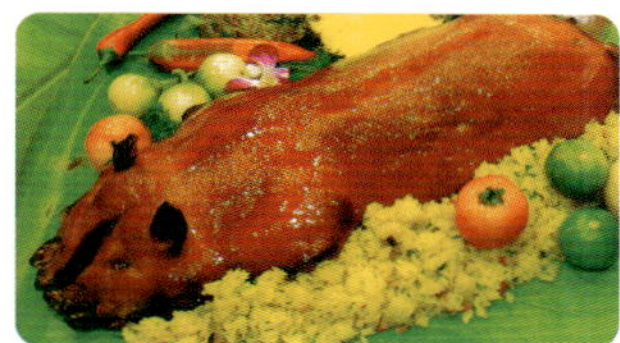

▲ 레친

3) 필리핀의 전통요리

(1) 아도보(adobo)

닭고기와 돼지고기, 오징어, 야채 등을 식초와 후추, 마늘, 소금으로 양념하여 익힌 필리핀의 대표적인 요리이다.

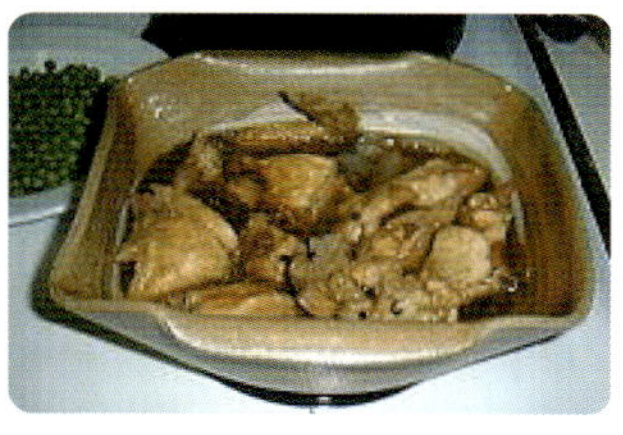

▲ 치킨아도보

(2) 크리스피 타파(crisppy pata)

돼지허벅지살을 기름에 튀긴 요리

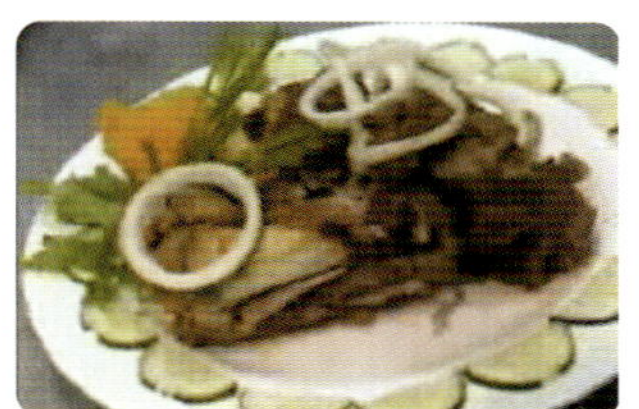

▲ 크리스피 타파

(3) 브로스 텔 밋올

새우속살을 각종 야채와 함께 양념하며 야채의 단백한 맛을 느낄 수 있는 음식이다.

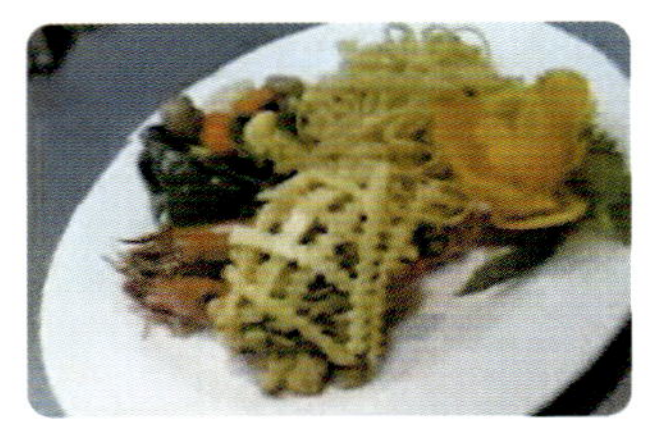

▲ 브로스 텔 밋올

(4) 시니강(sinigang)

생선이나 돼지고기를 넣어 끓인 야채수프로 밥과 함께 나온다.

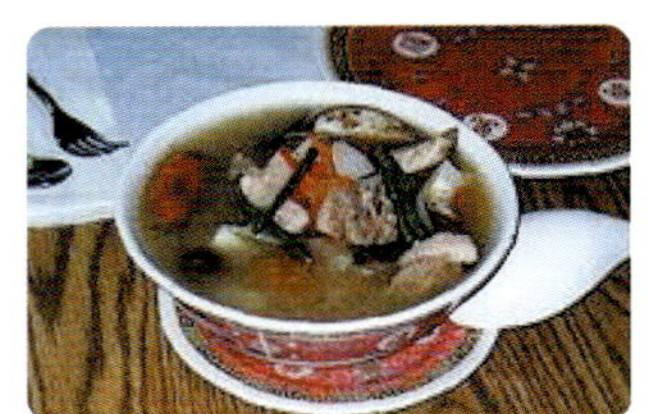

▲ 시니강

(5) 까레까레(karekare)

쇠꼬리나 우족, 돼지고기와 바나나꽃을 고소한 땅콩소스에 볶은 요리로 밥과 함께 먹는다.

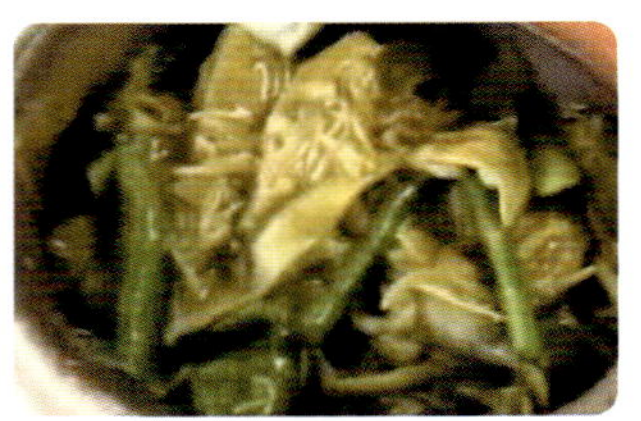

▲ 까레까레

(6) 라임(lime)

토란과 정어리 끓인 것을 토란에 싸서 코코넛 우유에 졸여 낸 음식이다.

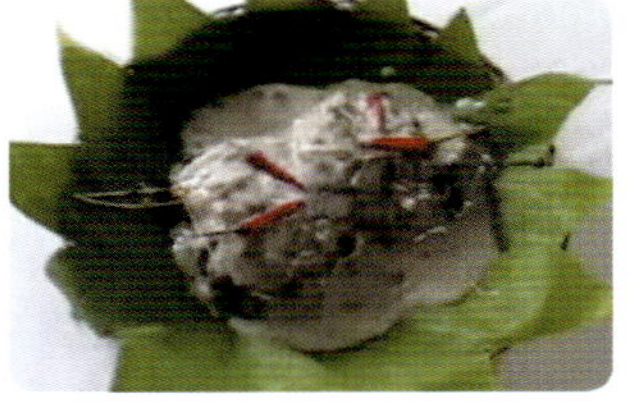

▲ 라임

(7) 비프칼데레타(beef caldereta)

삶은 쇠고기에 각종 야채를 넣고 토마토페이스트를 넣고 끓인 뒤 치즈를 뿌려 낸다.

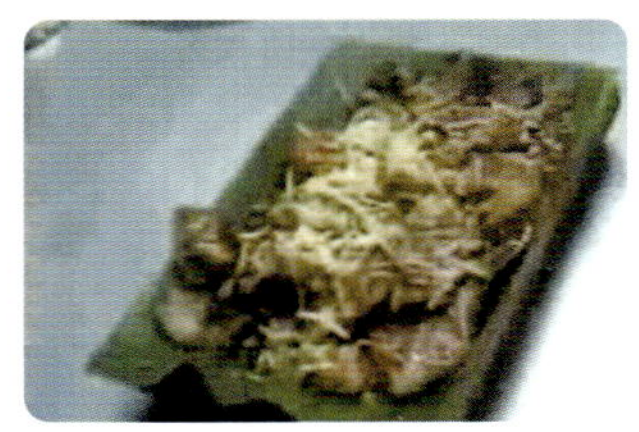

▲ 비프칼데레타

4) 조미료

필리핀의 조미료는 일반인도 쓰는 도요(doyo)라 불리는 중국간장이며, 북부의 섬에서 가장 중요한 조미료는 파티스(patis)라는 젓갈이다. 젓갈을 페이스트상으로 가공한 바공(bagong)이라는 조미료를 쓴다. 또한 필리핀 요리에는 사우사왕(sawsawan)이라는 여러 가지의 양념장이 곁들여진다.

5) 과 일

과일이 풍성하다. 바나나에도 여러 종류가 있으며 그 밖에 망고, 카라망시, 발리리우리우 등이 있다.

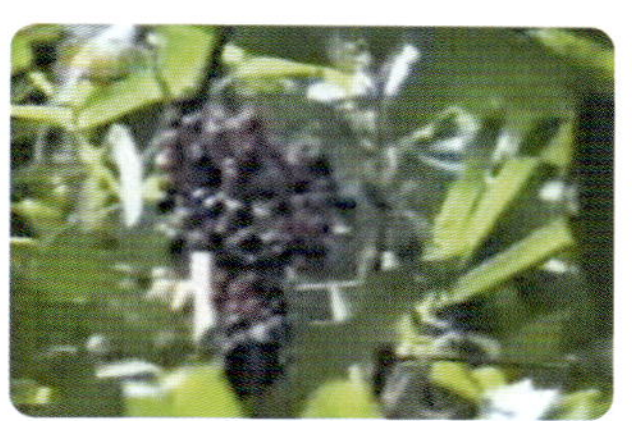

▲ 발리리우리우

6) 식음료

(1) 투바(tuba)

큰 도시의 교외에 사는 사람들이 즐겨 마시는 투바는 알코올 도수는 높지 않은 코코넛으로 만든 술이다.

(2) 람바녹(lambanog)

투바를 몇 번 증류하여 얻은 45도의 독주이다.

(3) 산미구엘(sanmikuel)

필리핀에서도 가장 대중적인 맥주

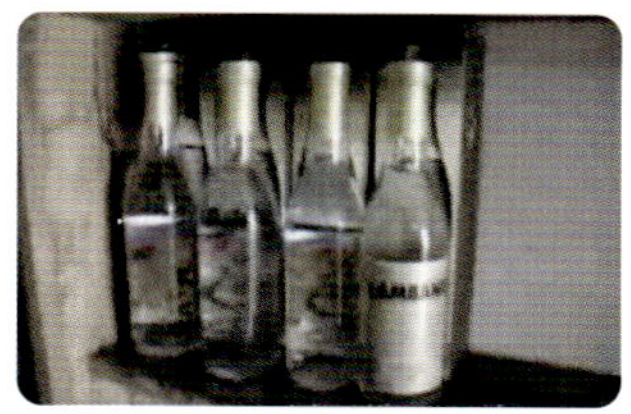

▲ 람바녹

(4) 할로할로(halo halo)

팥빙수의 일종으로 곱게 간 얼음을 빈 코코넛 통에 넣고 팥과 젤리, 망고나 코코넛 과육, 연유, 아이스크림 등을 넣고 만든다.

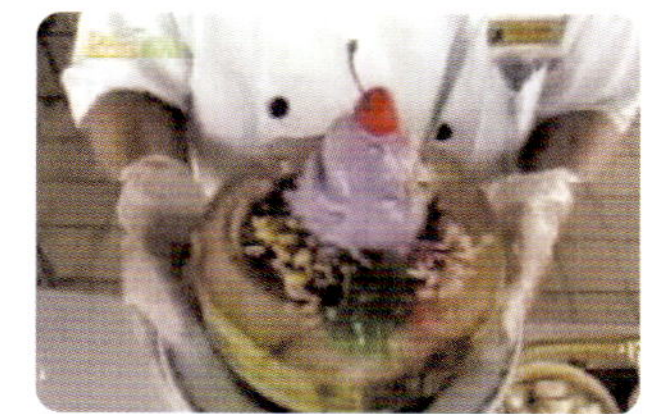

▲ 할로할로

■■ 탐구문제

1. 필리핀에서 많이 생산되는 과일의 종류와 그 이용방법을 알아보자.
2. 필리핀 고유의 발효젓갈에 대해서 좀더 알아보자.
3. 필리핀의 발효음식과 한국의 발효음식의 공통점을 찾아보자.

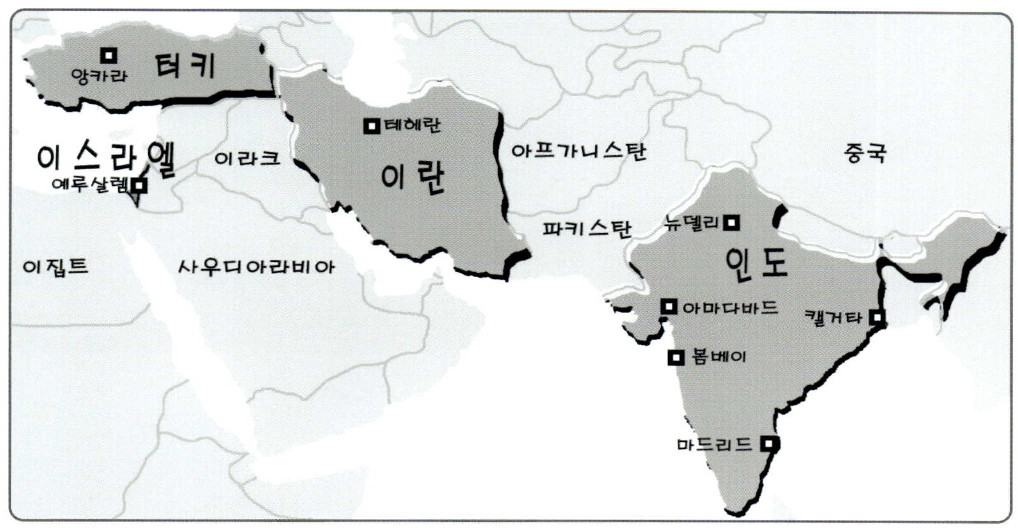

　서아시아지역은 아시아와 아프리카, 남부유럽의 중간에 위치하고 있고 이란, 인도 등 종교적 특성이 강한 나라들로 독특한 음식문화를 형성하고 있다. 이 지역에서는 사회적, 종교적 영향으로 금기시하는 식품이 있고, 자극적인 향신료를 이용한 음식이 다양하게 발달되었다. 또한 쌀이나 밀을 주식으로 삼고 있는 나라들이 많으므로 이를 주식으로 하는 다른 나라들과의 차이점에 대해서도 살펴보기로 한다. 이 장에서는 서아시아지역 나라들의 식생활문화 배경과 음식문화의 특징, 대표적인음식과 식음료에 대해 알아보도록 한다.

1. 인도

1) 식생활문화의 배경

인도는 중동아시아와 동남아시아를 있는 중간에 위치하고 있어 동서로는 인더스 강 유역에서 갠지스 강까지, 남북으로는 히말라야에서 케이프 코모린까지의 광대한 영토를 지닌 나라이다. 총면적은 한반도의 약 15배에 이르며, 남북의 길이가 길기 때문에 지역에 따라 상당한 기후 차이를 보인다. 전반적으로는 몬순기후를 보이나 저온기인 겨울에

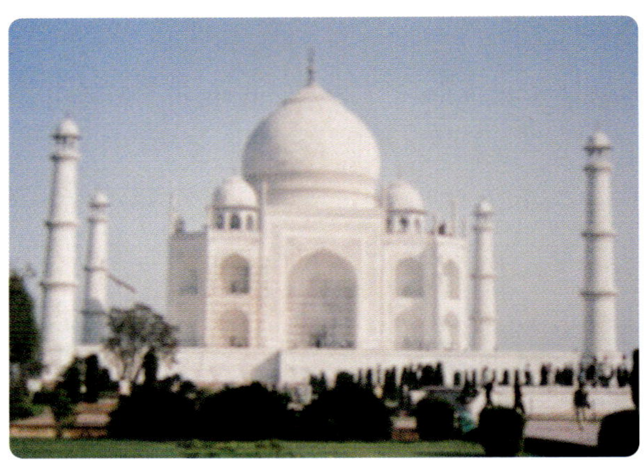

▲ 인도 타지마할

는 1월의 평균기온이 대체로 15℃에서 25℃이고, 고온기인 여름에는 7월 평균기온이 30℃에서 25℃로 연중 비교적 더울 뿐만 아니라, 산간지방 이외에서는 연중 서리가 오지 않는다. 또한 11월부터 4월까지는 비가 아주 적게 오는 반면 5~10월에는 연평균 강우량이 많은 다우형으로서 벼를 많이 재배하고 있다.

인도는 4대 문명 발생지의 한 곳이기 때문에 기원전 1800년에 이르기까지 화려한 번성시대를 누렸으나, 약 4000년 전 유라시아 스텝지역으로부터 유목민인 아리안족이 침입하여 인도의 지배계층을 이루면서 인도의 음식문화에 크게 영향을 끼치게 되었다. 인도내부에는 공식적으로 13개의 언어가 쓰이고 비공식적으로 300여 개의 부족 언어가 있어 공용어로 영어를 쓸 만큼 부족간의 문화적 영향을 받고 있으나, 이는 '다양한 음식 문화를 가질 수 있다는 의미'도 된다. 또한 많은 인종·언어·종교와 계급제도인 카스트 제도(브라만·크샤트리아·바이샤·수드라의 네 계급)는 인도의 식문화 형성에 큰 영향을 끼치고 있다.

2) 음식문화의 일반적인 특징

(1) 인도의 음식문화는 마살라(Masala, 향신료) 문화

마살라는 인도 요리에서 우리의 간장·된장처럼 맛을 내는 것으로 주로 식물의 열매·씨앗·잎·뿌리 등으로 만들어진 향신료로 그 종류도 아주 많다. 인도요리에서는 재료에

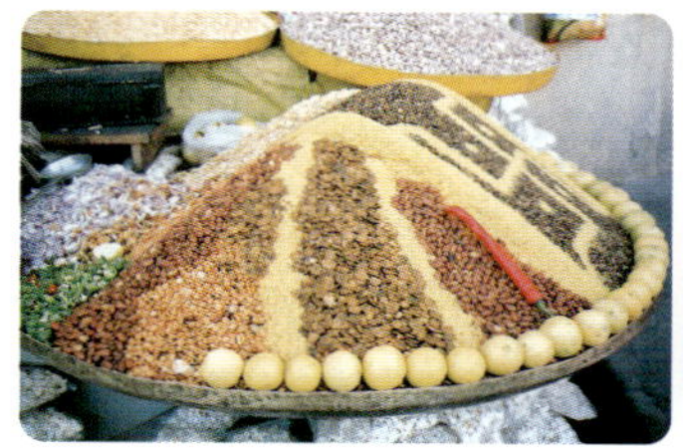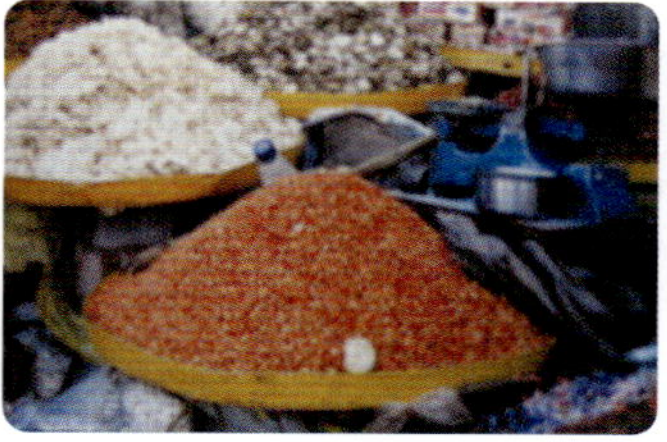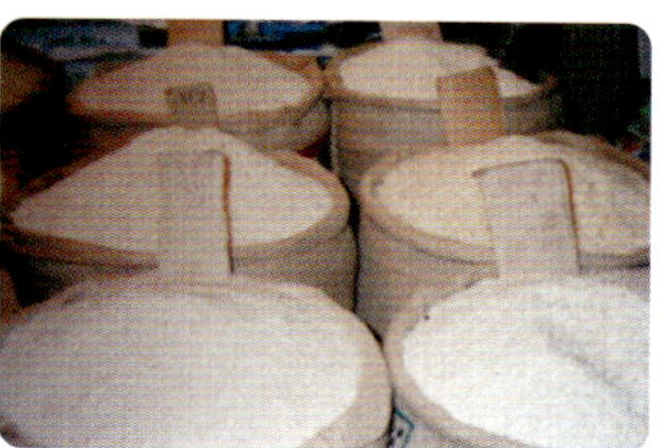

▲ 각종 향신료

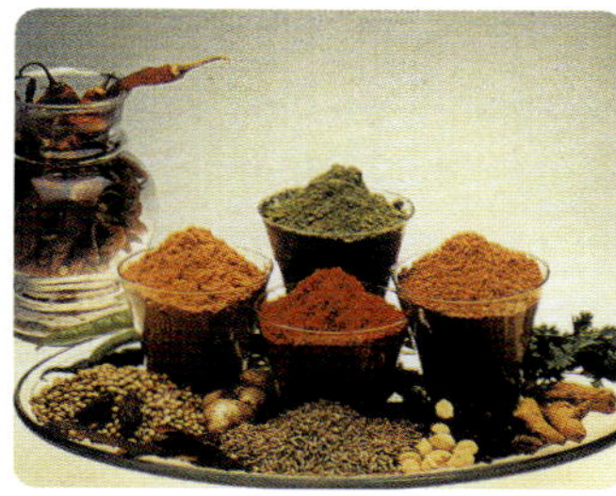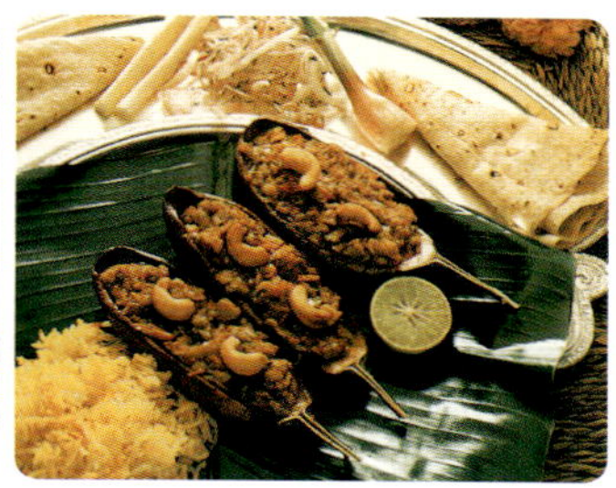

▲ 마살라음식

열을 가하고 나서 삼황, 후추, 계피, 샤프란, 육두구, 고추, 계피, 커민 등을 이용한 종합 향신료인 마살라를 넣어 향기를 내고 맛을 내는 것이다. 반찬에서 스낵까지 인도음식의 대부분은 이 마살라를 빼놓고는 생각할 수 없기 때문에 인도요리는 독특한 '마살라 문화' 라 할 수 있다.

(2) 카스트제도

채식주의자들은 대부분 힌두교도로 육류를 일체 먹지 않는다. 비채식주의자들은 이슬람 교도·시크교도·그리스도교도들이다. 육식 습관 속에서도 식육하는 대상의 종류에 따라 카스트의 의례적 위계가 있음을 볼 수 있다. 카스트에 따른 음식의 위계화에 일치되게 브라만은 보통 채식을 하며 수드라 계층 중 가장 천한 불가촉 천민은 쇠고기를 포함한 모든 고기를 먹고, 중간에 위치한 카스트들은 육식을 할 경우 대부분 닭고기, 염소, 양고기는 먹고 쇠고기와 돼지고기는 기피한다.

(3) 정·부정의 음식문화

정·부정을 토대로 한 음식재료의 의례적인 분류를 안느(Anma)와 팔(Phala)로 나눈다. 쌀, 밀, 보리, 콩류 등 농사를 지어 생산되는 것은 안느에 속하고 야생곡류, 야채, 과일 등 경작하지 않고 스스로 자라는 것은 팔에 속한다. 인도인들은 인간의 손이 가지 않은 팔은 정한 것으로 보고 길한 의식에 사용한다.

(4) 불이 없어도 요리가 가능한 음식문화

① 물, 손을 써서 하는 경우 : 야채를 씻어서 달을 물에 담그는 것, 그밖에 껍질을 벗기거나 비비고 자르고 체질하는 것

② 유제품을 사용하는 경우 : 열을 사용하지 않고 우유나 유제품을 섞어 만드는 요리

③ 공기와 태양으로 요리하는 경우 : 야채나 설익은 과일을 태양열을 이용하여 피클을 만들거나 야채를 보관하기 위하여 햇볕에 말려 건조

(5) 까짜와 빡까의 음식문화

음식을 만드는 방법에 따라 까짜와 빡까로 나눈다. 까짜는 '날것'이란 뜻이다. 즉 물을 사용해서 만드는 음식을 까짜라 하고, 우유로 만든 기(ghi)라는 기름을 사용한 음식을 빡까라 하며 까짜에는 밥, 채소와 같은 날것, 빡까에는 우유로 만든 음식이나 익힌 음식 등이 속한다.

3) 대표적인 음식

(1) 인도의 주식

① 빵

로티는 인도 식빵의 총칭으로 차파티(chapati), 난(nan), 파라타(paratha), 푸리(puri) 등이 있다.

• 차파티(chapati)

밀기울이 든 밀가루(아타)로 만든 발효가 안된 빵이다.

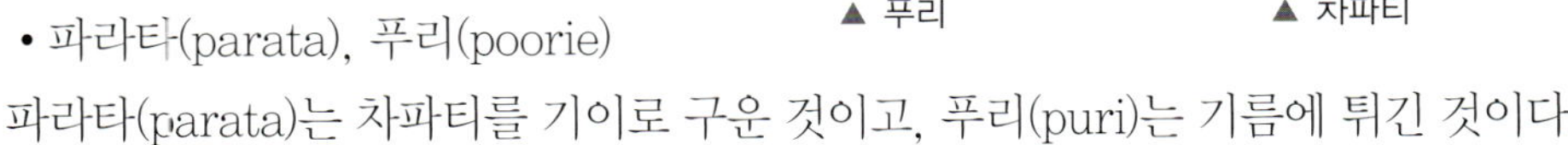

▲ 푸리　　　　▲ 차파티

• 파라타(parata), 푸리(poorie)

파라타(parata)는 차파티를 기이로 구운 것이고, 푸리(puri)는 기름에 튀긴 것이다.

• 난(nan)

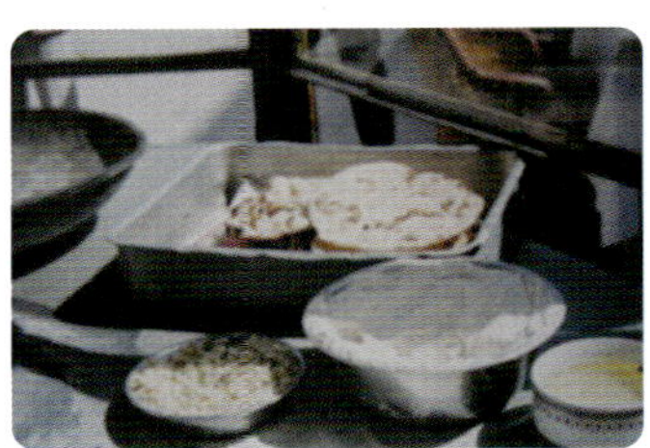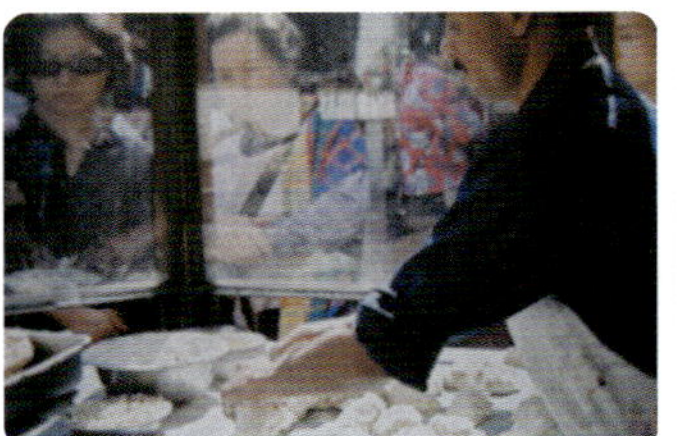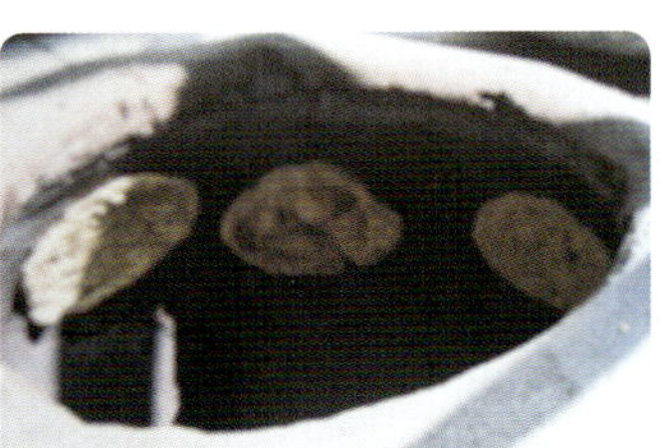

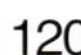 ▲ 난 만드는 모습

정제한 하얀 밀가루로 발효시켜 구운 빵이다. 반죽을 탄두르 안쪽 벽면에 넓은 잎사귀 모양으로 넓게 늘여 붙여서 구운 빵으로 탄나와라고 한다.

② 밥(쌀로 만든 요리)

• 풀라우(pulao)

향신료를 알맞게 섞어서 지은 밥으로 우리나라의 볶음밥과 비슷하다.

• 비리야니(biriyani)

향신료와 견과류를 사용한 고급음식으로 채소만으로 만든 것도 있지만 머튼 비리야니나 치킨 비리야니가 일반적이다.

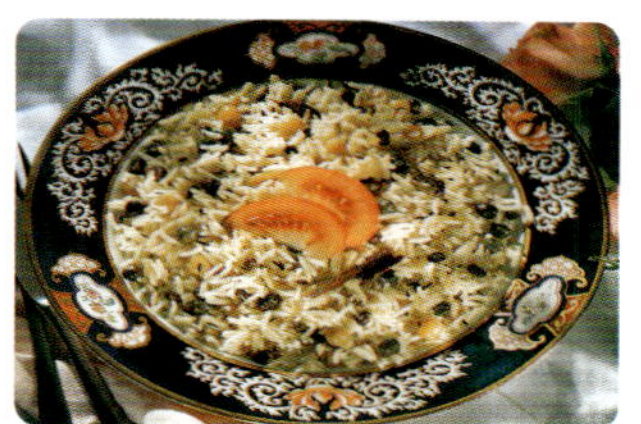

▲ 풀라우

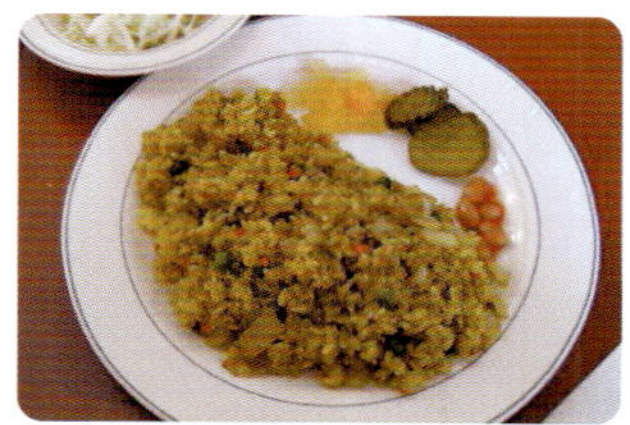

▲ 비리야니

(2) 커리(curry)

인도음식은 약한 불에서 은근히 가열하여 향신료가 잘 스며들어 깊은 맛이 나는 것이 특징으로 채소와 고기에 향신료를 넣고 걸쭉하게 끓인 음식인 커리가 있다. 인도에서는 커리를 만들 때 고기와 채소 중 한 가지만을 사용하는 것이 보통이다.

커리는 종류가 수십 종이 있고 계피 · 정향 · 육두구 · 파프리카 등 15~16종의 향신료를 사용하는 것이 특징이다. 기본이 되는 향신료는 심황과 고추로 심황 때문에 인도의 음식은 노란색을 띠는 것이 많다. 고기를 이용하는 커리의 주재료는 양고기와 닭고기인데 머튼 커리와 치킨 커리는 전통적인 커리로 꼽힌다.

(3) 탄두리치킨(tandoori chicken)

큰 항아리처럼 생긴 탄두르를 이용하여 요구르트에 절인 닭을 여러 가지 향신료에 재웠다가 쇠꼬챙이에 꿰어 구운 요리이다.

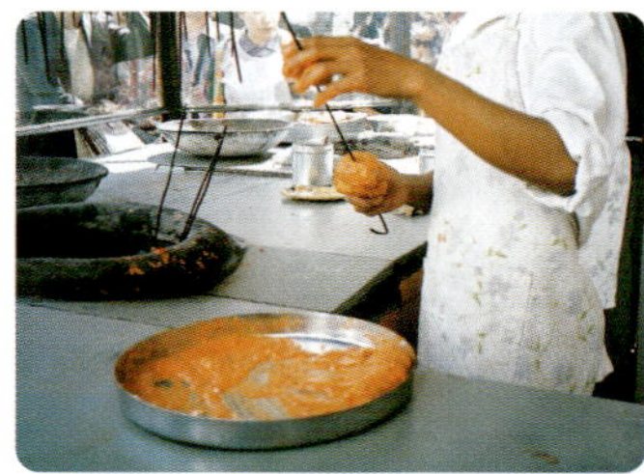
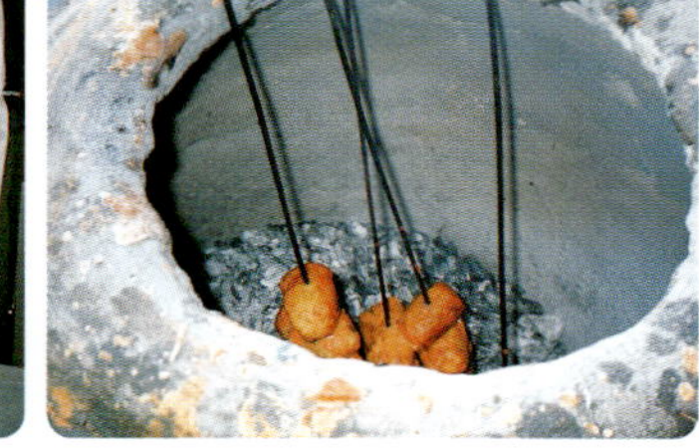
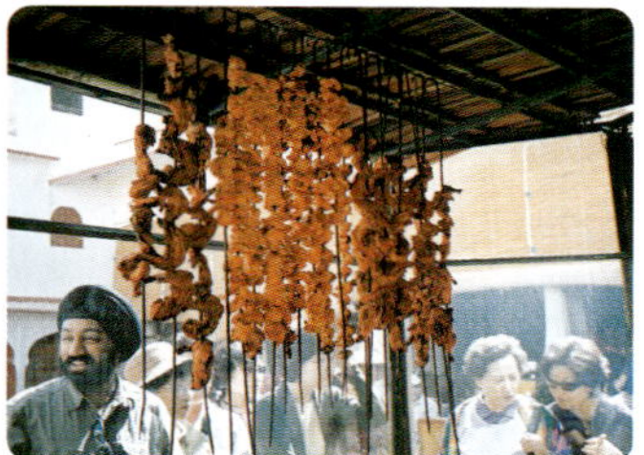

▲ 탄두리치킨

(4) 달(dhal)

부드럽게 삶은 콩에 마살라를 가미한 수프로 콩의 종류에 따라서 맛과 모양이 달라진다. 밥과 차파티에 달을 섞어 먹는 것이 식사의 기본이다.

(5) 파니르(panir)

채식요리에서 특징적인 것으로 하얗고 부드러운 치즈로 단백질원으로 이용된다. 요리로서는 팔락 파니르(palak panir)가 일반적이다.

(6) 인도의 스낵

① 도사(dosa)

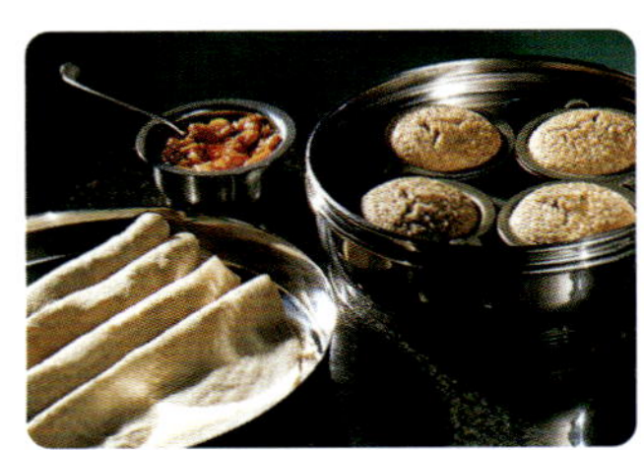

남인드의 스낵으로 콩과 쌀가루를 반죽해 철판에 얇게 구운 것으로 크레이프라고도 하며 가벼운 식사로도 좋다. 감자 삶은 것을 넣고 만든 마살라 도사와 자른 양파를 넣은 어니언 도사가 있다.

▲ 이들리와 도사

② 이들티(idli)

쌀가루로 만들어진 찐빵으로 담백한 맛이어서 아침식사로 적합하다.

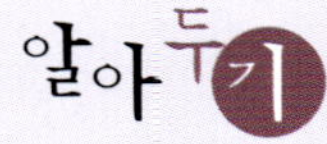

향신료

• 커리(curry)

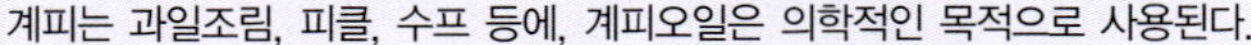

카레라는 말은 '맛있다'라는 뜻의 힌두어인 '쿠리 쿠리'에서 왔다. 카레가루는 한 가지의 식재료가 아니라 십여 가지의 향신료를 섞어서 만든 것이다.

• 계피(cinammon)

주요생산지는 스리랑카와 미국, 중국 등이며 계피의 품질은 두께가 얇고 향기가 좋은 것이 최상품이고 계피가루는 페스트리, 빵, 푸딩, 캔디 등에, 통계피는 과일조림, 피클, 수프 등에, 계피오일은 의학적인 목적으로 사용된다.

• 정향(clove)

정향은 육류의 누린내와 생선의 비린내 등을 없애주는 강한 향미와 달콤함을 지니고 있다. 이 달콤한 향미는 푸딩, 과일 펀치, 케이크, 차, 술 등의 향미료로도 사용된다. 향이 매우 강하기 때문에 지나치게 많이 사용하지 않도록 주의한다.

• 생강(ginge)

생강빵을 만드는 데 필수적인 재료로 갈대와 비슷한 잎을 가진 초본이며 그 뿌리를 사용하는데 매운맛과 향을 가지고 있다. 생선요리에 사용하기도 한다.

• 커민(cumin)

커민은 캐러웨이와 유사한 식물의 향기 있는 씨앗이다. 약간 씁쓸하고 달콤하면서도 다소 자극적인 향료이다.

③ 사모사(samosa)

마살라로 맛을 낸 감자를 밀가루피로 삼각형이 되게 만
들어서 기름에 튀겨 낸 스낵이다.

④ 파코라(pakora)

대표적인 스낵 중의 하나로 꽃양배추 · 양파 등의 채소에
마살라 맛의 껍질을 입힌 튀김이다.

⑤ 알루초프(aluchop)

데친 감자를 크로켓형이나 하트형으로 튀긴 것으로 매운 소스를 쳐서 먹는다.

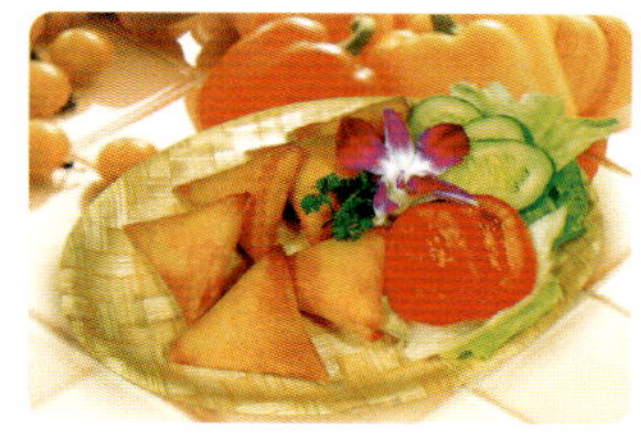

▲ 사모사

(7) 유제품

요구르트(다히), 버터(마칸), 액체버터(기이), 버터밀크(럭시) 등이 있다.

4) 식음료

(1) 대중적인 음료

① 차이(chay)

우유, 설탕, 때로는 가지와 차잎의 즙을 넣고 끓인 홍차로 매우 달다. 인도의 대표적
인 음료이다.

② 남인도의 커피

커피를 생산하는 남쪽에서는 차이와 함께 값이 싼 대중적인 차로 커피를 들 수 있다.
양손에 잡은 컵에서 컵으로 커피를 이동시키는 동작을 몇 번 반복하면 설탕과 우유가
잘 섞이고 거품이 있는 뜨거운 커피가 만들어진다.

③ 라시(lassi)

고급스런 인도 대중음료이며 컷터에 설탕과 얼음을 넣어 휘저은 단맛과 짠맛이 나는
음료이다.

④ 코코넛 주스(coconut juice)

코코넛의 윗부분을 칼로 잘라 빨대를 꽂아 즙을 마시는데 뒷맛이 고소하다.

(2) 술

① 토속주

야자나무 줄기에서 뽑아낸 즙을 발효시켜서 만든 것으로 색다른 것이다.

② 찬

인도, 네팔에서 티벳계의 사람들이 주로 마시며 곡물로 만든 탁주로서 티벳 고유의 술이다.

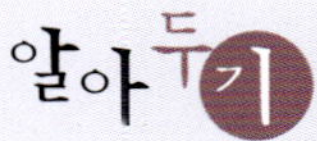
인도에서는 술을 마시려면 허가증이 필요하다. 현재 금주법이 실시되고 있는 주로는 구자라트 주가 있다. 허가증은 현지의 4대도시 관광국에서 간단하게 발부해 준다. 그 밖의 주에서도 드라이데이(dry day, 금주일)가 있는데 델리의 경우 매월 1일과 7일, 봄베이의 경우 매월 1일과 10일이 금주일이다.

5) 식사예절

① 인도에서 힌두교도는 식사 때 낮은 의자를 사용하거나 바닥에 앉으며 좌석 배치에 있어서도 규칙이 있다. 오른쪽에 주인이 앉고 그 왼쪽부터 연령순대로 앉고 노인과 소년, 소녀는 조금 떨어져 앉고, 성인이 된 여자는 남자와 함께 식사를 할 수 없고 남자의 시중을 든다.

② 식사 전에는 반드시 물로 양손을 씻고 대부분 손가락으로 집어 먹으며 음식이 뜨거울 경우에는 나무 숟가락을 사용하기도 한다

③ 오른쪽으로 식사를 하고 물을 마실 때 컵을 입에 대지 않고 물을 입 안에 부어 넣는다.

④ 식사 후에는 물로 양치한 후에 물을 뱉어 버린다.

⑤ 식사 중에 이야기하는 것을 무례하게 여기므로 식사가 끝나면 손을 씻고 양치한 후에 이야기를 시작한다.

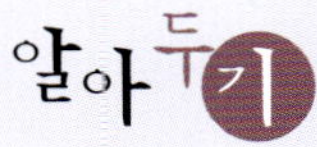

카레의 유래

남인도의 '소스'라는 뜻인 카리(kari)가 영국인들에 의해 커리(Curry)로 변했고 일본에 오면서 카레라고 부르게 된 것이다. 카레에는 항암성분이 포함되어 있다고 하며 치매인 알츠하이머병을 예방하는 성분이 들어 있다는 결과가 나오기도 했다.

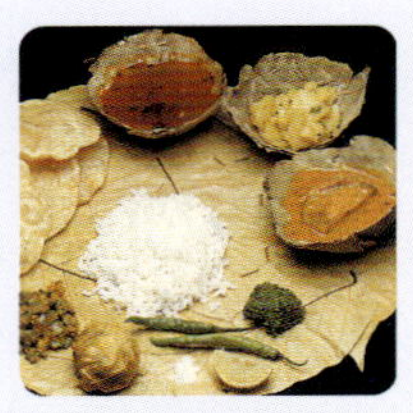

탈리(thali)

카스트규정 등으로 인해 인도인들은 반드시 각자 자신의 그릇에 음식을 담아 먹는다. 이때 1인분씩 금속으로 만든 오목하고 작은 그릇에 음식을 담아 탈리라는 금속제의 큰 쟁반에 담아낸다. 탈리에는 주식으로 비리야니 또는 난, 차파티, 달, 커리 종류, 다히 등을 담아낸다.

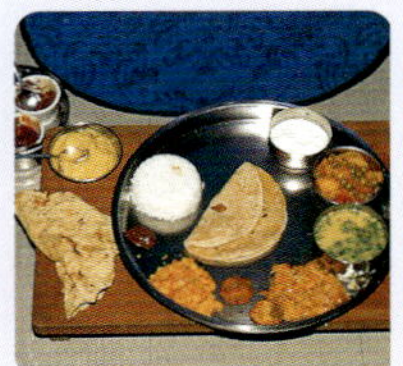

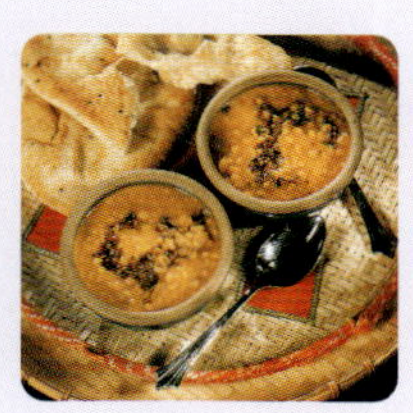

인도에서 암소를 신성시하게 된 이유는?

  B.C. 2000년경 아리아인들이 인도를 침공하여 들어올 때 자신들의 소를 가져왔다. 이 소는 등에 혹이 둘 난 소로 인도의 풍토에 맞지 않아 번성하지 못하였다. 그래서 살아남은 소들을 보호하기 위해 신성한 동물로 규정함으로써 도살을 방지했다. 소를 잡아 먹는 것보다는 우유와 유제품을 이용하는 것이 유익하기 때문이다.

■■ 탐구문제

1. 인도의 축제를 알아보고 축제일의 독특한 음식문화를 알아보자.

2. 종교에 따른 채식, 비채식주의에 대해 좀 더 자세히 알아보자.

3. 인도의 커리와 우리나라의 카레의 차이점에 대해 알아보자.

2. 터 키

1) 식생활문화의 배경

터키의 중앙고원은 동쪽으로 갈수록 높은 지형을 가지며 아라라트 산에서 흑해를 따라 폰투스 산맥, 지중해를 향해서 남서쪽으로 토로스 산맥과 안티토로스 산맥이 달리며 아나톨리아 서부에는 서(西)아나톨리아 산맥이 북서에서 남동쪽으로 뻗어 있다. 안티토로스 산맥 남쪽에의 평야와 이스켄데룬 만(灣)에 면한 아다나 평야는 하천이 산맥으로부터 운반해 온 퇴적 토양으로 토지가 매우 비옥하다.

해안평야는 에게 해 및 마르마라 해 연안 이외에는 협소하다. 흑해 연안의 적은 한서의 차는 차나무·레몬·오렌지 등이 잘되게 한다. 바프라 평야는 특히 비옥하며 시노프 동쪽 흑해 연안지대는 잎담배 산지로 유명하다. 흑해 연안의 서쪽은 겨울에, 동쪽은 가을에 비가 많다. 아나톨리아의 서부·남부 평야는 지중해성기후로 겨울에는 온난다우하고 여름은 고온건조하여 벼농사가 잘된다.

마르마라 해 연안은 지중해성·흑해성기후의 양쪽 특성을 가지며 가을과 겨울에 비가 많고 봄에도 호우가 내리는 일이 많다. 내륙 고원지대의 심한 한서차와 계절마다 다른 강수차이가 이 지역의 특징이다.

이런 지역적 특성을 가진 터키인들은 중앙아시아 유목민의 음식문화, 이슬람의 음식문화, 그리고 비잔틴 제국의 음식을 융합하여 독특한 음식문화를 발전시켰다.

터키의 주산업은 자급률 100%를 자랑하는 농업으로 밀가루, 쌀, 면화, 헤젤너트 등이 주요 작물이며 양을 중심으로 한 목축업도 발달하였다.

2) 음식문화의 일반적 특징

터키는 식량을 자급하고 있는 몇 안되는 나라 중 하나이며, 터키 요리는 프랑스, 중국 요리와 함께 세계 3대 요리로 꼽을 정도로 맛과 다양함을 자랑한다.

① 터키 국민들처럼 소박하고 소스나 향신료를 많이 쓰지 않으면서 재료의 원래 맛을 살리는 것이 특징이다.

② 터키에서는 요리에 돼지고기를 사용하지 않는다.

③ 터키요리는 고급스러운 레스토랑보다는 서민적인 로칸타에서 먹는 것이 잘 어울린다. 로칸타는 줄을 서서 주문하는 셀프서비스 방식의 대중 음식점이다.

④ 터키음식은 스파이스와 허브를 많이 사용하여 맵고 자극적이며 우리나라 음식과 상

당히 비슷한 편이다.

⑤ 올리브 오일을 많이 사용한다(차가운 전채 요리인 메제에 주로 사용한다).

⑥ 굽는 요리를 좋아하고 육류를 많이 먹으며, 간이 짠 것과 샐러드와 같이 아주 싱거운 맛의 이중적인 맛을 지닌다.

3) 대표적인 음식

(1) 육류를 이용한 음식

터키인들은 쇠고기보다 양고기를 즐겨 먹는다. 돼지고기는 코란이 금하고 있으므로 먹지도, 사육하지도 않는다. 유목생활에서 풍부한 육류로 부족한 물에 삶아 먹기보다는 꼬치에 끼우기나 석쇠에 구워 먹는 음식으로 개발되었다.

구이요리의 대표적인 것으로는 케밥(kebab)과 쿠프테(kufte)가 있다.

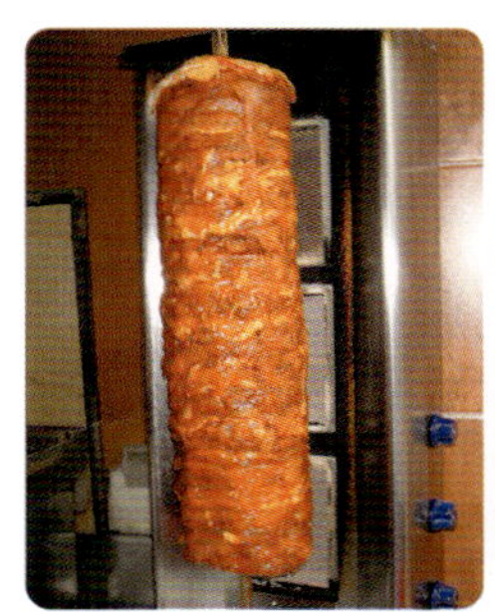
▲ 케밥

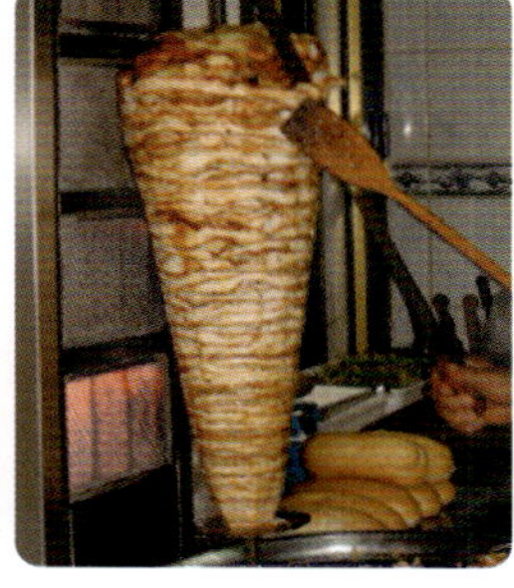
▲ 되네르 케밥

① 케밥(kebab)

프랑스는 소스, 이탈리아는 파스타로 각국을 대표하는 음식을 말한다면 터키는 케밥이라고 할 수 있으며 케밥은 300가지 이상의 종류가 있다. 케밥은 길다란 쇠꼬챙이에 얇게 썬 양고기나 쇠고기, 닭고기를 긴 꼬치에 꿰어서 숯불에서 돌리면서 굽는 요리로 익은 부분을 길다란 칼로 잘라낸 후 구운 고기와 토마토, 양배추 등 여러 가지 채 썬 샐러드와 함께 피데(둥근 빈대떡 모양의 터키빵)에 싸 먹는다.

• 시시케밥(shishi kebab) : 가장 대중적인 케밥요리로 꼬치에 꽂아 굽는 것이다. 'shishi'는 꼬챙이를 의미하는 것으로 꼬챙이에 고기를 끼워 구워서 낸다. 간 양고기나 쇠고기에 고추, 양배추, 갖은 향신료를 넣어 잘 주물러 손으로 모양을 잡아 꼬치에 끼워 굽는다.

• 되네르 케밥(doener kebap) : 양고기 또는 쇠고기를 불에 구어 가늘게 썬 것이다.

• 이쉬켄데르 케밥(ishkender kebap) : 되네르 케밥에 요구르트와 토마토 소스를 첨가한 것이다.

- 항아리 케밥 : 터키의 전통식 케밥으로 호리병 모양의 토기 항아리 안에 쇠고기, 감자 등의 케밥재료와 각종 야채, 버섯 등을 넣어 푹 쪄낸 후, 항아리를 깨서 나누어 먹는다.

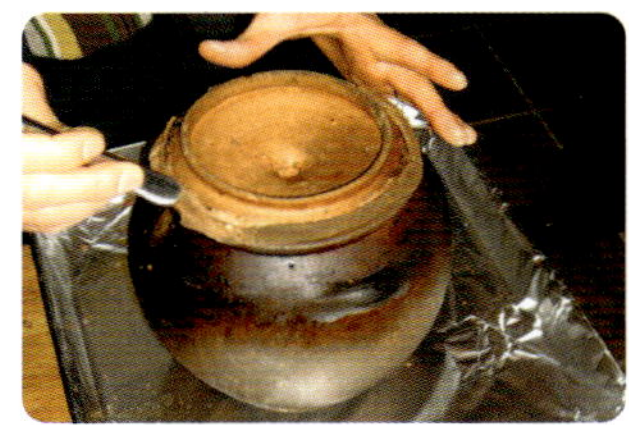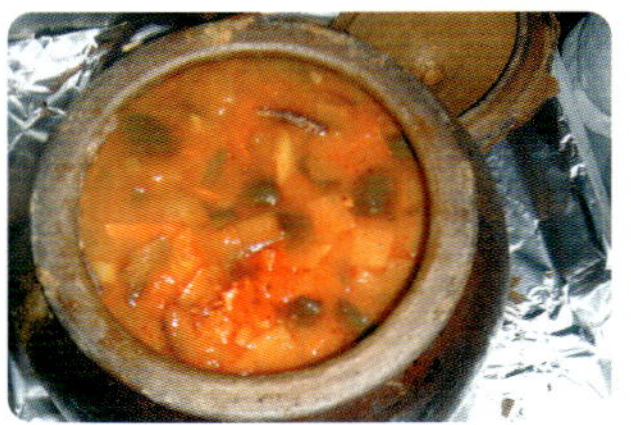

▲ 항아리케밥

(2) 채소를 이용한 음식

채소를 구운 반찬과 생으로 많이 먹는 것도 유목민의 식생활 습관의 연장에 속한다고 본다.

[표 5-1] 터키의 채소를 이용한 음식

음식명	특징	종류
전채	식사가 나오기 전에 한 접시에 전채요리(meze)가 준비된다.	돌마, 살라타, 요구르트와 콩을 갈아서 만든 소스 으깬 가지, 매운 고추 소스 등
샐러드(salatasi)	채소를 깨끗하게 씻어 싱싱한 상태로 제공	토마토, 코리엔더, 붉은 양배추, 양상추 등
절임음식	채소나 향신료를 사용하여 짠지를 담그고 맛도 우리와 비슷	오이, 당근, 토마토, 피망, 올리브, 마늘, 고추, 양파 등

(3) 밀가루를 이용한 음식

전국적으로 재배되고 있는 밀이 빵을 만들기에 적합하여 빵이 주식이고 맛과 질감이 아주 좋다.

① 빵

빵은 이동하면서 먹을 수 있고 보관도 용이하므로 유목민에게 편리한 음식이다. 빵 종류에는 주식인 에크멕(ekmek), 피데(pide), 간식인 시미트(simit), 포아차(pogaca), 보렉(borek) 등이 있다.

② 만트(manti)

한국식 만두와 비슷하다. 작은 만트를 쪄서 건진 후 그 위에 마늘을 갈아 넣은 요구르트와 기름을 넣은 토마토 소스를 얹은 후 고춧 가루를 뿌리면 터키식 만트가 된다. 갑바도기아의 카이세리 만트가 유명하다.

[표 5-2] 터키의 빵의 종류

음식명	특징
에크멕	프랑스 바게트와 유사하고 식당에서 흔히 제공됨
피데	단순히 밀가루만을 사용하여 구운 얇고 둥글넓적한 빵으로 피자와 유사하나 치즈를 사용하지 않아 담백
시미트	도넛 같은 고리 모양의 빵과자로 맛이 짭짤하며 깨가 붙어 있어 고소함
포아차	간식용 빵으로 속에 요구르트나 치즈가 들어 있음
보렉	치즈나 계란, 각종 야채, 간 고기 등이 들어 있는 페이스트리를 튀기거나 구운 것

▲ 피데

③ 괴즐레메(goezleme)

밀가루 반죽을 얇게 펴서 그 안에 치즈와 시금치, 감자 등을 넣고 둥근 프라이팬에 구워내는 간식이다.

(4) 쌀을 이용한 음식

한국이나 일본과 달리 인디카 타입의 끈기 없는 쌀로 밥을 하며 처음부터 기름을 넣어 익힌다. 쌀을 이용한 음식으로는 돌마와 필라프가 대표적이다.

① 돌마(dolma)

속을 채운 모든 음식을 돌마라고 부르는데, 포도 나뭇잎, 양배추 잎, 피망가지, 호박 등의 야채 안에 각종 양념을 한 쌀이나 고기, 채소, 견과류, 파스타를 넣어 쪄서 만든 음식으로 그 종류가 수십 가지에 이른다. 미디에 돌마는 홍합 안에 쌀을 넣어 찌는 요리이다.

② 필라프(pilav)

한국의 볶음밥과 비슷하고 밥을 할 때 처음부터 버터나 마가린 등을 넣기 때문에 기름으로 볶는 것과 같다. 쌀을 이용한 음식으로 기름을 섞은 흰밥인 베아즈 필라프를 즐겨 먹는다.

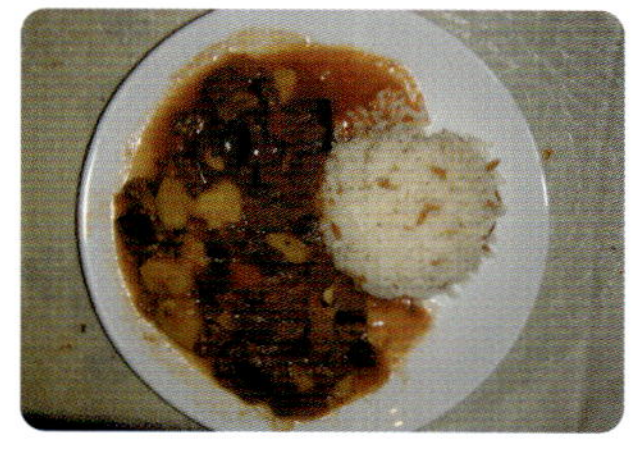

▲ 필라프

(5) 초르바(chorba)

녹두를 갈아 만든 녹두죽과 비슷한 음식으로 밀가루와 시금치, 호박, 무, 당근, 양파, 마늘, 가지, 고기, 쌀, 토마토 등 다양한 채소로 만든 수프이다.

(6) 파스티르마(pastirma)

절여서 말린 고기, 저장육으로 '육포'의 개념이다. 터키인들이 좋아하는 전통음식 중 하나로 쇠고기나 양고기를 이용한다. 향신료와 소금을 사용하여 저장성을 높여 오랫동안 보관하고 운반하기 쉬워 유목생활을 하는 터키민족에게는 꼭 필요한 음식이다.

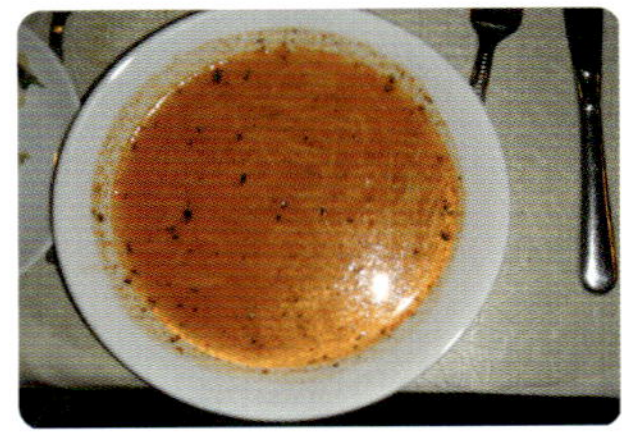

▲ 초르바(chorba)

(7) 유제품

요구르트는 상당히 걸쭉해서 처음 보면 마치 순두부 같은 느낌을 주는데 새콤한 맛이 나며, 소화를 돕기 때문에 식사 중간 중간에 떠 먹는다. 처음에는 타지인들이 먹기에 거부감을 느끼지만 이내 특유의 시큼함에 매료되어 그 맛에 매력을 느낀다. 터키인들에게 있어서 요구르트는 단순한 음료의 개념이 아니라 그 요리법에 따라 다양한 식재료와 어우러져 여러 가지 독특한 음식으로 변한다.

① 아이란(aayran) : 요구르트에 물과 소금을 섞으면 터키인들이 즐겨 마시는 '아이란'이라는 음료수가 된다. 이때 물과 소금의 비율이 이 아이란의 맛을 결정하며, 터키인이면 누구나 즐겨 마시는 음료로 아이란을 마시면 갈증이 없어지고 숙면을 취할 수 있다그 생각하여 주로 여름에 많이 마신다.

② 자즉(cacik) : 아이란에 야채, 특히 오이, 마늘을 이용하여 갈아먹는 음식이다. 차게 해서 먹는 음식으로 여름에 즐겨 먹는다.

③ 요구르트(yogurt) : 양이나 소젖을 발효시켜 만든 것. 장기간 보관 가능하고 고체와 액체 중간의 형태로 시큰하다.

④ 살렙(salep) : 난초향을 첨가하여 끓인 우유로 감기치료에 효과적이다.

⑤ 치즈(cheese) : 흰색의 치즈는 동물의 젖을 이용하고 쉽게 운반이 가능하며 편리하다.

4) 식음료

(1) 커 피

오스만 제국 시절부터 지금까지 커피는 터키의 생활방식과 문화에서 중요한 위치를 차지하고 있다. 1555년 시리아 대상이 이스탄불에 커피를 들여옴으로써 커피는 '장기 두는 사람과 사색가들의 우유' 라고 알려지기 시작했다.

17세기 중엽까지 터키식 커피는 정교한 예식의 한 부분이었으며 40명이 넘는 조력자의 도움으로 커피를 의식에 따라 준비한 후 술탄에게 바쳤다. 당시에는 여인들이 터키식 커피를 준비하는 방법에 대하여 하렘훈련을 받을 정도이다.

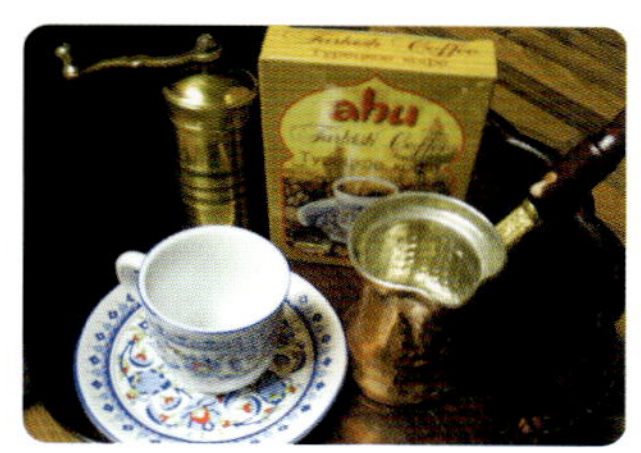
▲ 커피

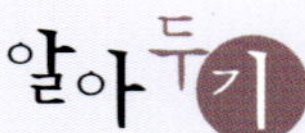
알아두기

터키식 커피 끓이는 방법

터키식 커피는 제스웨(cezve)라고 불리는 특수한 커피 주전자에서 끓인다. 에스프레소 잔 만한 커피 잔에 나오는 걸죽한 커피는 마시고 나면 커피 찌꺼기가 잔의 거의 반에 이를 정도라는데 처음 마시는 이들은 텁텁함을 느낀다. 손님은 커피를 마신 후에 커피 잔을 받침 위에 엎어 놓는다. 커피 잔에 남아 있는 것이 식으면 주인은 남은 것이 흘러서 생긴 흔적을 가지고 손님의 운수를 읽어 주는 관습이 있다.

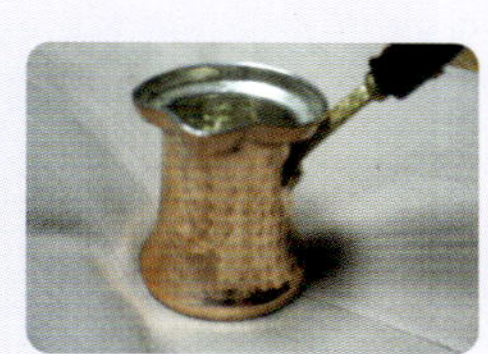
▲ 제스웨

(2) 와 인

터키 포도주는 오스만 제국 시대부터 생산되어 유명해졌으며, 현재 포도주를 수출하고 있다. 지역에 따라 약 34종의 포도가 생산되고 있으며 돌루자(Doluca), 카박클르데레(Kavaklidere) 상표가 유명하다. 토속주로는 라키(laki)가 있다.

(3) 라키(laki)

'사자의 젖' 이라고 불리는 라키는 강한 아로마인 아니스 열매향이 나는 터키의 토속주로 40°의 독한 술이다. 라키에 생수를 부으면 우유빛으로 되고 차게 마신다.

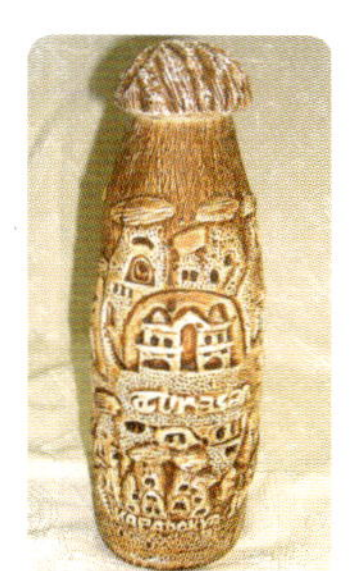
▲ 와인

(4) 차이(chay)

작은 컵에 설탕을 넣고 조금 진하게 끓인 차이를 붓는다. 포트 위쪽은 홍차, 아래쪽은 물이다. 차이의 원산지는 리제이며 흑해연안의 브라존 가까이에 있는 작은 마을에는 홍차

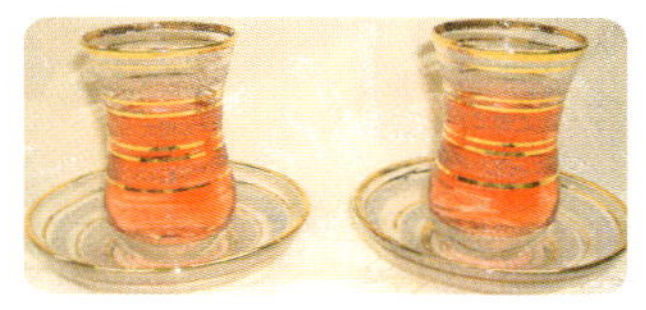
▲ 차이

밭이 많다. 터키인들은 이 차이를 앉은 자리에서 2~3잔을 마시기도 한다. 차이'로 터키의 향을 느낄 수 있다.

(5) 보자(boza)

옥수수나 보리를 발효시켜 만든 걸죽한 음료로 길거리에서 흔히 볼 수 있다.

5) 식사예절

① 음식에 코를 대고 냄새를 맡지 말아야 한다.

② 숟가락이나 포크를 빵 위에 놓지 않는다.

③ 식사 중에 사망자나 환자에 대해서 언급하지 않는다.

④ 음식을 마련한 사람에게 감사의 표시로 '엘리니제 사을륵'(elinize saglik : '당신의 손에 축복이 있기를'이라는 뜻으로 대개 '맛있게 먹었습니다'라는 인사)이라고 표현하는 말을 빠뜨려서는 안 된다.

■■ 탐구문제

1. 터키의 가장 대표적인 음식인 케밥에 대해 더 조사하고 그들의 자연 환경과 연관하여 알아보자.

2. 월드컵 경기를 치른 이후 달라진 터키에 대한 관심과 그들의 문화에 대해 논하여 보자.

3. 우리 음식과 터키음식의 공통점을 찾아보자.

3. 이스라엘

1) 식생활문화의 배경

북쪽 레바논 산맥과 갈릴리 고원(高原)은 동쪽은 요르단 계곡, 서쪽은 지중해 연안평야, 남쪽은 에스드렐론 평야의 3방향으로 경사를 이루며 이어진다. 에스드렐론 평야는 요르단 계곡에서 하이파 부근까지 매우 비옥한 곡창지대를 이루며 에스드렐론 평야의 남부는 160km에 이르기까지 평평한 1,000m대의 고원지대로 뻗어 있고, 고원의 북부는 강수량이 적당하여 많은 계곡을 이루며 그 가운데는 비옥하지 못한 평야도 있다.

남쪽의 강수량은 적으며 남동부는 유데아 황지(荒地)로서 반사막지대이다. 최남단은 이스라엘 면적의 1/2에 가까운 광대한 사막성 고원이며, 동쪽은 요르단 계곡, 서쪽은 시나이 사막에 접해 있다. 하이파 남동쪽 카르멜 산은 지중해에 접해 있다. 여기에서 이집트 가자 지구까지의 지중해 연안은 샤론·필리스디아 두 평야인데, 이 평야도 건조하며 사막성 토양이 계속되다가, 시나이 사막으로 들어간다.

이스라엘은 특정지역을 제외하고는 전형적인 지중해성 기후로 여름은 건조하고 기온이 30℃ 이상에 달하는 반면 겨울에는 강수량도 많고 온화한 기후가 된다.

2) 음식문화의 일반적 특징

① 향신료나 조미료, 올리브 기름은 이스라엘 음식에서 빼놓을 수 없는 요소이다.

② 유태교 계율에 따른 식사인 코셔르(Kosher)를 엄격히 지킨다.

③ 수백 가지 요리가 함께 공존한다.

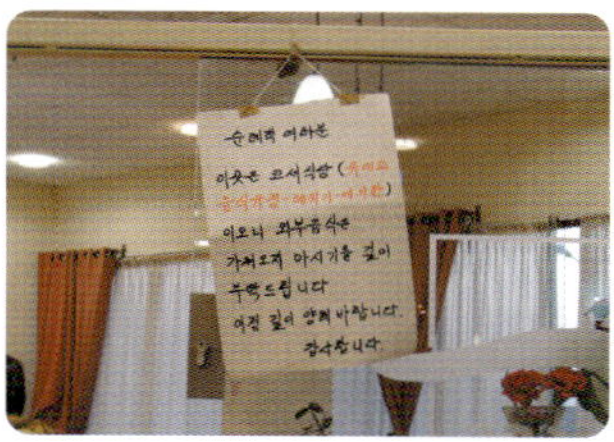

▲ 코셔르 식당

이스라엘은 각국으로부터 건너온 유대인에 의해 형성된 나라이다. 따라서 수백 가지 요리가 함께 공존하므로 어떤 요리가 전통요리라고 한마디로 정의하기는 어렵지만 전 세계의 요리를 두루 맛볼 수 있다. 최근에는 러시아, 동유럽, 이디오피아 등지에서 이주해 온 사람들이 부쩍 증가하고 있어서 그런 요리를 전문적으로 취급하는 레스토랑이 곳곳에 들어서고 있다. 물론 중화요리를 비롯하여 태국요리, 한국요리, 일본요리 등의 아시아 요리점도 있다.

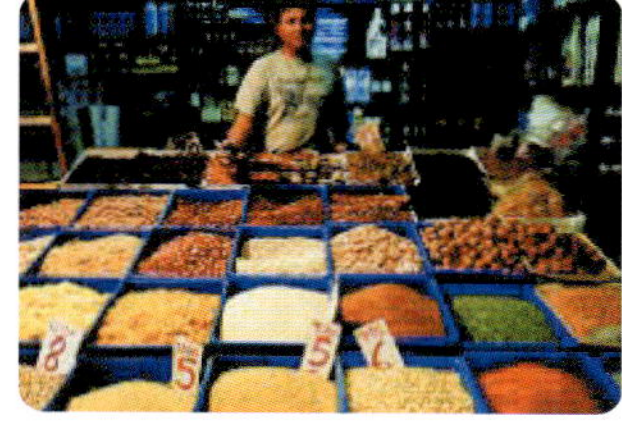

▲ 이스라엘 시장

알아두기

코셔르(Kosher)란?

유태교 계율에 따른 식사를 코셔르라고 하는데 그 특징 중의 하나가 돼지고기를 금기시한다는 것과 육류와 유제품을 동시에 먹지 않는다는 것이다(규정상 최소한 6시간의 간격을 두어야 한다). 쇠고기도 피를 뺀 것만 먹고 지느러미와 바늘이 있는 생선만 먹어야 한다는 규정 때문에 조개를 비롯한 해조류도 먹을 수 없다. 율법을 철저히 지키는 유대교인들은 전체 신자의 20% 정도로 이들의 경우 식내용만 다른 것이 아니라 사용하는 그릇도 다르며, 조리와 설거지, 보관을 엄격히 구분하기 위해 개수대와 찬장, 행주까지도 따로 사용한다. 코셔르에 따른 식재료의 구분은 다음과 같다.

① 유대인들에게 좋고 나쁜 육류

　좋은 것 : 소, 양, 산양, 영양, 사슴, 닭 등

　나쁜 것 : 돼지, 토끼, 낙타, 바위너구리

② 물에 사는 생물 중에서는 지느러미와 비늘이 있는 것만 섭취

　좋은 것 : 물고기류

　나쁜 것 : 새우, 문어, 조개류, 장어

③ 고기와 유제품을 함께 먹어서는 안 된다.

3) 음식문화의 변천과정

(1) 기원전 10세기(솔로몬 1차 성전시기)

성경에 언급된 일곱 가지 식물(밀, 보리, 무화과, 포도, 대추야자열매, 석류, 올리브)을 기본으로 양고기, 쇠고기, 사냥한 고기류를 먹었다.

(2) 1세기(2차 성전시기)

예수님시대의 음식으로 최후의 만찬에 대표적으로 잘 나타나있으며 유월절 만찬인 경우에는 희생양의 구운 고기, 무교병, 쓴나물, 포도주 등이 주 메뉴였다.

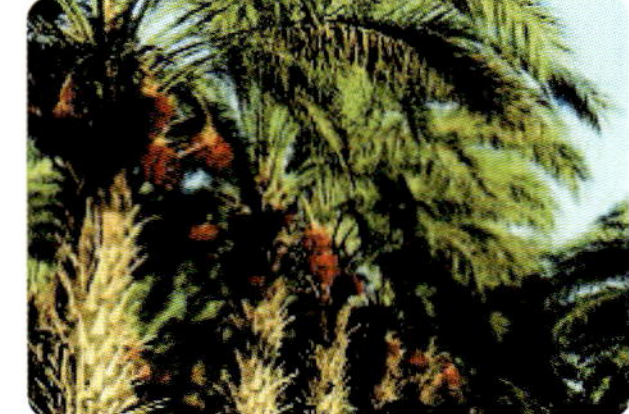

▲ 이스라엘 야자

(3) 1세기 헬라 및 로마의 영향

신선한 야채, 무절임, 절인 고기요리, 구운 고기, 훈제 및 튀김요리, 과일과 각종 와인이 'ㄷ'자 형으로 놓여진 테이블 위에 차려져 있고, 바닥에 기대어 식사를 하였다.

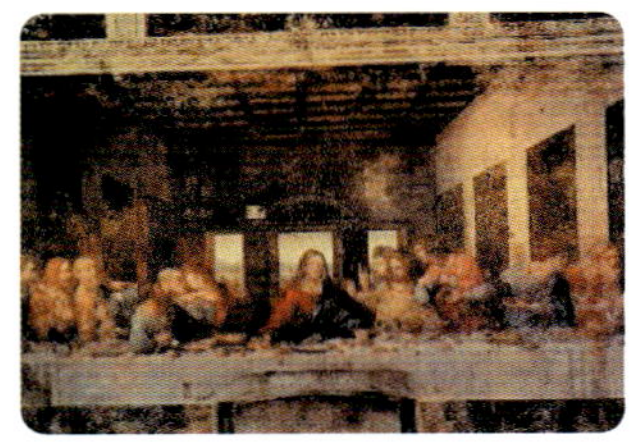

▲ 최후의 만찬

(4) 12세기

예루살렘에 도착한 십자군 귀족들이 중동 지역 요리에 관심을 가지고, 유럽에서 가져온 향신료도 넉넉히 사용하고 바나나, 선인장 열매도 요리에 사용되었다.

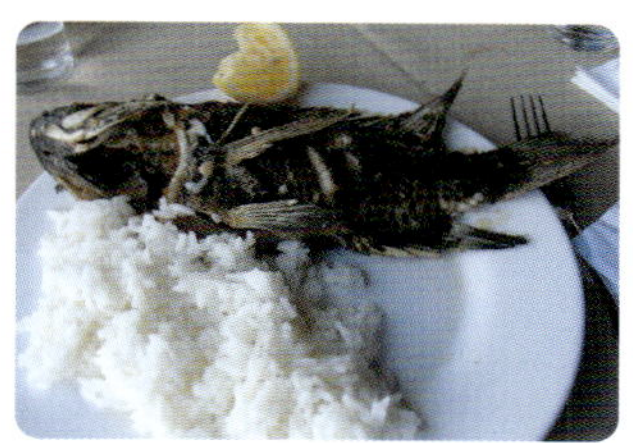

▲ 베드로 물고기

(5) 18세기 오토만 제국의 통치

아라비아, 터키식의 단과자류, 가지요리, 고기로 채운 각종 야채구이, 살구와 고기를 넣은 요구르트, 쌀과 고기를 다져 넣은 포도잎 요리, 케밥, 사탕류, 각종 과일과 커피 등이 주메뉴이다.

(6) 20세기 초 영국의 신탁통치

유럽 각 나라의 음식과 아라비아 음식문화와 교류하면서 현대 이스라엘 음식문화의 바탕을 만들었다.

4) 대표적인 음식

(1) 팔라펠(falafel)

호무스라는 콩을 갈아서 호두 정도 크기로 경단을 만들어 기름에 튀긴 것을 팔라펠이라고 부르고, 기름에 튀긴 피타의 끝을 자르고 팔라펠 6개 정도와 야채샐러드 등을 넣어 소스를 적당히 뿌려 먹기도 한다. 올리브 기름과 다른 양념들을 곁들여 만든 것 자체를 호무스라 하고, 고소하고 입에 척척 달라 붙는 게 먹을수록 맛이 있다.

(2) 피타(pitta)

지중해 연안과 중동지역의 독특한 빵으로서 직경이 10~15cm 정도로 둥글고 얇다. 반으로 쪼개면 마치 주머니처럼 속에 구멍이 나 있는데, 거기에 샐러드와 고기 등 여러 가지를 넣어서 샌드위치처럼 만들어 먹는다.

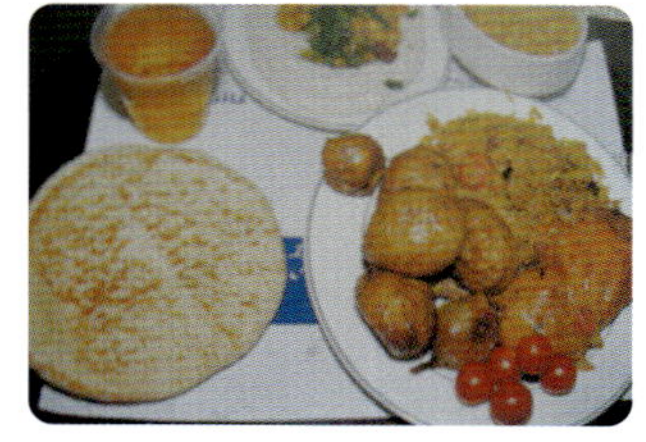

▲ 피타

(3) 베가레(begale)

타원형의 도넛을 크게 만든 것과 비슷한 빵으로 참깨가 많이 붙어 있어 냄새가 매우 좋다. 크기는 작은 것이 길이가 25cm 정도이고 큰 것은 70cm 정도인 것도 있으며, 이 빵을 살 경우 신문지에 향료도 함께 싸서 준다.

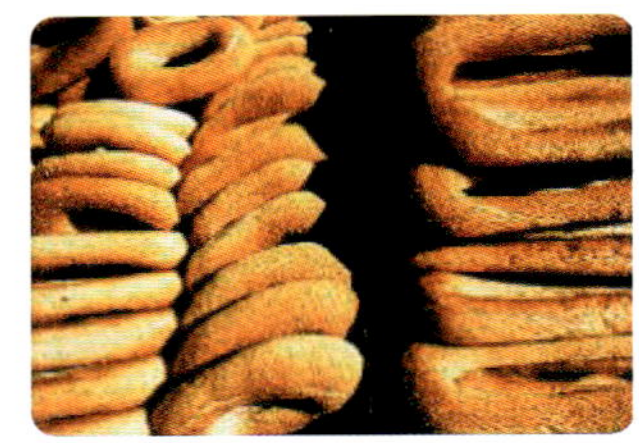
▲ 베가레

(4) 샤와르마(shawarma)

양고기를 구워서 만든 것으로 팔라펠 가게 앞에 빙글빙글 돌아가고 있는 것이다. 주문하면 돌고 있는 그릴의 고기를 잘라 피타에 넣어주는데, 여기에 감자 프라이드와 야채샐러드를 함께 넣어 준다. 먹는 방법은 팔라펠과 비슷하다.

(5) 초렌

쇠고기덩어리와 뼈를 콩과 함께 끓인 후 파프리카로 맛을 낸 요리. 끓이는 냄비요리에는 많은 다양한 형태가 있다. 이 요리는 부드러운 질감과 꿀 색깔로 요리되는 세파르디(스페인 또는 포르투갈계의 유대인) 통달걀이 더해진 형태이다.

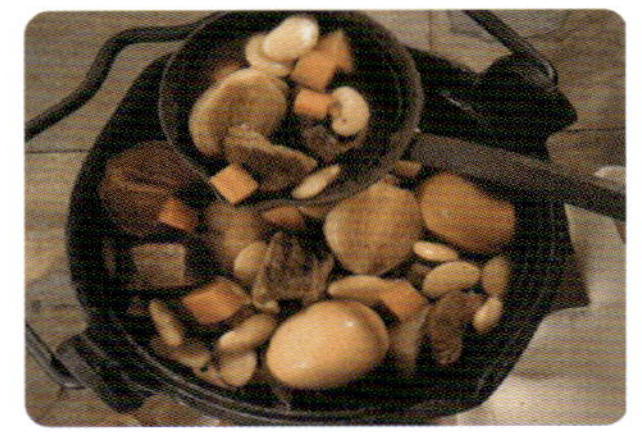
▲ 초렌

(6) 샤밧(shabat, 할라빵)

샤밧 기도문을 암송한 후에 소금을 뿌려서 먹는다. 사람이 팔짱을 끼고 쉬는 모습으로 예수님을 상징하고, 안식일 저녁식사에서 절대로 빠져서는 안 되는 귀한 빵이다.

(7) 하누카라(hanukkah)

명절에 먹는 달콤한 도넛. 유월절 때만 빼고 다른 명절에는 달콤한 빵을 먹는다.

5) 식음료

이스라엘에서는 커피를 주문하면 일반적으로 작은 컵에 농도가 짙은 아랍커피가 나온다. 그리고 네스카페라고 하면 인스턴트 커피를 총칭하는 의미로 사용되고 있다. 그러나 원두 커피를 마시려면 '필터커피'라고 주문하면 된다. 주스는 키브츠에서 생산된 과일로 만들어지는데 그 맛이 각별하다. 콜라 등의 소프트 드링크는 그 종류나 맛이 우리나라와 거의 비슷하다. 맥주에는 마카비와 골드스타의 두 종류가 있다.

간식으로는 유제품인 아이스크림과 치즈케이크 등이 특히 맛있다.

6) 식사 예절

이스라엘인들은 거의 모든 식사 예법에 코셔르를 적용한다. 따라서 식문화와 예절은 코셔르를 기본으로 하고 있다.

(1) 일상식

이스라엘인들은 아침식사로 요구르트, 치즈, 삶은 계란을 먹는다. 점심에는 하루중 가장 푸짐한 식사를 즐긴다. 옛날에는 모두 집으로 돌아가 푸짐한 점심식사를 했으나 최근에는 회사부근의 레스토랑 등에서 간단하게 해결하는 샐러리맨들이 늘어나고 있는 추세이다.

저녁식사는 평상시에는 가볍게 먹지만, 손님이 있는 날이나 안식일에는 온 가족이 함께 모여 성대한 식사를 한다.

(2) 특별식단(special diets)

① 유월절

유월절은 하나님의 소명을 받은 모세가 애굽에 들어가 바로 앞에서 속박과 고난 가운데 있는 이스라엘을 구원하는 데서 그 기원을 둔다.

만약 하나님의 거룩한 뜻에 따라 모세를 통하여 이스라엘을 애굽에서 구원하신 일이 없었다면 신약에서 그리스도의 수난과 십자가의 죽음으로 인한 죄인의 구원이 없었을 것이다.

그러므로 유월절은 신약에서 그리스도의 수난과 죽음에 대한 예언이며, 그 그림자이다. 또 신약의 예수 그리스도의 십자가는 구약의 유월절의 실체요, 완성인 것이다. 그러므로 이 유월절의 역사는 안식일보다 짧으나, 귀중하고 아름다운 의미를 가진 절기이다. 음식은 무교병을 기본으로 쩨로아(구운 양고기) 베이짜(구운 계란), 마로르(쓴 나물), 하로세트(달콤한 소스), 카르파스(봄채소, 파세리, 셀러리, 무), 눈물을 상징하는 소금물 등이다.

② 안식일(샤밧)

토요일의 만찬을 즐기며 촛대, 흰 초 2개, 포도주, 유리잔, 물주전자, 손 씻을 그릇, 수건, 할라빵 2개, 소금, 빵 덮는 냅킨, 생선을 메인 요리로 한다. 할라빵은 절대 칼을 대어 썰면 안 된다.

■■ 탐구문제

1. 이스라엘의 종교에 의한 음식문화의 특징에 대해 논하라.

2. 코셔르에 대해 더 자세히 알아보자.

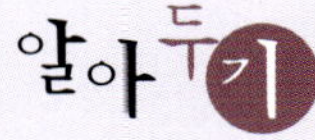

펫삭 축제

무교병축제라고도 불리며 4월의 14번째 되는 날을 기리는 것이다. 8일 동안이 축제 기간이며 첫날과 마지막 날은 공휴일이다. 펫삭축제 기간 중에는 이스라엘뿐 아니라 해외에 있는 거의 모든 유대인들이 기도와 연회를 즐기며 이날 먹는 음식 중 흥미 있는 것은 마쏘트(무교병)로 누룩이 없는 밀가루 반죽으로 구운 빵이다. 옛날 이집트에서 가나안 땅으로 탈출할 때 이집트 군대에 쫓겨 시간이 없자 밀가루 반죽으로 발효시키지 않고 그대로 구워 먹었던 것을 기념하는 음식이다. 무교병은 누룩이 들어가지 않아 빵이 얇으면서 바삭바삭하게 느껴진다.

4. 이 란

1) 식생활문화의 배경

이란은 옛날부터 페르시아라는 이름으로 알려진 나라로 아시아 대륙 서남쪽에 위치하고 동쪽으로는 아프가니스탄, 파키스탄, 서쪽으로는 터키, 북쪽으로는 카스피 해 양쪽에 걸쳐 러시아 및 중앙아시아와 접한다. 남쪽은 페르시아만과 접하며 전 국토의 절반은 산이고, 4분의 1정도가 사막과 황야이며, 그 나머지가 평야이다. 농경에 알맞은 주요한 평야는 전 국토의 7분의 1에 불과하다. 테헤란 북쪽 카스피 해 연안은 지중해성 기후로 온난하고, 남부 지역은 열대성 기후이다. 이러한 기후는 여러 가지 식품원을 제공할 수 있는 자연 환경을 조성해 주었다.

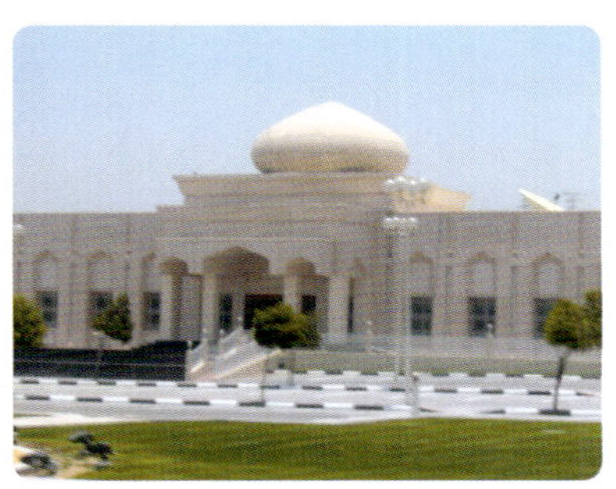

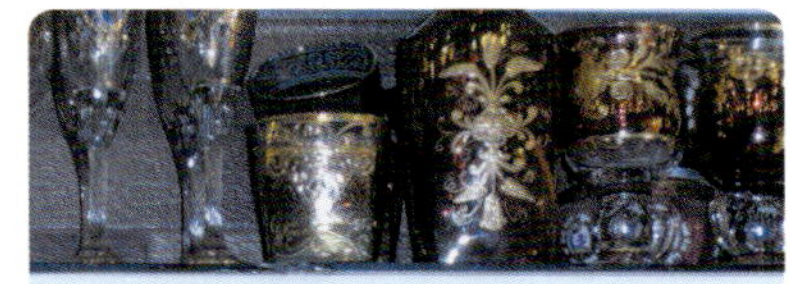

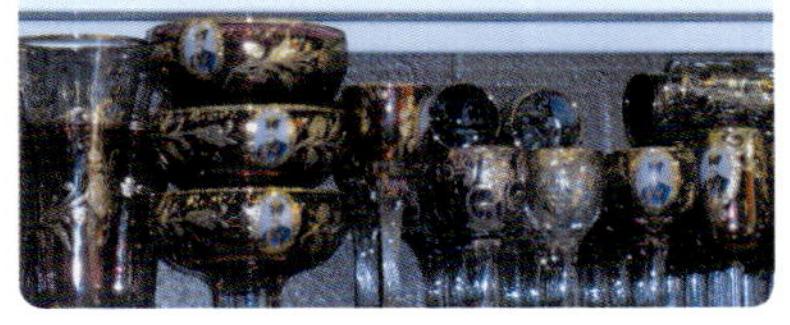

이란인들은 유목민의 후예로 예로부터 목축업을 생업으로 삼아 왔다. 오늘날까지도 목축이 성행하고 있으며 그 대상은 양, 산양, 소, 말, 낙타, 당나귀, 닭 등이다. 특히, 주요 식품원인 붉은 고기를 얻는 동물은 양, 소가 주류를 이루고 있다.

이란은 북부의 카스피 해와 남부의 페르시아 만과 오만 만이 어장을 이루어 수산 자원의 공급원이 되고 있다.

시와 문학의 나라 이란은 유럽, 아프리카, 아시아 중간지대에 위치하여 동서문명의 가교 역할을 했으며, 북방 유목민족 문화와 인더스·메소포타미아 문명을 흡수하여 복합문화를 형성하였다. 복합민족국가로서 인종의 다양성에도 불구하고 인구의 90% 이상이 열두 이맘파의 시아파 이슬람을 신앙하고 있어 이러한 종교적 연대에 의해 국가의 단일성을 유지하고 있다.

2) 음식문화의 일반적 특징

(1) 종교적인 식생활

이란은 오랜 역사를 거치면서 종교를 바탕으로 전통을 이슬람에 수용시켜 고유의 문화를 잃지 않고 이어 오고 있다. 라마단 축제 시 아프타트(죽)를 가난한 사람에게 나누어 주는데, 이러한 관습은 음식에도 그대로 나타나 종교적인 규제를 지키면서 전통적인 식생활을 하고 있다.

(2) 음식은 나누어 먹는 것

이란의 음식문화는 나눔의 미로 말할 수 있다. 축제일과 행사 때 음식은 종교의 의미를 함축한 관대와 자선을 시사하고 음식은 신이 내려 주신 축복으로 해석하고 생명연장의 공급원일 뿐만 아니라 인간관계의 도리를 지키는 매개물로 생각하고 있다.

(3) 손님을 중요하게 생각

이란인들의 생활에는 손님을 극진하게 대접하는 관습이 깊이 자리잡고 있다. 가장 극진한 대접이란 맛있는 음식과 최고로 안락하고 편안한 의자를 제공하는 것이라고 한다.

이란인들의 생활 속에서 음식은 인간의 도리와 윤리성으로 상징되고 식생활이 가장 중요하게 인식되고 있다.

(4) 소프레 문화

이란은 소프레(sofreh) 문화가 있다. 소프레는 바닥에 까는 보자기와 비슷한 천으로 그 위에 음식을 올려놓고 먹는 것이며, 대부분 사람들이 편안히 바닥에 앉아서 음식을 먹는 것을 좋아한다.

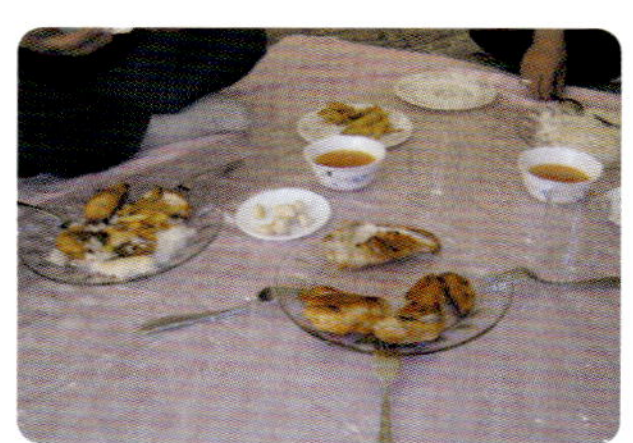

▲ 소프레 문화

(5) 풍부한 자원

이란은 넓은 영토와 많은 인종 그리고 다양한 문화로 지역별로 독특한 음식이 많다. 북부 카리브 해의 캐비어(caviar)를 비롯하여, 페르시아 만의 세계적으로 유명한 새우, 오만 해의 풍부한 해산물, 북부 산간지방의 버섯을 비롯한 풍부한 임산물 등 각 지역별로 특산물을 이용한 독특한 음식이다.

3) 대표적인 음식

(1) 주 식

① 첼로(celo)

다른 재료를 넣지 않고 쌀만으로 만든 밥을 말한다.

② 폴로(polo)

첼로를 기본으로 첨가되는 재료에 따라 폴로의 명칭이 정해진다.

에스럼볼리 폴로(케첩밥), 게이씨 폴로(살구밥), 하비즈 폴로(당근밥), 캬두 폴로(호박밥), 루비어 폴로(콩밥), 모르그 폴로(닭고기밥), 싸브지 폴로(야채밥), 쉬린 폴로(단밥) 등이 있다.

③ 타헤디그(tahedig)

쌀을 누렇게 눌린 누룽지 음식으로 타헤친과 타헤치네 에스훼니스 두 종류가 있다.

• 타헤친 : 쌀과 고기, 머스트(요구르트), 기름, 계란, 향신료를 기본 재료로 하여 섞은 후 소금과 후추로 간한 것으로 맛이 고소하고 담백하여 특별한 행사나 귀한 손님을 대접할 때 만든다.

• 타헤치네 에스훼니스 : 시금치를 넣어 만든 누룽지

④ 넌(nun)

이란의 주식인 빵을 넌이라 하고 전통적인 이란식 조리법으로 만들어진 빵만을 의미한다.

• 너네 라버쉬 : 밀가루를 2~3mm 정도로 얇게 반죽하여 전통 오븐에 구워 낸 것으로 이란인이 가장 즐겨 먹는 즉석 빵이다.

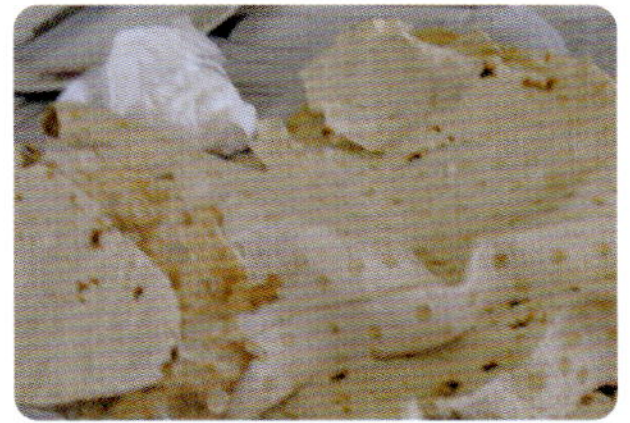

▲ 넌

• 너네 상갸크와 너네 바르바리 : 너네 상갸크는 5~7mm 정도의 두께로 밀가루를 반죽하여 작은 돌 위에 얹어 굽는 것으로 첼로케밥이나 주제케밥과 같이 먹는다. 너네 바르바리는 1cm 두께로 구운 것이다.

(2) 부 식

① 업구쉬트(abgusht)

손님에게 대접하는 이란의 전통 음식으로 양고기 덩이와 감자, 당근 등 채소를 넣고 끓여 조리 시간이 오래 걸리는 음식이다. 약한 불에 얼마 동안 끓였는가에 따라 그 맛이 달라지고 말린 신 레몬가루를 향신료로 사용하기 때문에 약간 신맛이 난다.

② 투르쉬(torshi)

투르쉬(신 것)는 반찬으로 우리나라의 김치에 해당한다. 신맛과 짠맛을 내는 부식물로 식초물에 여러 종류의 채소 혹은 과일을 담가 만든 저장 식품으로 반찬의 기능을 하여 주요리와 함께 먹는다.

③ 어쉬(ash)

우리나라의 국과 같고 업구쉬트처럼 음식 재료를 분간할 수 없을 정도로 끓여야만 그 맛이 완전하다. 곡물, 채소, 소금, 기름, 후추가 기본 재료이며 양고기, 닭고기, 석류, 국수, 과일 등의 첨가에 따라 어쉬의 종류가 결정된다.

④ 케밥(kebab)

꼬치에 구운 고기를 의미하며 첼로 위에 얹어서 먹는다. 그 가운데 첼로케밥, 주제케밥, 머히케밥을 즐겨 먹는다.

• 첼로케밥 : 다진 양고기에 갖은 양념을 넣어 구워 낸 것으로 첼로에 구운 토마토를 비벼 먹으면 맛을 더해 주는 음식이며 이란인과 외국인이 즐겨 찾는 대표적인 음식이다.

• 주제케밥 : 닭고기를 조각으로 꼬치에 끼워 굽는 요리로 신 레몬즙을 뿌려 첼로와 먹는다.

• 머히케밥 : 생선을 통째로 굽거나 토막을 내서 꼬치에 구운 것으로 대개 해안 지방을 중심으로 발달되었다.

⑤ 쿠프테(kufte)

고기완자로 고기완자 중앙에 삶은 달걀, 살구 씨, 튀긴 양파를 넣어 조리한다.

⑥ 돌메(dolme)

양배추, 피망 등의 채소 속에 잘게 다진 고기와 밥을 넣어 만든 음식을 의미한다. 이란 음식의 전채요리에 속하며 파티나 정찬을 위하여 미리 준비해 놓을 수 있는 음식 중의 하나이다.

⑦ 머스트(mast)

서양의 요구르트에 해당하는 발효 유제품으로 부식이나 후식으로 거의 매일 섭취하며 향신료, 소금, 후추 등을 섞어 샐러드 드레싱으로 섭취한다.

⑧ 코레쉬(khoresh)

첼로 위에 얹어 비벼 먹는 스튜로 그 종류가 30여 종이며 계절에 따라 생산되는 재료를 넣어서 어느 음식보다도 계절적인 특징을 잘 나타낸다.

• 훼쎈준 : 닭고기, 호두, 양파, 석류즙, 설탕, 소금, 기름을 넣고 약한 불로 끓여 걸쭉한 스튜 상태로 요리하는 것으로서 단맛을 낸다.

• 게이메 : 다진 쇠고기 혹은 양고기와 기름, 레몬즙, 소금, 후추, 토마토 소스, 볶은 양파, 각자를 넣고 요리하여 단맛을 내는 폴로나 첼로와 먹는다.

⑨ 쿠쿠(kuku)

우리나라의 빈대떡과 유사한 음식으로 전채 음식으로 주요리가 나오기 전에 먹는다. 주재료를 으깨어 양념(소금과 후추)을 넣고 기름에 튀겨 내는 것이 기본 요리법이고 가지·야채·감자·호박·브로콜리·푸른 콩·닭·머스트를 넣은 쿠쿠가 대표적이다.

(3) 후 식

이란인들은 다섯 가지 기본 맛 중에 단맛을 가장 좋아하며 단 과자, 사탕, 단 케이크 등을 매우 발달시켰다. 지방마다 각각의 맛과 색상이 다르다.

① 할버예 쇠캬르(halvaye shekar)

밀가루 또는 쌀가루를 약한 불에 볶아 노란빛을 내는 향신료인 샤프란으로 빛깔을 내고 기름과 섞은 후 용해시킨 설탕물과 장미수를 넣어 다시 약한 불로 볶는 음식이다. 신생아의 건강을 기원할 때나 추도식날 저녁 상차림 등에 늘 차려지던 역사적 배경을 갖고 있는 음식이다.

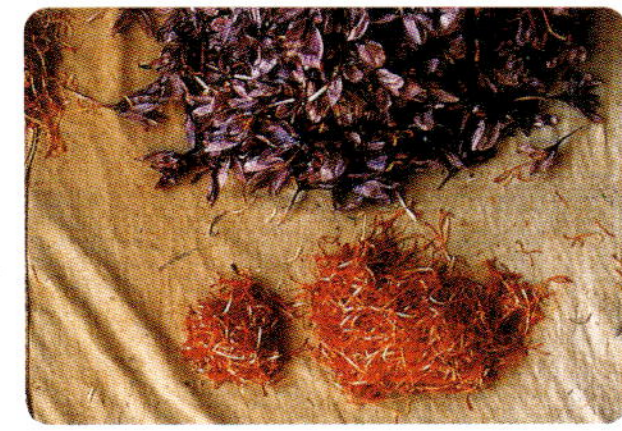

▲ 샤프란

② 할버예 호르머(halvaye khorma)

할버 가운데 가장 오래되고 가장 맛있는 것으로 전통적으로 장례식과 라마단과 모흐람월의 종교적 기념일에 가난한 사람들에게 대접했던 음식이다. 요즘도 즐거운 날보다는 슬픔을 달래야 하는 행사 때 먹는다.

③ 숄레 자르드(shole zard)

쌀과 설탕, 기름, 향신료, 장미수를 재료로 사용하는 노란빛을 띤 이란식 푸딩으로 일반 가정에서도 손쉽게 조리하여 먹는다.

4) 식음료

(1) 두그(dug)

머스트에 물, 소금, 박하 향신료를 넣어 희석시켜 만든 음료수로 콜라나 주스 대용으로 마신다.

(2) 차 이(chai)

홍차와 비슷한 것으로 설탕을 입에 물고 차이를 마시는 방법도 있다.

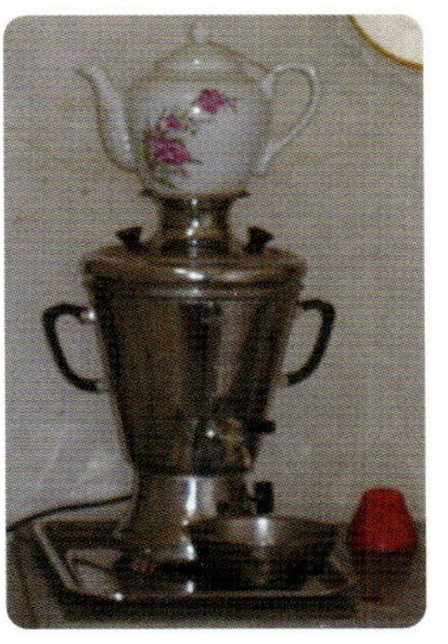

▲ 차이

(3) 잠잠(zam zam)

이란의 청량음료이다.

■ 탐구문제

1. 이란의 명절음식에 대해 알아보자.
2. 이란의 지역별 대표음식이 무엇인지 알아보자.
3. 아시아 지역과 유럽 지역의 음식 배경을 살펴보자.

제5장 남유럽

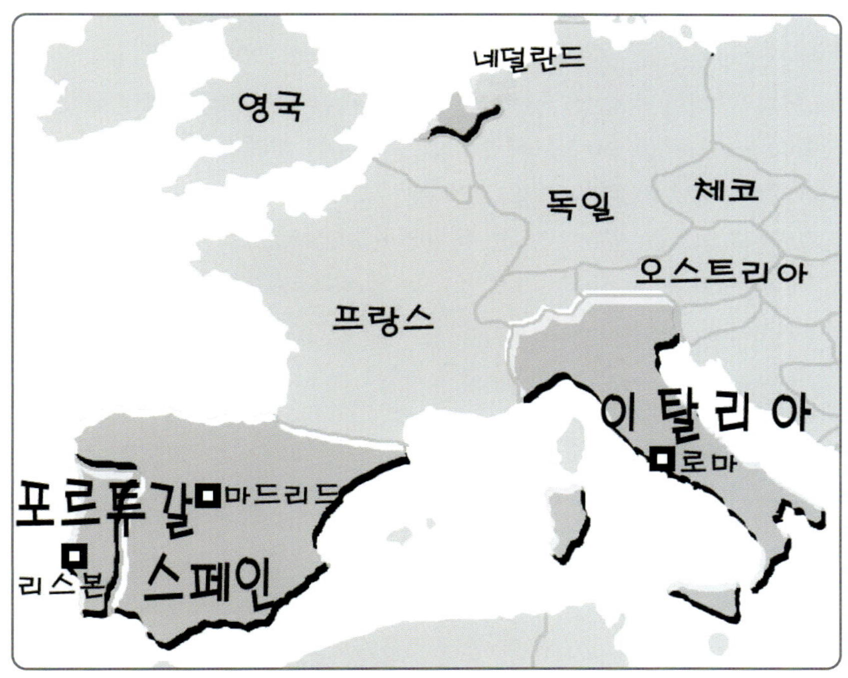

　서양 문명이 시작되고 그 문명을 꽃피우는 데 지중해 일대의 나라들이 매우 중요한 역할을 했다. 이 지역은 주로 유럽 대륙에서 지중해에 돌출한 이베리아·이탈리아·발칸 등 세 반도 안의 나라들로 구성되어 있다. 맑은 날씨와 따가운 햇볕을 특징으로 하는 지중해식 기후의 영향을 받는 것이 이 지역의 공통점이다. 겨울에 약간의 비가 내릴 뿐 건조한 날씨가 계속되므로, 밭농사보다는 과수농업과 원예업이 성하다.

　남유럽의 북한계(北限界)는 일정하지 않아 자연지리적으로 지중해식 기후의 영향을 받는 지역을 남유럽으로 규정하기도 한다. 휴양지이며 그 이전에 유럽 문화의 통로가 된 지중해. 이러한 지중해만의 특징은 그 지역의 식재료와 음식 그리고 그것을 먹는 그 지역 사람들에게 그들만의 독특한 개성을 만들어 냈다.

1. 이탈리아(Italia)

1) 식생활문화의 배경

이탈리아는 긴 장화 모양으로 생긴 반도국가로 지중해 중앙부에 위치하고 있으며 삼면이 지중해에 둘러싸여 있다. 동쪽 해안선은 아드리아 해, 남쪽은 이오니아 해, 서쪽으로는 티레니아 해, 리구리아 해로 둘러싸여 있다. 또 북쪽은 알프스를 경계로 프랑스, 오스트리아, 슬로베니아, 스위스와 국경을 이루고 있다. 이러한 지리적인 특성으로 이탈리아는 유럽의 대표적인 자연과 문화를 지닌다. 십자군 원정 이후 이탈리아 상인은 지중해 동부와 흑해의 교역권을 비잔틴 제국으로부터 빼앗아 베네치아와 제네바 등의 도시가 급속히 발달하였다. 특히 후추는 육류의 저장과 조리에 필수적이라 생각했고, 교회의 의식이나 귀족들의 생활에서 포도주를 중요시하였다. 또 마르코 폴로는 중국으로부터 파스타와 아이스크림을 들여왔다.

2) 음식문화의 일반적 특징

(1) 고대 그리스와 로마시대

육류와 생선류의 음식은 귀족만이 먹을 수 있었고 곡물류와 식물성 식품은 서민층의 음식이었다. 가장 대표적인 곡물로는 대맥이나 스페루토 보리가 있었고, 이것들이 빵의 제조에 적합하지 못하여 일반인들은 곡물들을 물과 섞어 끓인 폴렌타(polenta) 죽을 먹었다. 반면 빵은 도시의 발전과 함께 공동으로 제조하여 판매하게 되었다.

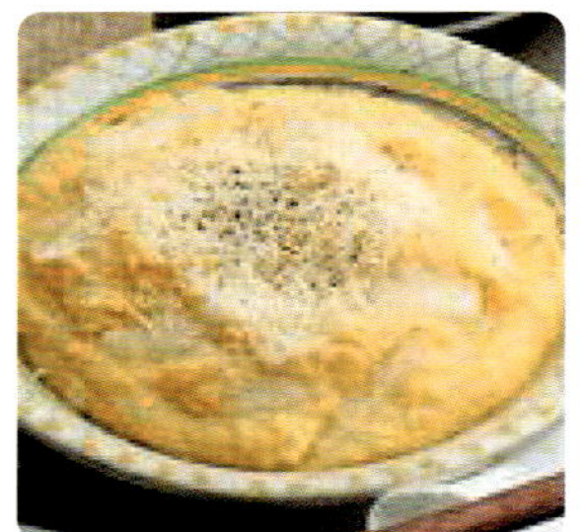

▲ 폴렌타

(2) 중세시대

11세기 초반 포도주, 올리브유와 빵이 고기 중심의 문화 대신에 새로운 종교사회의 음식문화를 주도하였고, 로마 가톨릭으로의 개종을 통해 기독교 음식문화를 대표하는 상징으로 정착하게 되었다. 또한 농업혁명으로 고기와 밀, 그 밖의 다른 곡물들의 생산이 증가하여 수요자와 공급자의 역할이 구분되었다. 13세기에는 새로운 폭식 경향의 대두로 유제품과 음료들이 새로 만들어졌으며, 향료에 대한 관심이 높아져 다양한 요리법과 향료의 사용이 보편화되었다. 14~15세기에는 유럽의 다른 지역보다 이탈리아 중북부 지역의 도시문화가 발달하였다. 큰 화덕을 이용해서 대량으로 요리하여 판매하는 '요리사 전문 음식점'이 등장했고 이 전문 음식점은 지배계층과 시민층 간의 음식문화가 상호 교차되는 동기와 공간이 되었다. 또 기독교의 발전으로 육식문화가 성행하였으나 육식의 금지 또는 자제기간의 설정으로 탈육식문화의 현상을 가져오는 계기가 되었다.

(3) 르네상스 시대

① 차별성의 음식문화

지배계층의 식생활 유형이 소시민 계층에 대해서 차별화하기 시작했다. 즉 음식을 어떻게 먹을 것인가가 더 중요하였고, 사람의 품위에 어울리는 식사의 형태를 중요시했다.

② 식이요법의 음식문화

특정 계층의 합리화와 과학적인 사고가 음식 분야에 영향을 주었으며 당시 어린이들의 식이요법은 매우 중요시되어 엄격히 통제되었다.

③ 입맛의 변화

꿩과 같은 새요리에 대한 수요가 증가하고 사슴과 멧돼지고기는 수요보다 공급이 부족하여 귀족들로부터 사랑을 받았다. 또 식물성 재료 중 양파와 무 등은 농부들의 주된 식료품으로 이용된 반면, 귀족들은 과일을 많이 소비하였다.

④ 식사 시간의 활용성

식탁은 한 집단의 단합 장소로서 뿐만 아니라 분리와 소외의 장소로도 활용되었다.

⑤ 기호 음식의 변화

기존의 포도주와 맥주 이외에도 커피, 홍차, 초콜릿으로 음료문화가 확대되었으며, 알코올이 포도주와 경쟁관계가 될 만큼 대중성을 지니게 되어 럼, 보드카, 위스키, 진 등의 증류주가 1700년대 등장하였다.

(4) 근대 ~ 현대

음식의 보존과 운반을 통해서 지역적인 음식문화와 영토간의 역사적인 한계를 극복했다. 음식문화의 발달로 피자를 파는 음식점이 증가했고, 즉시 먹을 수 있는 패스트푸드 형태의 음식문화가 등장했다. 일반인들은 파스타, 스파게티, 피자의 선호가 지속적이었다.

3) 지역별 음식의 특징

(1) 북부지역

알프스 산맥과 바다에 면해 있어 자연적인 혜택이 풍부한 지역으로 버터, 치즈, 햄 등으로 만든 다양한 메뉴가 있고, 리조토 등 쌀로 만든 요리가 발달되었다. 낙농업 발달로 버터를 이용한 크림소스가 많이 사용된다.

(2) 중부지역

조리 시 버터와 올리브유를 모두 사용하며 맛이 진하고 감칠맛이 강한 소스를 사용하는 요리가 많다.

(3) 남부지역

경제적으로 낙후되어 있지만 풍요로운 자연 조건으로 음식문화가 가장 발달된 지역이다. 육류보다 해산물 요리가 발달하였으며 올리브 오일, 토마토, 파스타를 이용한 요리가 유명하다.

4) 대표적인 음식

(1) 파스타(pasta)

삶아 놓아도 잘 불지 않는 국수의 일종인 파스타는 계란과 밀가루로 반죽하여 쫄깃함과 질감이 무척 강하며 모양과 색이 다양하다. 생김새에 따라 크게 롱 파스타와 쇼트 파스타로 구분되며, 롱 파스타에는 스파게티, 납작한 링귀네 등이 있다. 쇼트 파스타는 길이나 크기, 줄무늬 유무에 따라 매우 다양하고, 펜촉 같이 생긴 펜네가 대표적이다. 파스타는 주요리를 먹기 전에 먹는 음식으로 대개 소스를 묻혀서 먹으며, 중북부 지방에서는 건조하지 않은 생파스타를, 남부 지방은 건조한 파스타를 즐겨 먹는다.

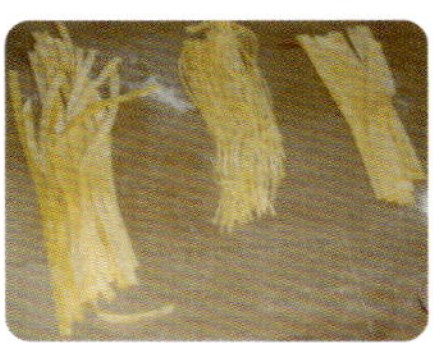
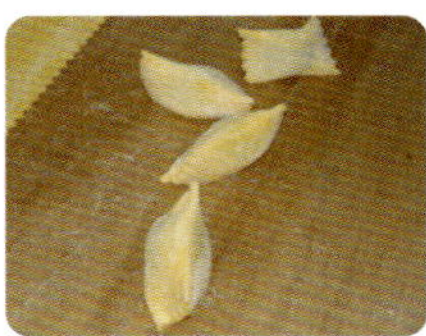
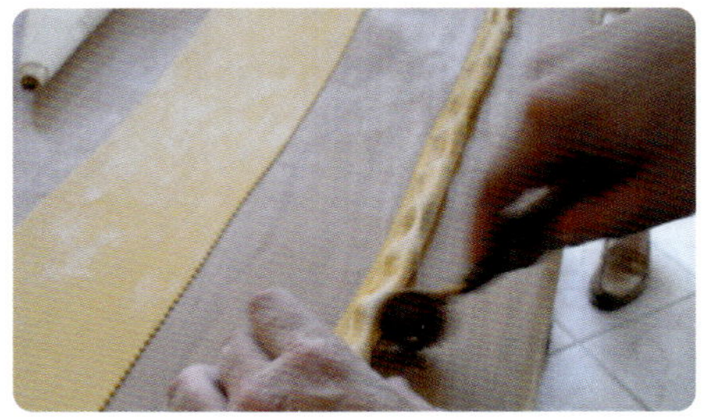

▲ 파스타의 종류별 제조

(2) 피자(pizza)

피자는 그리스에서 유래되었다고 한다. 그리스의 동그랗고 납작한 빵인 '삐따'에 어원을 두고 있는데, 그리스인들이 구워먹던 '삐따'를 보고 이탈리아 사람들이 그 위에 여러 가지 토핑을 하여 먹던 것이 오늘날의 피자로 발전하였다. 피자는 밀가루에 계란을 넣고 반죽하여 여러 가지 재료를 얹어 오븐에 구운 것으로 토핑은 요리하고 남은 것이면 되는데 고기루, 토마토, 피망, 햄, 소시지, 어류, 새우, 게, 치즈 등이 많이 이용된다.

피자의 분류
- 팬피자 – 팬을 이용하여 굽고, 반죽(크러스트)이 두꺼워 식사대용으로 적합하다.
- 씬피자 – 팬피자와 반대로 반죽이 얇은 것이 특징이다.
- 스크린피자 – 스크린이라는 기구를 사용하여 피자를 굽고, 씬피자와 비슷하나 이탈리아의 정통피자이다.

(3) 리조토(risotto)

리조토란 이탈리아인들이 자랑하는 쌀음식이다. 기름에 쌀과 채소 등을 넣어 볶다가 포도주로 향을 내고 닭육수를 넣어 익히며 여러 가지의 재료들이 어우러져서 맛을 낸다.

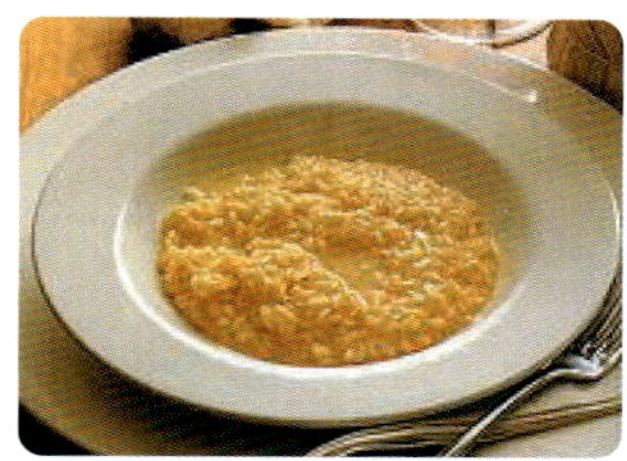

▲ 리조토(risotto)

(4) 올리브유(olive oil)

올리브는 절임으로 해서 먹기도 하지만 기름을 짜서 올리브유로 먹기도 한다. 식물성 유지류는 대부분 종자에서 짜내는 데 반하여 올리브유는 과육에서 직접 짜낸 유지로 즉석에서 식초와 함께 샐러드 드레싱으로 만들어 먹으며, 육류나 빵, 피자 위에 뿌려 먹기도 한다. 올리브유는 그대로 사용하기도 하지만 향신료로 사용되는 마른 풀이나 작고 매운 중동산 고추를 올리브유에 넣어 향유를 만들어 사용하기도 한다.

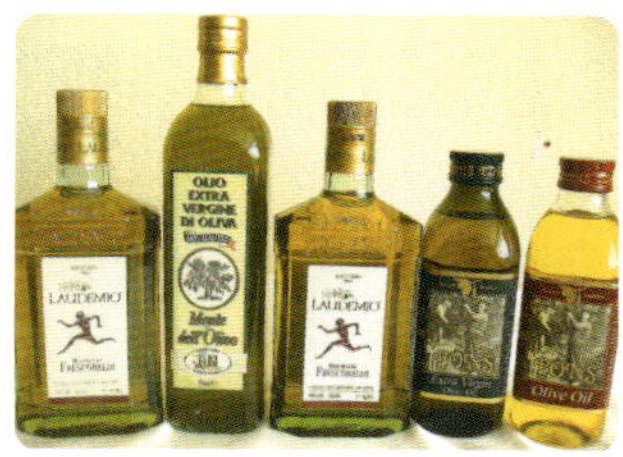

▲ 올리브유(olive oil)

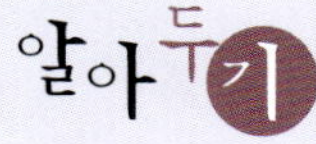

올리브유의 품질에 따른 분류
- 엑스트라 버진 올리브유 – 산도가 1% 이하의 것으로 최고의 품질이다. 풍미가 좋은 버진유 또는 퓨어올리브유라 하여 무미무취의 정제 올리브유이다.
- 버진 올리브유(virgin olive oil) – 올리브를 기계적으로 압축시켜 추출한 후 화학적 처리를 하지 않은 올리브유이다.
- 정제 올리브유 – 올리브의 강한 자극성이나 높은 산도를 정제처리한 올리브유이다.

(5) 치즈(cheese)

이탈리아의 치즈 제조의 역사는 매우 오래된 것으로 프랑스와 스위스의 치즈도 이탈리아 로마제국에 의해 전해진 것이다. 치즈는 양의 젖으로 만들어져 왔지만, 북부지방에서는 소를 키우는 낙농이 번성하게 되면서 우유를 원료로 하는 치즈가 만들어지게 되었고 남부지방은 낙농이 적합하지 않아 농경용으로 사용되고 있던 물소의 젖으로 치즈를 만들었다. 이것이 피자에 사용되는 '모짜렐라 치즈' 이다. 이탈리아에서 제조되고 있는 치즈의 종류는 약 400여 종으로 파르미자노 레자노 치즈, 고르곤졸라 치즈 등과 같이 고대 로마시대 때부터 내려온 전통적인 방법으로 만들어지는 치즈도 있다.

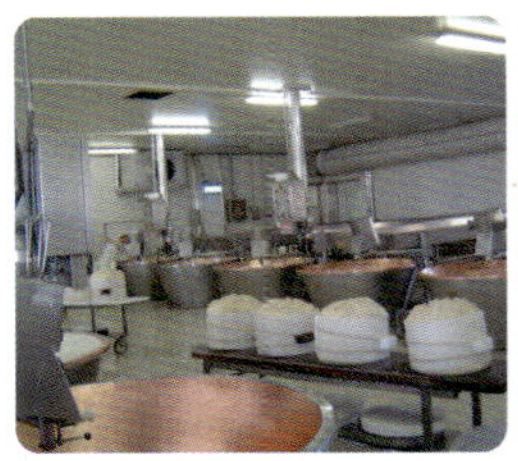 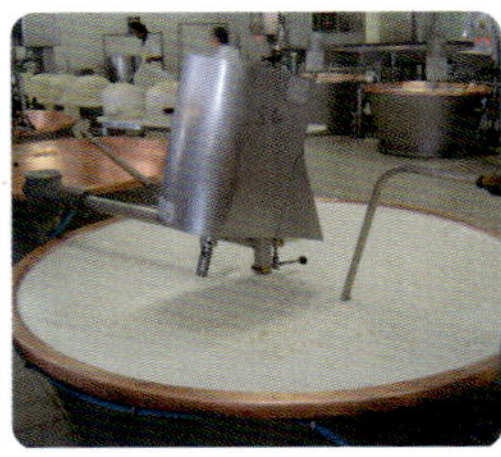 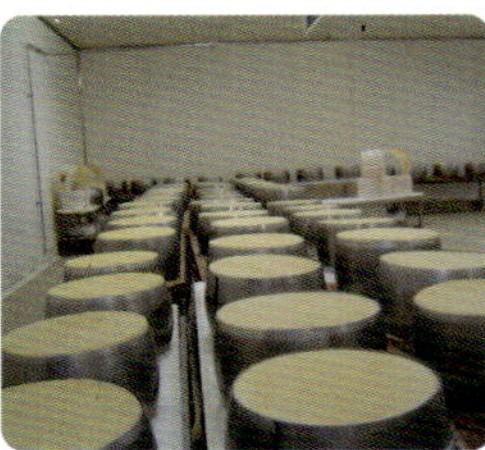 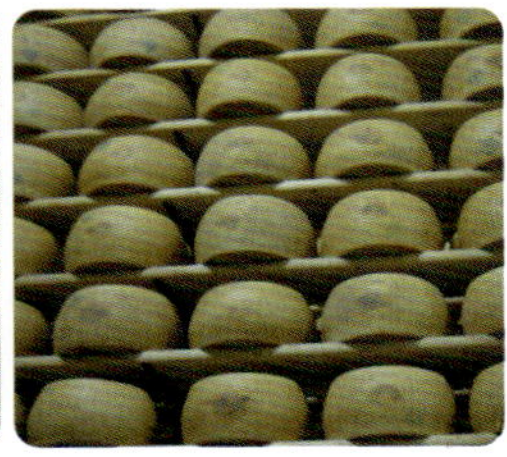

▲ 모데나의 경질 치즈 제조 과정(파마산 치즈)

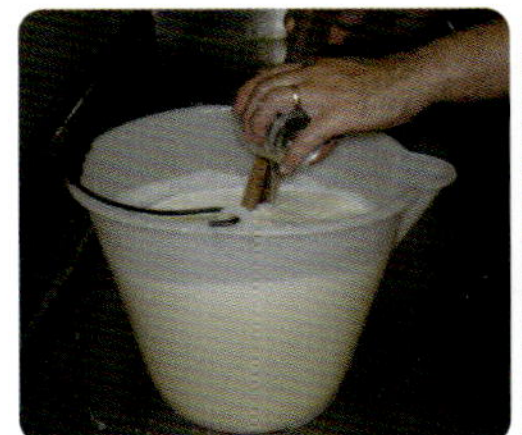 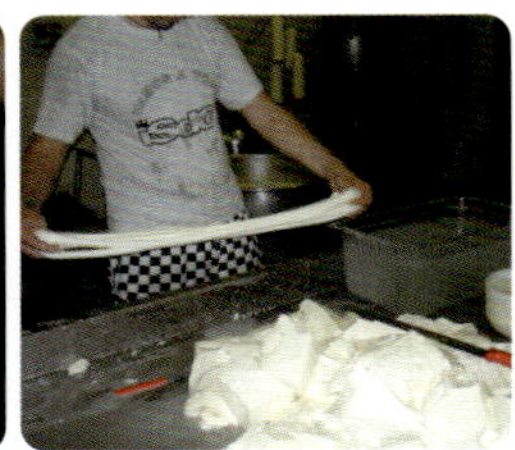 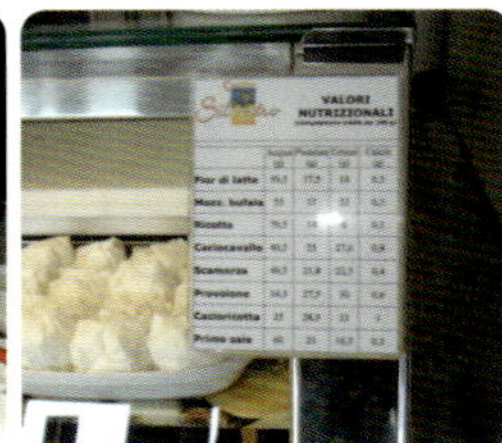 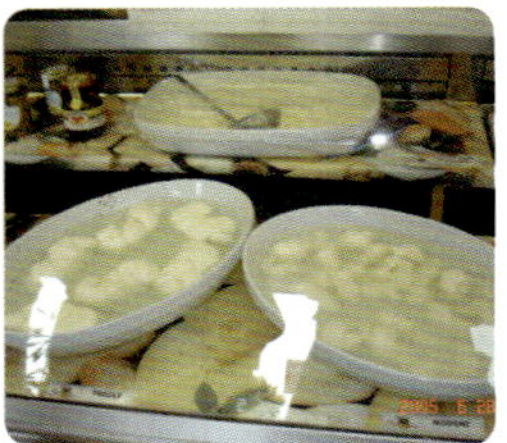

▲ 연질 치즈 제조과정(모짜렐라 치즈)

(6) 향신료(herb & spice)

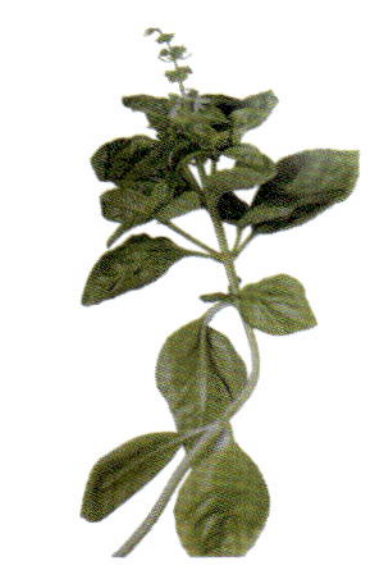

이탈리아의 향신료는 요리의 맛을 내는 데 중요한 역할을 한다. 대표적인 허브는 바질(basil)이며, 산뜻하고 달콤한 향기가 나서 신선한 잎을 그대로 쓴다. 허브는 향이 강하므로 생선의 비린내나 육류의 누린내를 제거하는 데 주로 이용된다.

▲ 바질

(7) 식초

식초는 포도주를 발효시켜 만든 천연 식초를 많이 쓰는데 적포도주로 만든 식초와 백포도주로 만든 식초는 맛이 전혀 다르다. 포도주와 마찬가지로 백포도주 식초는 해물요리에, 적포도주 식초는 육류 요리에 쓰인다. 우리가 흔히 쓰는 식초와는 달리 포도주의 향이 강하게 남아 있으므로 맛을 익히는 과정이 필요하다. 이 과정을 거쳐 만든 식초가 발사믹

바질(basil)

　바질은 '왕자'를 뜻하는 그리스어 '바질레우스(basileus)'에서 유래하였다. 향기와 풍미가 독특한데 스위트 바질이 대표적으로 알려져 있으며 주로 줄기와 잎을 이용한다. 우유 색의 꽃과 방향 때문에 이탈리아나 프랑스 요리에는 빠질 수 없는 재료이다. 요리에서 중요한 위치를 차지하는 향신료로 특히 토마토 요리에는 뺄 수 없는 부향제이며 닭고기, 어패류, 채소와 샐러드, 스파게티, 피자, 파이, 스튜, 수프 및 소스 등의 요리에 널리 쓰인다. 건조시킨 바질은 신선한 것에 비하여 풍미나 향기가 다소 떨어진다.

식초이다. 단맛이 강한 포도종자의 포도즙을 나무통에서 숙성시켜 만들어 암갈색으로 진하고 단맛과 신맛이 어우러져 식초보다는 소스에 가깝다.

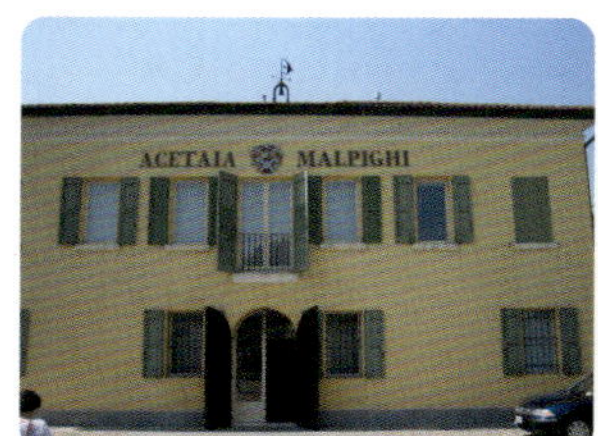
▲ 말피기 발사믹 식초공장

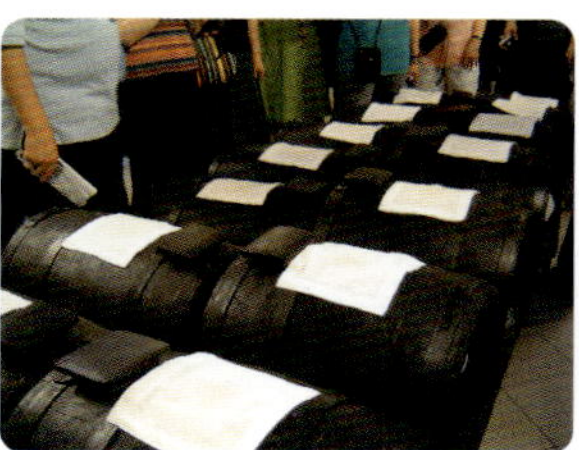
▲ 발사믹 식초 발효실

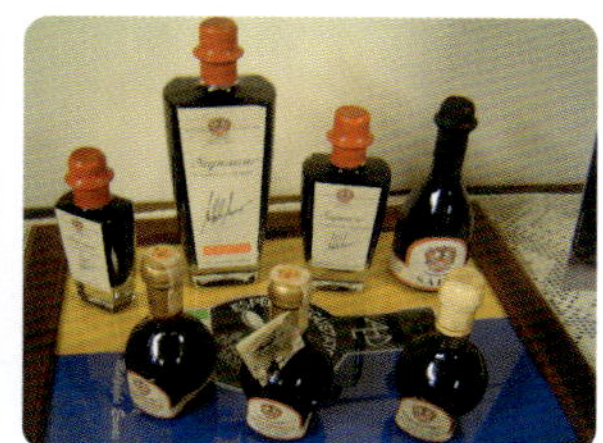
▲ 발사믹 식초 종류

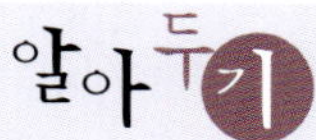

식초제조과정

　포도를 착즙한 다음 80~90℃로 24시간 끓인다. 끓인 원앤(모스토)을 식힌 후 오크통에 넣어 수성창고에서 숙성하여 1년에 한 번 2~3월경 오크통을 바꾸어 주며 체리나무, 밤나무, 노간주나무, 뽕나무, 떡갈나무 등 5개의 나무통에서 번갈아 숙성시킨다. 오래될수록 통의 크기는 작아지고 나무향이 숙성과정에서 자연스럽게 첨가된다. 소믈리에의 품질평가 후 바로 먹을 수 있는 사바(saba), 6년간 숙성한 식초인 사뽀르조(saporojo), 사뽀르조와 올리브 오일을 섞은 사뽀 로리오(sapololio), 12년산(노란색 뚜껑), 25년산(금색 뚜껑), 50년산의 아세토 발사믹 식초(뜨라디지오날레 : tradizionale, 협회가 인정하는 식초)로 판매된다.

5) 식음료

(1) 포도주(wine)

　B.C. 4000년경 포도의 재배가 이루어 졌으리라 추정되는데 이를 감안한다면 포도주는 역사가 매우 오래된 술로서 언제부터 시작되었는지 정확한 연대는 알 수 없다.

① 와인의 등급

• DOCG(Denominazione di Origine Controllata e Garantita)

DOCG 등급은 이탈리아의 포도재배 지역에서 나오는 고급 품질의 와인에만 부여되는 최상급으로 엄격한 테스트를 거쳐 상품으로 나온다. 병목에 분홍색 띠가 둘러져 있고 정부의 승인 표시가 있는 DOCG라고 찍혀 있다. 이탈리아 와인을 고를 때 쉽게 알아볼 수 있다.

• DOC(Denominazione di Origine Controllata)

프랑스의 AOC와 유사한 와인 등급으로 포도의 재배지역, 포도의 품종, 와인의 제조방법, 수확량 등을 규제하고 있다. 이탈리아 전체 와인 중 약 10~12%만이 여기에 속한다.

• IGT(Indicazione Geografica Tipica)

행정구역 명칭을 딴 대지역명 표시와인으로 121개의 IGT가 있다.

• VDT(Vino da Tavola)

이탈리아 전역에서 생산되는 대중적인 와인으로 간단히 색상만 표시한다.

② 와인의 종류

• 레드 와인(red wine)

연한 적보라색이나 진한 암홍색의 붉은색을 띠고 있는 와인으로 탄닌 성분에 의해 수렴성과 떫은맛을 가지며, 주로 고기요리나 맛이 진한 음식과 함께 마신다.

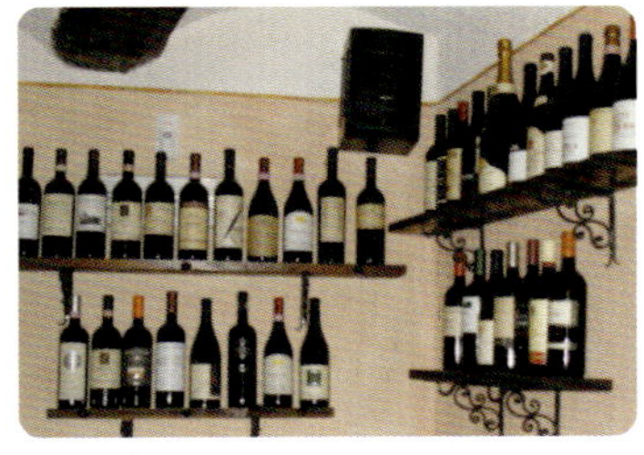

▲ 와인

• 화이트 와인(white wine)

연한 노란색에서 황금색, 호박색에 이르기까지 색상이 다양하다. 맛이 가볍고 산뜻하여 식전주나 생선·해산물 요리와 잘 어울린다.

• 로제 와인(rose wine)

'장밋빛 와인'으로 색상은 레드와인에 가깝지만 맛은 화이트 와인처럼 가볍고 부드럽다. 다양한 요리가 있는 뷔페에 좋다.

• 스파클링 와인(sparking wine)

자연 상태로 발효시켜 3~6bar 정도 압력의 탄산가스 함량을 가진 와인으로 맛이 깔끔하고 산미가 높아 모든 종류의 음식에 이용가능하다.

• 강화 와인(fortified wine)

발효 도중이나 발효 후에 브랜디 등을 첨가해서 숙성시킨다.

호스트 테스트(host test)

'호스트 테스트'란 식사를 초대한 사람(호스트)이 음식에 알맞은 와인을 주문하고 미리 시음하여 이상이 없는지를 살피는 식사예절이다. 주인이 포도주를 내오면 포도주의 라벨을 호스트에게 보여준다. 병을 따서 코르크 마개가 젖어 있는지를 확인하게 하고, 이상이 없다는 신호를 받으면 호스트의 잔에 1/6 정도 따라 준다. 포도주를 받은 사람은 먼저 시음을 한다. 시음은 입 안이 깨끗한 상태에서 포도주 잔의 아래를 가볍게 쥐고, 빛깔을 본 후에 향을 맡고 한 모금 머금은 뒤 입 안에 두고 음미한다. 포도주의 품질이 적정하면 계속 서비스를 하도록 하고, 만일 품질에 이상이 있다고 생각하면 바로 다른 포도주로 바꾸어 오게 한다.

(2) 물

이탈리아에서 물은 반드시 사서 먹어야 하는데 가스가 없는 물(acqua naturale)과 가스가 있는 물(acqua gassata)의 두 종류가 있다.

(3) 아이스크림

아이스크림이라고 흔히 부르는 빙과류는 이탈리아어로 젤라또(gelato)라 불리는데, 이는 얼음이라는 의미를 지닌다. 기원전 4세기경 알렉산더 대왕이 팔레스타인의 남동쪽에 30여 개의 웅덩이를 파고 눈을 넣어서 음식물을 냉장하여 먹기도 하고, 그 후 로마시대의 줄리어스 시저가 알프스에서 운반해 온 빙설로 술과 우유를 차게 하여 마시기도 하였다고 한다. 또 로마시대의 사람들은 얼음과 눈에 질산 칼륨과 소금을 혼합할 경우 온도가 떨어진다는 사실을 발견하게 되어 차게 하는 것뿐만 아니라 냉동시키는 것이 가능하다는 것을 알고 실생활에 이용하였다.

(4) 카페 에스프레소(cafe espresso)

이탈리아에서 카페(cafe)는 에스프레소를 의미하며, 전용 커피잔 데미타세(demi- tasse)에 담겨진 부드러우면서도 강한 풍미의 커피이다. 이탈리아인들은 에스프레소에 설탕을 넣은 후 젓지 않고 마시며, 식사 중에는 마시지 않고 따로 시간을 내어 즐긴다. 정부가 에스프레소의 가격을 규제할 정도로 이탈리아인의 생활에서 큰 비중을 차지한다.

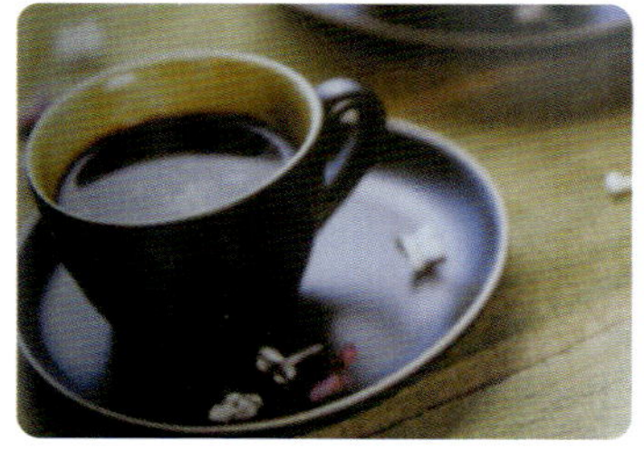

▲ 커피

6) 식사예절

① 모든 요리는 포크와 나이프를 사용하여 먹는다. 그러나 감자튀김이나 뼈를 빼지 않은 고기, 빵 등은 손으로 먹기 때문에 손을 깨끗이 해야 하고 팔꿈치를 식탁에 얹는 것은 실례이다.

② 음식의 대부분은 큰 접시에 담겨져 나오므로 돌아가면서 각자가 서빙을 한다. 이때 음식을 뒤적거리는 것은 큰 실례이다.

③ 식탁 위에는 항상 올리브유와 소금이 놓여 있다. 미국에서는 이것을 가까이 있는 사람에게 달라고 하여 건네받는 것이 예의이지만, 이탈리아에서는 본인이 직접 가서 집어다 뿌려 먹는 것이 예의이다.

④ 샐러드는 반드시 각자의 접시에 덜어 한꺼번에 버무리지 않으면서 소스를 뿌려 먹는다. 소스가 따로 나오지 않는 경우 식탁 위에 놓여 있는 올리브유, 소금, 후추 등을 자기 입맛에 맞게 넣어 먹는다.

⑤ 식탁이나 식탁을 떠나서도 트림을 하는 것은 예의에 어긋난다. 그러나 큰 소리를 내면서 코를 푸는 것은 실례가 아니다.

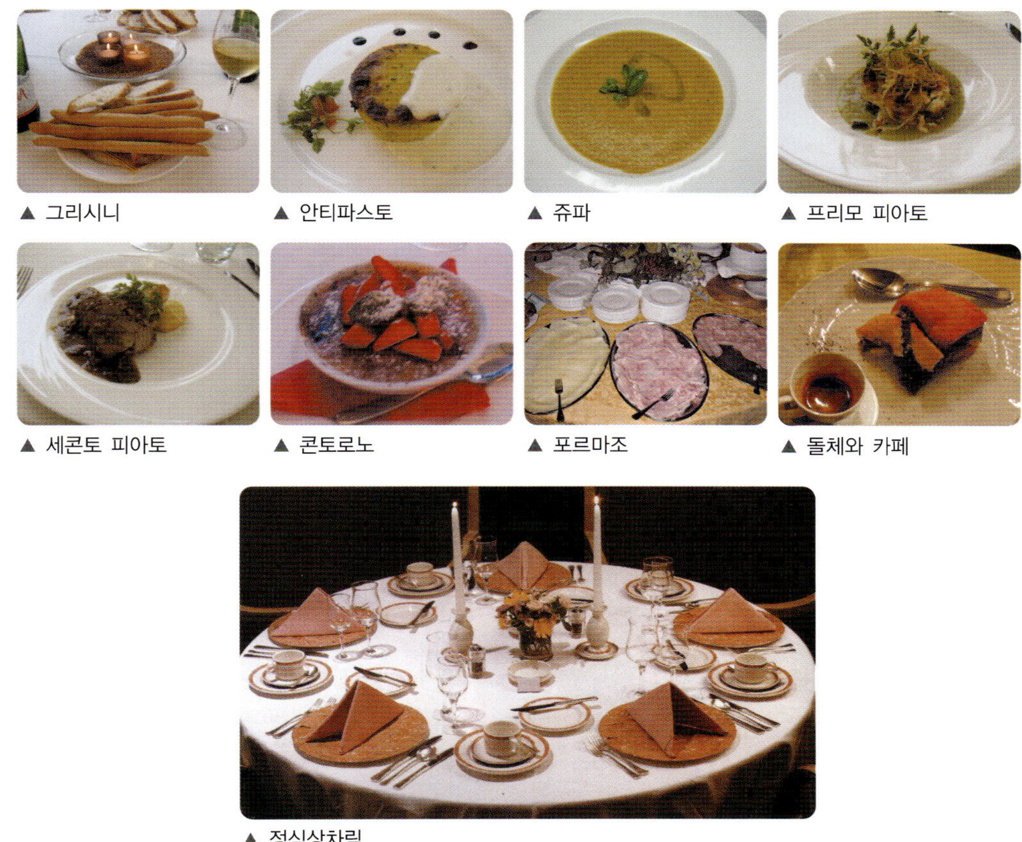

▲ 그리시니　　▲ 안티파스토　　▲ 쥬파　　▲ 프리모 피아토

▲ 세콘토 피아토　　▲ 콘토로노　　▲ 포르마조　　▲ 돌체와 카페

▲ 정식상차림

■■ 탐구문제

1. 이탈리아의 음식이 발달하게 된 동기를 상세히 알아보자.
2. 이탈리아의 음식 중 파스타에 대해 더 조사해 보자.

2. 스페인(Spain)

1) 식생활문화의 배경

스페인의 정식명칭은 에스타도 에스파뇰(Estado Espaol)이며 스페인은 영어명이다. 서쪽으로 포르투갈, 북쪽으로 프랑스에 접하고 남쪽으로 지브롤터 해협을 사이에 두고 모로코와 마주하며 동쪽으로 지중해 북서쪽으로 대서양에 면한다. 스페인의 기후는 크게 세 종류로 나눌 수 있으며 해양성 기후는 대서양과 지중해 연안지역, 중앙고원지역은 대륙성 기후, 북부산악지대는 강우량이 많은 기후이다. 북부지역은 1년 내내 푸른 목초지로 덮여 있어 스페인 최고의 낙농지역이고 중부의 일부지역은 강우량이 적은 편이라 휴경농법의 곡물재배나 목양을 주로 하며 올리브, 포도 등이 재배된다. 스페인은 한반도의 2~3배 정도의 면적과 지중해성 기후를 중심으로 다양한 음식문화를 형성하고 있다. 즉 로마, 아랍, 신대륙 등의 영향을 받아 로마인은 마늘, 올리브를 재배하고 아랍인은 레몬, 오렌지, 사프란, 후추, 설탕을 재배하였으며 신대륙에서는 주로 감자, 담배, 초콜렛, 고추, 커피를 재배하였다.

지중해성 기후에 속하는 남부지역은 오렌지, 벼, 올리브, 대추야자, 바나나, 사탕수수 등이 재배된다. 역사적인 면에서 스페인은 로마, 게르만, 아랍민족, 신대륙 발견 같은 다양한 문명과 민족들의 통치를 통해서 새로운 과일과 식물들을 도입함으로써 음식들이 풍부해졌다고 할 수 있다. 또 문학이나 정치, 예술처럼 음식물도 스페인에 유입되어 음식문화에 적지 않은 영향을 끼쳤다.

2) 음식문화의 일반적 특징

(1) 지리적인 위치에 의한 변화

지중해와 대서양의 두 바다에 접해 있으면서 북쪽에는 산악지대가 형성되어 있고 남쪽에는 넓은 평야가 있어 유럽의 다른 나라에 비해서 건조한 편이다. 이러한 지리적 위치는 외부침략의 원인으로 작용해서 스페인의 다양한 음식 문화유산을 가질 수 있는 계기를 마련해 주었다.

(2) 외래인에 의한 음식문화

① 로마인에 의한 영향

한국음식에서 김치나 된장과 같은 위치를 차지하는 마늘과 올리브 열매를 유입하였다. 올리브유는 샐러드와 모든 음식에 꼭 필요하고 올리브열매는 우리의 김치만큼이나 자주 애용한다. 로마인은 스페인에 새로운 식물, 과일, 채소를 소개함으로써 스페인요리에 새로움과 신선함을 주었다.

② 아랍인에 의한 영향

아랍인을 통해 레몬, 오렌지 같은 새콤달콤한 맛을 지닌 식물이 유입되었다. 스페인은 프랑스까지 그 맛을 전하였고 발렌시아 지방을 포함한 스페인 남동부 지방은 감귤류 재배에 있어 이상적인 기후와 토양을 가지고 있었다. 또 아자프란(azafran : 사프란)의 꽃술을 말려 그 색소를 요리에 이용하여 스페인의 쌀요리인 파에야에 빼놓을 수 없는 재료로 사용하고 있다. 그 외에 후추, 사탕수수, 설탕 등이 있다.

(3) 기호식품의 음식문화

신대륙에서 가져온 감자는 유럽 사람들의 배고픔을 해결해 주었고 담배, 초콜릿, 카카오, 고추, 커피 등의 기호식품들도 스페인의 음식문화에 변화를 주었다.

(4) 스페인식 아침식사

올리브유를 바른 빵은 주로 아침메뉴이고 초콜릿을 입힌 추로스와 커피는 아침식사나 간식으로 먹는다. 대부분 커피, 식빵, 바게트 몇 조각을 곁들여 아침식사를 하는데 토스트나 구운 식빵을 먹을 때는 마가린이나 생크림, 치즈, 잼을 발라 먹는다. 스페인 사람들은 아침식사뿐만 아니라 점심, 간식, 야식까지 타파(tapas)를 즐긴다. 타파는 스페인만의 독특한 음식문화로 바에서 술을 마실 때 제공되는 간단한 한입거리 음식을 말하며 치즈, 생선, 계란, 채소요리, 카나페 등 20여 가지의 다양한 메뉴가 있다. 개인마다 단골 바가 있을 정도로 타파는 사교적인 모임에서 중요한 역할을 하고 있다.

3) 대표적인 음식

(1) 빠에야(Paella)

스페인의 전통적인 쌀요리로 닭고기, 어패류, 올리브유, 사프란, 토마토 등에 육수를 부어 지은 밥이다. 스페인 사람들은 팬 바닥에 생긴 누룽지인 '소카라다'를 더 좋아한다.

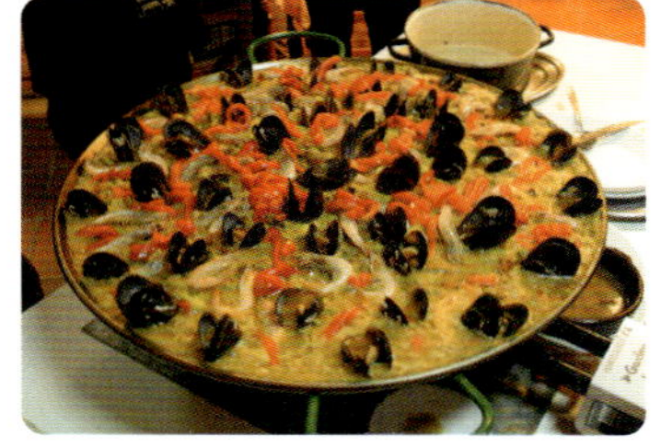

▲ 빠에야

(2) 가스파초(Gazpacho)

토마토, 오이, 피망, 마늘, 식초, 올리브유, 빵 등을 넣고 갈아서 가열하지 않고 만든 찬 수프가 가스파초이다. 스페인의 남쪽 더운 지방에서 시원하게 먹을 수 있는 여름철 수프이다.

(3) 햄과 소시지

스페인에서 햄은 돼지고기의 허벅지살을 통째로 훈연하거나 건조, 숙성시킨 것을 의미한다. 대표적인 하몬 세라노(Jamon serrano)는 건조하고 추운 산간지방에서 만들어 육질이 쫄깃하면서 조금 질긴 햄이며 햄 중에 최고로 치는 하몬 이베리코(Jamon iberico)는 육질을 느낄 수 없을 정도로 연하고 부드러운 햄이다. 그 외에 초리소(Chorizo)와 살치차(Salchicha)는 돼지고기 소시지인데 초리소는 다진 돼지고기와 소금, 후추, 피망 등을 섞어 건조시키며 살치차는 햄과 돼지비계에 후추를 섞어 만든다.

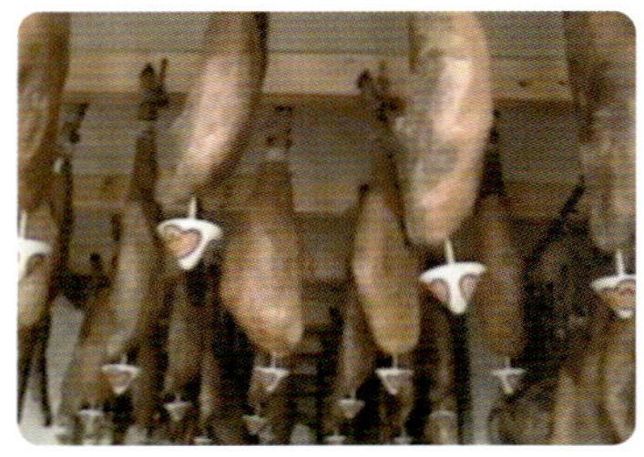

▲ 하몬

(4) 추로스(Churros)

아침식사로 즐겨 먹는 빵으로 밀가루에 베이킹파우더를 넣어 반죽한 것을 막대모양으로 밀어 튀겨 낸 후 설탕과 계피를 뿌려 먹는다.

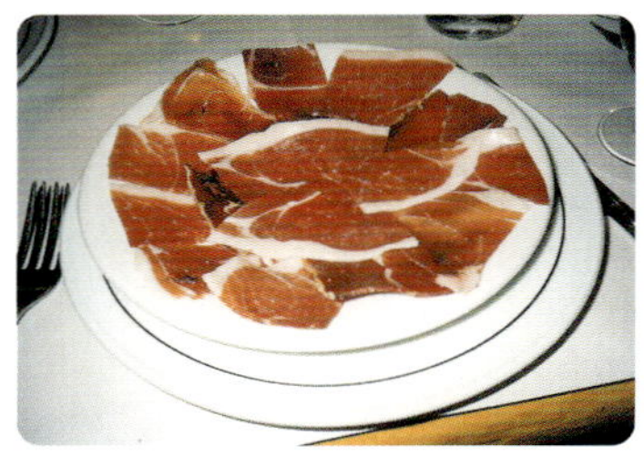

▲ 하몬 슬라이스

(5) 파바다(Fabada)

콩을 이용한 일종의 전골요리이다.

(6) 사르수엘라(Zarzuela)

해물과 생선을 주재료로 하여 한 가지 소스만을 넣어 만든 요리이다.

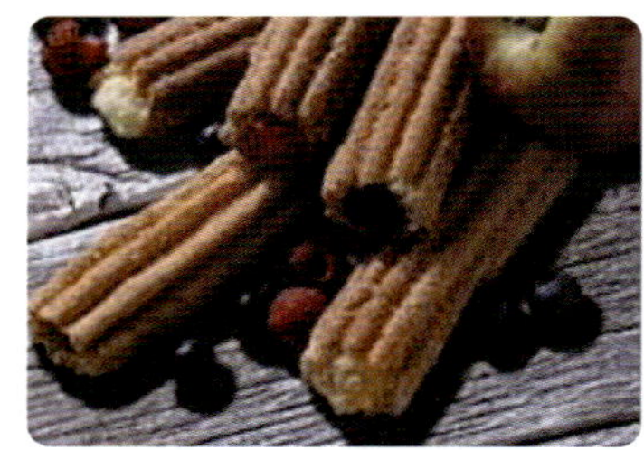

▲ 추로스

(7) 또르티야(Tortilla)

스페인 사람들이 즐겨 먹는 일종의 오믈렛으로 계란에 감자와 양파, 피망, 햄 등을 넣어 둥글게 만든 음식이다.

4) 식음료

(1) 포도주 칵테일

시원한 분홍빛의 포도주 칵테일은 스페인의 기후 때문

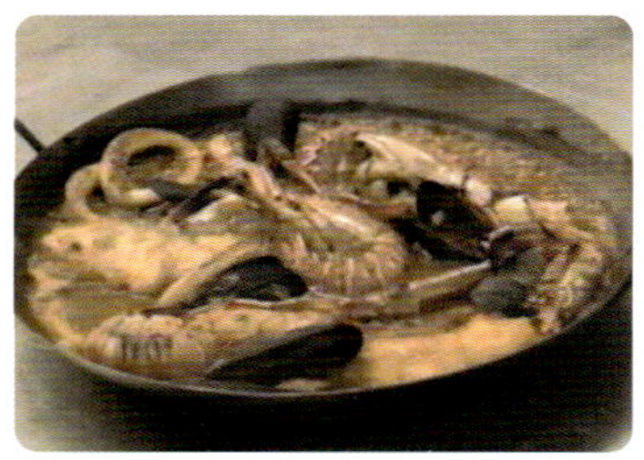

▲ 사르수엘라

에 포도주도 시원하게 마시길 좋아하는 데서 발달되었다.

특히 희석 포도주인 상그리아(sangria)는 스페인의 대중적인 음료로서 적포도주와 탄산수, 얼음, 레몬즙 등을 넣고 여러 종류의 과일을 섞은 다음 냉장하여 차게 해서 마실 수 있는 가벼운 음료이다.

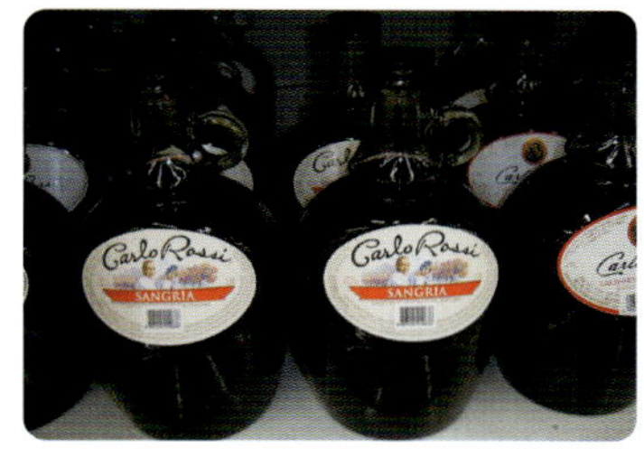
▲ 상그리아

(2) 헤레스(Jerez)

스페인의 안달루시아 지방에서 생산되는 독특한 포도주로 '셰리주'라고도 한다. 서로 다른 해에 수확한 포도를 혼합해서 만드는 점이 일반 포도주와 다르다. 헤레스는 달콤한 맛과 쌉쌀한 맛 두 가지가 있으며 스페인 사람들은 주로 쌉쌀한 맛을 즐겨 마신다.

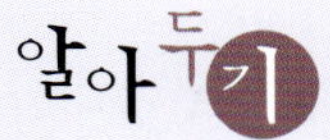

포도주를 즐기는 방법

포도주의 맛(taste)은 주인이 먼저 보는 것이 상례이며 유리컵은 목 부분을 잡고 마신다. 또 와인잔의 받침을 서너번 돌리며 향을 음미하고 마신다.

와인을 마시기 전에는 자극성 있는 음식은 삼가 하며 백포도주는 유리컵의 3분의 2 정도, 적포도주는 유리컵의 4분의 3 정도 붓고 한잔을 3~4회로 나누어 마신다. 포도주는 열이나 냉각을 피하여 변질을 방지한다. 그리고 마실 때는 침전물이 흔들리지 않도록 주의하고 오랫동안 보관할 시에는 코르크 마개 용기를 밑으로 약 30도 각도로 기울여 보관한다. 마시는 온도는 백포도주나 샴페인의 경우는 7~10℃, 적포도주는 17~20℃ 정도가 이상적이다.

■ 탐구문제

1. 스페인의 지역별 음식에 대해 좀 더 알아보자.
2. 감자, 커피, 고추, 초콜릿 등의 기호식품의 유입 경로에 대해 알아보자.

3. 포르투갈(Portugal)

1) 식생활문화의 배경

포르투갈은 이베리아 반도의 메세타를 둘러싸고 있는 반도국가로 서부지방에 속한다. 내륙지방에는 갈리시아 지방의 트라즈오즈몬테즈 산지의 일부를 형성하는 산맥이 빗살 모양으로 뻗어 있으며 포르투갈의 중심부에서도 높은 고원지역을 이루고 있다. 이 지역의 산지에는 떡갈나무, 밤나무 등의 낙엽수림이 많으며 골짜기의 비탈면에는 옥수수, 과일나무가 재배되고 특히 도루강 하곡에서는 양질의 포도, 올리브가 재배된다. 포르투갈의 남쪽과 북쪽의 경계를 이루는 테주 강 하류지역은 농업지대를 이룬다. 또 스페인과 경계를 이루는 동부는 산지이고 그 전면의 해안은 평야를 이루고 있다. 기후는 대체로 온난하며 북부 포르투갈은 연평균 강수량이 1,500mm 정도이며 습하다. 산악 지대는 대륙성 기후를 보이며 지중해 연안은 지중해성 기후를 가진다. 스페인과 마찬가지로 수많은 외국의 침입을 받아 수난을 겪었지만 이민족이 남겨 둔 음식문화를 아메리카에도 전하여 큰 영향을 주었다. 로마에서는 밀과 양파, 포도주를, 아랍에서는 튀김의 조리법과 쌀, 아몬드, 레몬, 오렌지를, 북아프리카에서는 설탕을 전하였고 동양에서는 여러 가지 향신료를 가져다 사용하였다.

2) 음식문화의 일반적 특징

(1) 다양한 식재료의 사용

포르투갈 사람들이 아시아, 아프리카, 미주 대륙 등을 탐험하면서 가져온 각 대륙의 다양한 양념, 즉 후추, 생강, 고추, 붉은 고춧가루, 계피 등과 아시아의 쌀, 차, 미주 대륙의 토마토, 감자 등은 포르투갈을 시작으로 유럽 전역에 퍼져 유럽의 식생활을 바꾸었다. 또한 포르투갈 사람들은 가져온 식재료를 새롭게 바꾸어 지금의 음식문화를 만들었다.

(2) 새로운 음식문화 형성

우리에게 낯익은 덴뿌라(tempura)는 사순절 육식을 금지하는 기간에 나가사키에 있던 포르투갈 선교사들이 전한 음식이다.

(3) 식생활의 변화

토마토와 감자는 16세기 초에 포르투갈에 들어왔다. 감자는 오늘날 포르투갈 사람들이 가장 즐겨 먹는 음식의 재료가 되었고 포르투갈산 토마토는 가장 최고의 토마토 소스 재료로 사용되고 있다. 앙골라에 전했던 브라질산 칠리페퍼(chili pepper)는 현재 포르투갈에서 소금, 후추만큼이나 인기 있는 고추양념이 되었다. 포르투갈인들이 대서양을 넘나들며 전파시킨 각종 씨앗, 열매, 잎, 나무껍질, 뿌리와 줄기 등은 그들의 식생활에 변화를 일으켰다.

3) 대표적인 음식

(1) 생선요리

포르투갈은 해안으로 둘러싸인 지형적인 특징으로 해산물을 이용한 요리들이 많다.

① 정어리구이(sardinha assada)

생선요리 중 가장 전통적인 요리로 꼽히며 특히 여름철 포르투갈 전지역에서 열리는 축제 때 등장하는 메뉴이다. 북쪽지방인 미뉴(Minho)에서는 이 정어리구이를 먹을 때 옥수수가루로 만든 빵인 브로아(broa)와 적포도주를 함께 곁들어 먹고 중부지방의 해안도시 나자레(Nazare)에서는 삶은 감자, 샐러드와 함께 먹으며 올리브유를 적당히 뿌려 먹기도 한다.

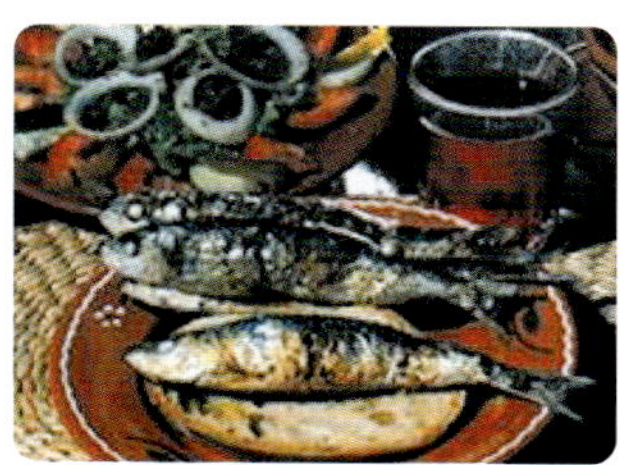
▲ 정어리구이

② 대구요리(bacalhau)

소금에 절여 말린 대구를 말하며 우리나라의 김치와 같이 포르투갈 식탁에서 빠져서는 안 될 정도이다. 포르투갈에는 1,000여 가지 대구요리법이 있고 그중 200가지 정도의 요리를 즐겨 먹는다. 그중 얇게 썬 감자, 양파, 삶은 달걀과 검은 올리브를 넣어 요리한 바칼라우 아 고메스 드 사(bacalhau a gomes de sa)가 가장 유명하다.

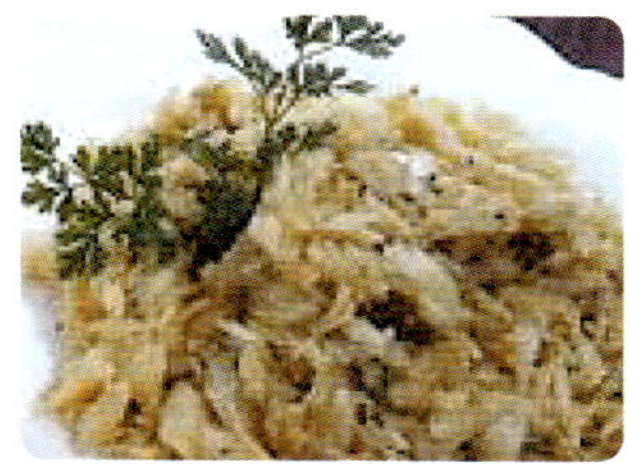
▲ 대구요리

(2) 수프(sopa)

포르투갈에서 가장 대중적인 음식은 갈리시아 양배추인 코브 갈레가(couve gallego)로 만든 칼두베르드(caldoverde)란 수프이다. 양배추에 감자, 양파, 마늘을 넣고 끓여 만든 초록색 수프로 지방에 따라 조리법이 조금씩 다르다. 그리고 식초, 마늘, 계란, 설탕과 고수에 빵을 넣고 걸쭉하게 만든 아소르다 아 알렌테자나(asorda a alentejana)가 인기 있는 수프이다.

(3) 고기요리

포르투갈에서 고기요리는 매우 다양하며 돼지고기를 가장 선호한다.

① 코지두 아 포르투게사(cozido a portuguesa)

쇠고기, 닭고기, 돼지갈비, 베이컨, 검은 푸딩, 소시지, 채소, 쌀 등의 재료를 이용하여 만든 순대로 대표적인 축제 음식이다.

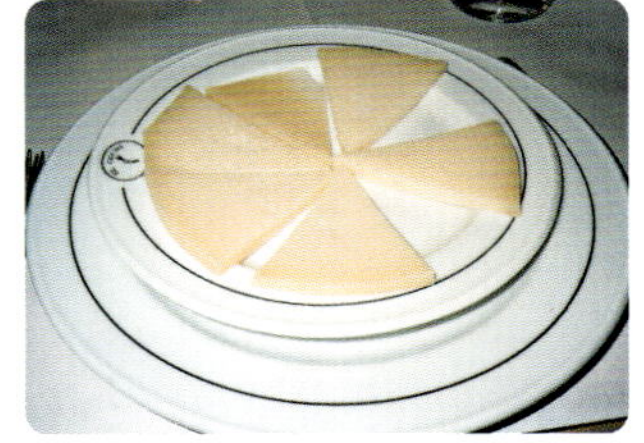

▲ 포르투칼순대

② 카르비토 아사도 폴노(cabrito assado no forno)

염소구이로 어느 지역에서도 맛볼 수 있는 포르투갈의 요리이다.

③ 프레순투(presuntos)

돼지 뒷다리를 통째로 양념한 다음 소금에 절여 훈제하여 만든 햄이다.

④ 트리파스 아모다 도 포르투(tripas amoda do porto)

포루투칼 제2의 도시인 포르투(Porto)에서 먹는 독특한 내장요리이다.

(4) 치 즈

포르투갈에서는 치즈를 케이주(queijo)라 부르며 케이주 다 세라(queijo da serra)는 양의 젖으로 만든 최상의 치즈이다. 그 외 반건조성 치즈인 세르파(serpa)와 후식으로 즐겨 찾는 케이주 프레스코(queijo fresco)가 있다.

4) 식음료

▲ 포르투갈치즈

(1) 커 피

포르투갈 사람들은 기호식품으로 차나 커피를 즐긴다. 갈라옹(galao)은 커다란 컵에 우유를 섞은 커피이고 가로투(garoto)는 작은 컵에 마시는 우유커피이며 비카(bica)는 블랙커피를 뜻한다. 비카페인 음료로는 카리오카 드 리마옹(carioca de limao : 레몬껍질에 끓는 물을 섞은 것)과 갈증 해소에 좋은 리모나다(limonada : 레몬즙에 찬물과 설탕을 넣고 레몬껍질을 띄워 마시는 음료) 등이 있다.

(2) 포도주

포르투갈은 세계 7위의 포도주 생산지이며 세계에서 가장 포도주를 많이 소비하는 국가이기도 하다. 마태우스(Mateus)나 란세르(Lancers)라는 이름으로 유명한 로제 와인과 포르투(Porto)라 불리는 포트 와인이 대표적이다. 특히 포르투는 브랜디를 첨가하여 알코올 함량이 18~20°로 높고 맛이 진하므로 식후 달콤한 디저트 와인으로 잘 어울리는 강화 레드 와인이다.

알아두기 와인의 등급별 분류

- DOC : 옛부터 특산지로 지정되어 역사와 전통을 자랑하는 와인이다.
- IPR : 최근에 특산지로 지정되어 생산된 와인이다.
- 비뉴 레지오날, 비뉴 드 메자 : 지방의 품종이나 규정에 얽매이지 않고 생산 하는 와인이다.

5) 식사예절

(1) 아침과 점심

아침과 점심은 간단하게 먹으며 저녁은 풍성하게 먹는다

(2) 저 녁

수프로 시작하는 저녁의 만찬은 육류와 생선요리가 주가 되며 후식으로 푸딩이나 구운 사과, 쌀푸딩, 과일, 치즈와 커피를 마신다. 주로 쇠고기 스테이크나 염장한 대구를 즐겨 먹는다.

(3) 손님접대

손님을 맞을 때는 뷔페식으로 대접한다. 그리고 단맛의 후식을 즐기는데 일반적인 요리는 푸딩류이다. 쌀푸딩 아로스 도스(arroz doce)는 크리스마스나 생일, 결혼식의 파티에 사용하는데 쌀과 설탕, 계란노른자, 소금, 레몬껍질, 계피가루 등이 들어간다. 천국의 베이컨(toucinho do ceu)이라는 푸딩은 아몬드가 많이 들어간 푸딩이다.

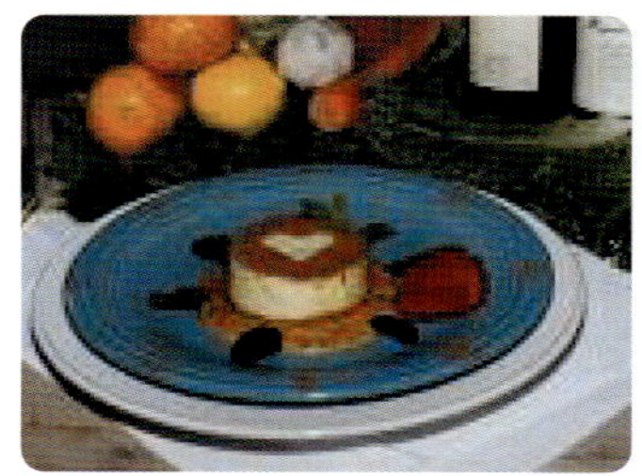

▲ 쌀푸딩

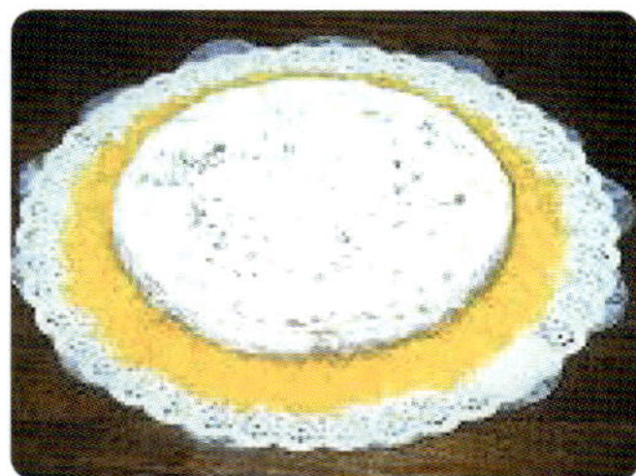

▲ 천국의 베이컨

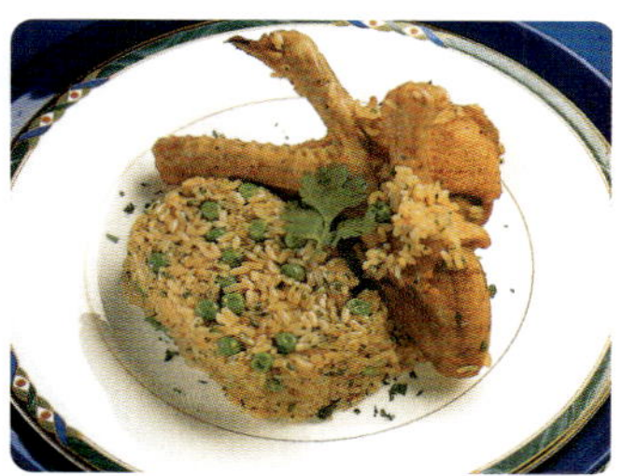

▲ 아로스 도스

■■ 탐구문제

1. 중세시대의 포르투갈 음식문화와 커트러리의 기원에 대해 조사해 보자.
2. 포르투갈에서 쓰이는 주된 향신료에 대해 더 알아보자.

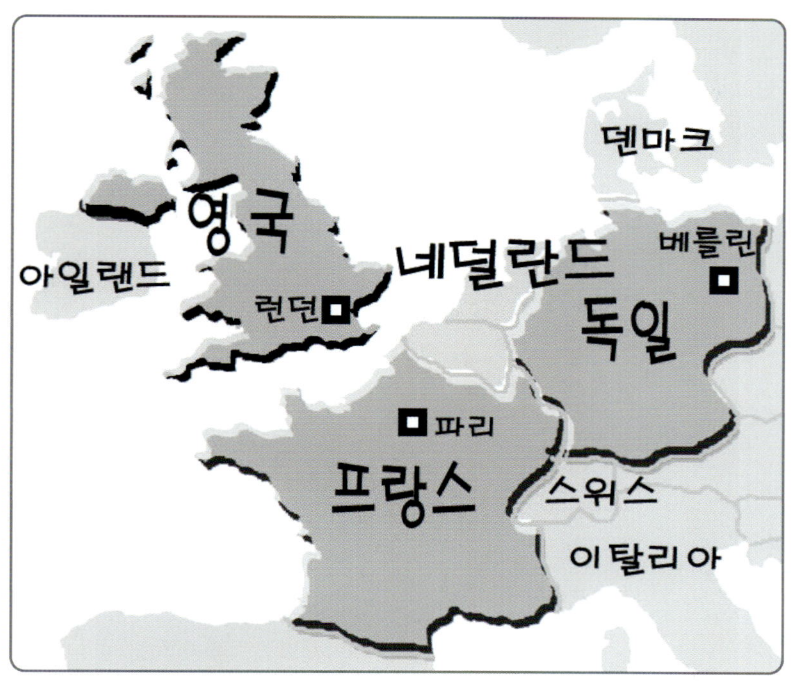

　서유럽은 동유럽·남유럽에 대응한 말이며 북유럽 제국도 때로는 서유럽에 포함된다. 서유럽에 속하는 나라들은 경제적으로나 문화적으로나 유럽 전체를 대표하는 중요한 지역이다.

　자연 지리적으로 서유럽은 평야 부분이 넓고 1년 내내 강한 편서풍과 북해의 영향을 받는 해양성 기후를 보이기 때문에 높은 위도에 비해 온난다습하다. 이 편서풍이 서유럽 제국에 온화한 기후와 알맞은 강수량을 가져다 주며 목장적 풍토와 무성한 숲을 이루게 한다. 기온은 같은 위도의 평균기온보다 여름에는 낮고 겨울에는 높은 것이 특색이다. 여름은 서늘하여 인간의 활동에 알맞은 편이나 곡식의 성장과 결실에는 불리하다. 겨울은 대규모의 난류인 북대서양 해류의 영향을 받는 북서 유럽의 경우 특히 온난하여 해안지방의

1월 평균기온이 같은 위도의 다른 지역보다 10~15℃나 더 높다.

서유럽을 포함한 유럽의 나라들은 세계에서 인구밀도가 가장 높은 지역에 속하며 생활 수준이 매우 높다. 오랜 역사와 전통이 있는 식문화, 그리고 단순한 먹거리로서가 아니라 음식을 하나의 예술로 창조해 내는 서유럽나라의 음식문화는 음식의 의미와 가치를 더욱 돋보이게 할 것이다.

1. 프랑스(France)

1) 식생활문화의 배경

유럽의 기후는 해양성, 대륙성, 지중해성 기후로 나누어지는데 프랑스에는 이 세 가지 기후가 모두 나타난다. 육각형의 프랑스 국토는 한반도의 2.5배이며 일 년 내내 시원한 대서양 지방, 겨울은 춥고 여름은 더운 내륙 지방, 겨울에는 따뜻하고 여름에는 시원한 지중해 지방으로 나누어진다. 일조시간도 지방마다 다른데 지중해 연안은 파리에 비해서 연간 약 1,000시간이나 길어서 잿빛 도시라는 말이 잘 어울리는 파리의 겨울을 벗어나, 많은 사람들이 따사로운 햇빛을 찾아 프로방스로 향한다. 북쪽으로는 대서양, 남쪽으로는 지중해에 넓게 접하여 있고 강도 많아서 바다생선, 민물고기, 갑각류, 어패류 등의 재료가 다양하다. 뿐만 아니라 대량 생산하는 농가, 농업과 식품 공업의 산업화, 시장의 확대 등으로 인해 지역간의 차이를 없애고 도시화와 기술적 발달로 도시와 농촌, 육체 노동과 정신 노동 사이의 전통적인 대립에서 벗어나 식습관이 변화되었다. 그리고 식이요법이나 위생, 신체적 아름다움에 관한 유행으로 인하여 최근의 식생활 형태에 이르렀다. 기후가 온화하고 농업이 발달한 프랑스는 세계적으로 유명한 요리를 보유한 식도락 국가이다. 지방마다 특색 있는 요리가 많으며, 유난히 포도주에 애착을 갖는 프랑스 사람들은 식당에서는 물론 가정이나 학교 식당에서까지 이를 빼놓지 않는다.

2) 음식문화의 일반적 특징

(1) 이탈리아 문화의 수용

중세의 프랑스 음식문화는 그다지 발달한 편이 아니었으나 이탈리아 피렌체의 메디치(Medici)가 출신의 카트린느가 1533년 프랑스 앙리 2세와 정략결혼을 하면서 본국에서부터 조리사와 함께 들어오게 되는데, 이때 이탈리아의 발달한 요리기술도 함께 들어오면서 프랑스 요리가 발달하기 시작하였다.

(2) 소스와 향신료의 사용

프랑스 사람들이 먹는 음식의 종류는 계층별로 차이가 있어 귀족들은 주로 다양한 육류가 주식이었다. 주로 사용된 고기는 송아지, 쇠고기, 돼지고기, 가금류 등이고 이것으로 요리를 다양하게 하고, 고기의 냄새를 없애기 위해 후추나 육두구 등의 향신료를 즐기게 되었다. 반면 채소는 가난한 서민의 주된 식품이었다.

알아두기

부케 가르니(bouquet garni)
부케 가르니란 여러 가지 향신료를 적절히 조합하여 꽃다발처럼 묶어 수프나 스튜 등을 만들 때 국물에 넣는 것을 말하며 음식에 넣어 우려낸 후 걷어 내는 데, 요즈음은 티백 형태로 이미 만들어져 나와 손쉽게 사용할 수 있다.

(3) 식공간의 조화미

프랑스에서 고급요리는 조리기술이나 종류도 특별하지만, 그릇의 선택이나 식탁의 조화를 이루는 테이블 문화가 큰 비중을 차지하는 것도 특징이다. 프랑스는 테이블 문화의 전통으로 인해 금은세공, 도자기, 섬유예술에 까지 발전시켰다. 프랑스요리가 유명하다는 것은 좋은 요리의 맛 때문이기도 하지만, 순서를 갖춘 격식 있는 식사 매너 또한 한몫을 차지하고 있는 것이다. 저녁식사초대에 나오는 메뉴가 8~10코스가 되고, 보통 3~4시간이 소요된다.

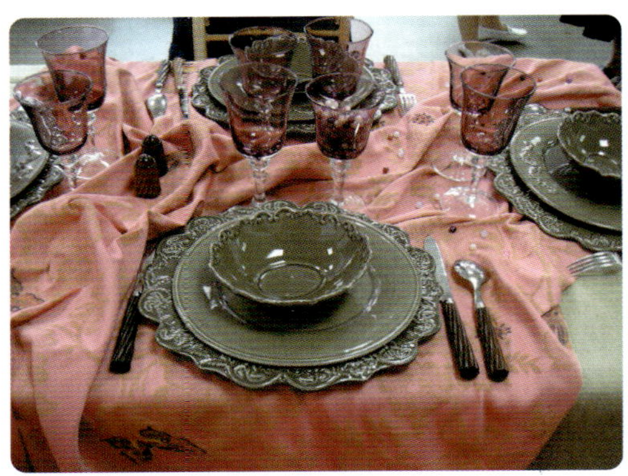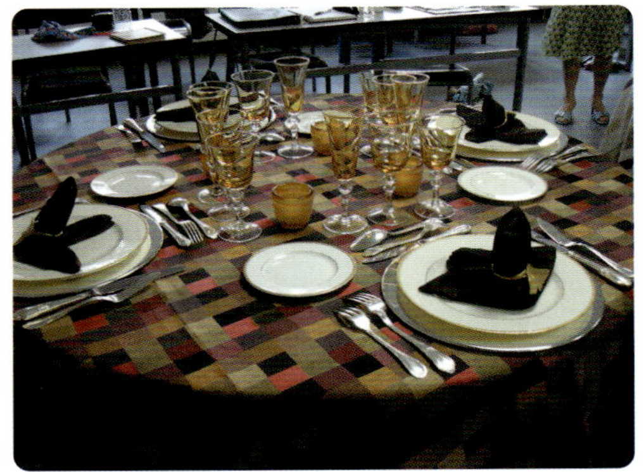

▲ 식공간의 조화미

(4) 포도주와 치즈, 빵, 육류가공품 등 특산품의 발달

생산과 마케팅 분야에서 관리를 잘하였기 때문에 전 세계적으로 유명한 프랑스 식품은 다양하다. 포도주와 치즈가 대표적이다.

(5) 식사시간을 매우 중요하게 여김

프랑스인들은 식사시간을 아주 중요하게 여기는 사람들로서 공식적인 점심식사 시간은 12시부터 오후 2시까지 두 시간이다.

3) 지역별 음식의 특징

기후가 온화하여 농업이 발달한 프랑스는 세계에서 가장 유명하고 진가를 인정받는 요리들을 소유하고 있는 나라이다.

요리에 관한 지방의 주요 특색은 다음과 같다.

지역	지역 특징	주식 재료	대표 음식
일드	• 파리의 중앙 • 다양한 자연경관	• 다양한 식재료가 모인 곳	• Potage crecy • Homard a l'americaine • Tarte au flan
리옹 브르고뉴	• 건조하면서 고원과 초원지대 • 지중해성 기후	• 올리브, 포도나무, 향신료, 버섯, 리오네감자	• 타블리에 드 사푀르 • 뷔뉴 • 소시지
노르망디	• 분지와 고원 • 해안	• 유제품, 돼지고기, 오리, 양, 사과주스 • 조개류, 갑각류	• 칼보도스(증류주)
알자스	• 라인 강 사이의 긴 계곡	• 양배추, 포도, 향신료 • 송어, 연어, 가재 • 개구리	• 양배추 절임 • 콩타느, 산딸기술, 자두술 • 알자스산 돼지고기(소시지)
프로방스 코트다쥐르	• 맑고 건조 • 짧은 폭우와 한파	• 향신료(백리향, 라벤다) • 포도	• 포도주
브르타뉴	• 섬의 기후 • 육지와 바다가 접함	• 갑각류, 해산물(대구, 도미, 멸치, 가자미) • 새끼양	• 킹하파, 아페레티브 • 쿠르부용, 프레살레 • 크레프, 갈레트, 디제스티브
랑그독	• 육지와 바다가 접함	• 과일, 채소, 마늘 • 갑각류, 암양, 새끼염소 • 바리지크	• 아이올리, 피스투수프 • 바리지크피투스 수프

4) 대표적인 음식

(1) 푸아그라 테린(Foiegras Terrine)

이 요리는 송로버섯요리(트러플), 철갑상어알(캐비어)과 함께 세계 3대 진미 중의 하나이다. 거위를 운동시키지 않고 사육시켜 거위의 간을 불에 익혔다가 차갑게 식히는 방법으로 조리한 거위의 간요리이며, 빵과 함께 먹으면 그 맛이 일품이다.

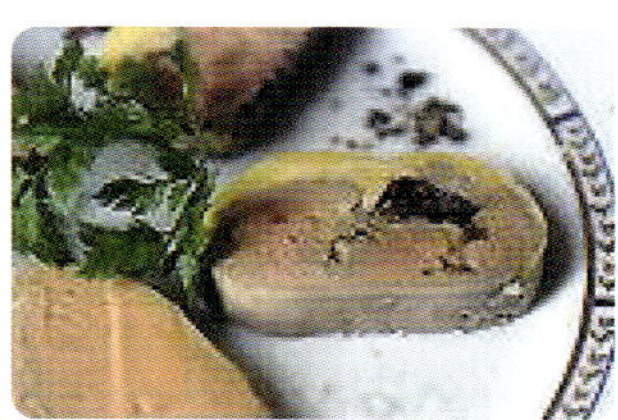

▲ 푸아그라 테린

(2) 캐비어(caviar)

소금에 절인 철갑상어알로서 알의 크기에 따라 벨루가(beluga), 세브루가(sevruga), 오세트라(osetra)가 있다. 주로 멜바 토스트(melba toast)나 블리니(bliny)에 캐비어를 얹고, 레몬 등을 뿌려서 먹는다.

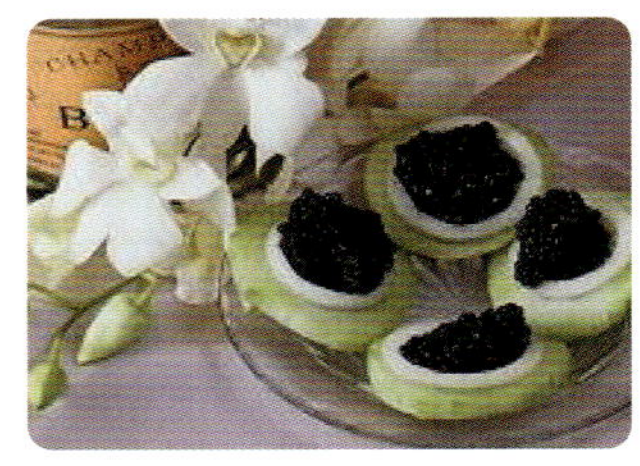

▲ 캐비어

(3) 에스카르고(escargot)

달팽이를 데쳐서 마늘과 파슬리, 버터를 넣고 오븐에 구운 달팽이 요리다. 버터소스에 묻히거나 빵과 함께 먹으면 좋다.

(4) 뫼니에르(meuniere)

뫼니에르란 가자미에 밀가루와 버터를 발라 구운 요리를 말한다. 살이 부드럽고 담백한 가자미를 구운 요리로 버터소스, 레몬과 함께 먹는다.

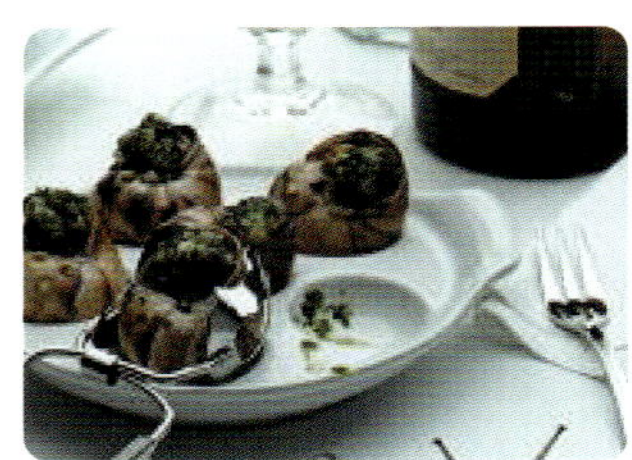

▲ 에스카르고

(5) 송로버섯 트러플(truffle)

프랑스와 이탈리아의 일부지역에서만 생산되고 인공적으로 재배되지 않아 황금보다 더 비싼 버섯으로 '식탁위의 다이아몬드'라 불린다. 진한 향과 깊은 맛으로 옛날부터 고급 향료로 귀중하게 사용되어 왔다.

(6) 빵

프랑스인의 식탁에는 갓 구운 빵이 항상 놓여 있을 정도로 빵을 즐겨 먹는다. 바게트(baguette)는 프랑스인들의 주식과 다름없는 빵으로 구워 낸 즉시 먹어야 바삭하고 고소하다. 바게트와 더불어 프랑스의 대표적인 빵은 초승달 모양의 크루아상(croissnt)으로 담백하고 부드러워 아침 식사로 즐겨 먹는다. 버터와 달걀을 듬뿍 넣어 부드럽고 고소한 감촉

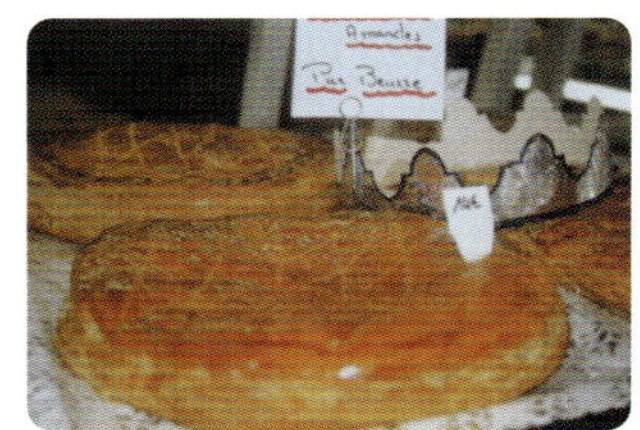

▲ 갈레트

의 브리오슈(brioche)는 지방마다 다양한 종류가 있으며, 모자 모양의 브리오슈 아테트(brioche a tete)가 가장 유명하다. 그 외에도 '시골풍의 빵'이란 뜻의 빵 드 깜빠뉴(pain de campagne)는 호밀이나 통밀을 섞어 구수한 향이 일품이다. 또 1월 6일 공헌절(l'Epiphanie)을 기리는 의미로 밀가루 반죽에 버터나 아몬드크림, 설탕, 달걀 등을 넣고 결

이 촘촘하게 살아있는 둥그런 파이, 갈레트 데 루아(la galette des rois)를 1월 한 달 프랑스 전역의 빵집에서 볼 수 있다.

5) 식음료

(1) 와인

프랑스는 포도를 재배하기에 적합한 기후와 자연환경을 가지고 있으며, 지역마다 다양한 스타일의 와인이 생산된다. 대표적인 레드 와인 산지로는 보르도(Bordeaux)와 부르고뉴(Bourgogne)가 있으며, 루아르 강변(Val de Loire)과 알자스(Alsace) 지방은 화이트 와인 생산지로 유명하다. 특히 샹빠뉴(Champagne)는 축제나 특별한 행사 때 빠질 수 없는 스파클링 와인(일명 '샴페인')의 주요 생산지이다. 프랑스 와인은 AOC(최상등급 와인. 총 생산 와인의 46%가 해당됨), VDQS(우수한 품질의 고급 와인. 1%가 해당됨), VDP(질 좋은 와인. 25% 해당됨), VDT(저렴한 가격의 테이블 와인, 28% 해당됨)의 네 가지 등급으로 분류된다.

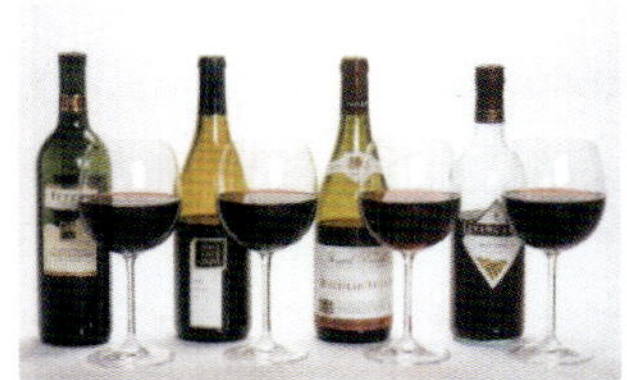
▲ 레드 와인

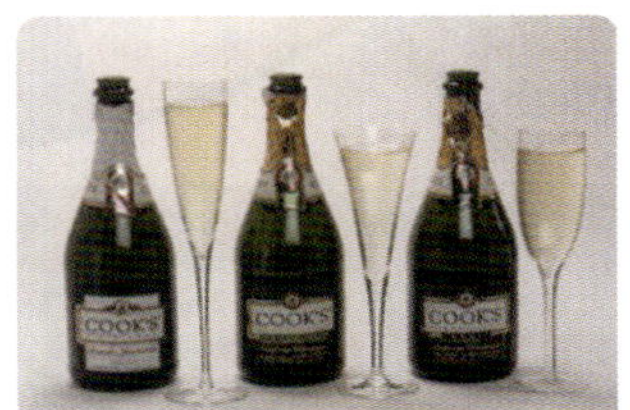
▲ 스파클링 와인

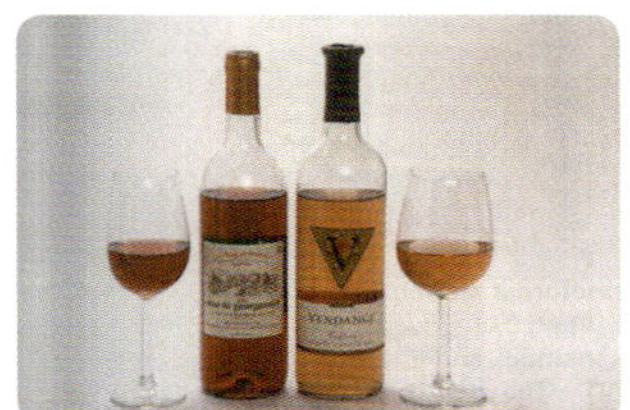
▲ 로제 와인

(2) 브랜디

브랜디(brandy)는 넓은 의미로 과일을 발효 · 증류하여 제조한 것을 말하나, 대개는 포도로 만든 와인을 증류한 것을 말한다. 13세기경 스페인 출신의 의사이자 연금술사인 알노우 드 빌루으브(Arnaude de Villeneuve)가 와인을 증류하여 '뱅 브루레(Vin Brule : 태운 와인)'라 하여 판매한 것이 브랜디의 시초이다. 이것을 네덜란드 상인이 브란데 와인(Brandewijn : Burnt wine)이라 하여 유럽에 소개하였고 영국이나 프랑스에서 브랜디라 부르게 된 것이다.

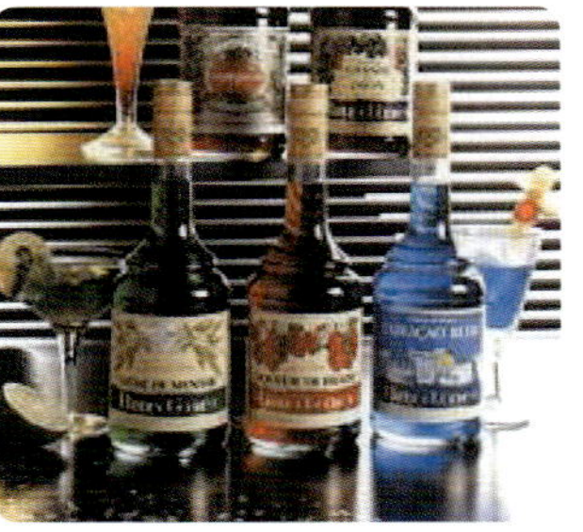
▲ 체리가 원료인 Kirsch Brandy

> **알아두기** **브랜디의 특징과 종류**
>
> • 브랜디의 특징
>
> 브랜디는 프랑스를 비롯하여 세계 각국에서 생산되고 있는데 질과 양은 프랑스가 최고이다. 코냑과 아르마냑 두 지방에서 만들어지는 것이 프랑스를 대표하는 브랜드이다. 두 지방에서 만들어지는 브랜디의 품질을 보장하기 위하여 법률로 생산지역과 원료가 되는 품질의 증류법을 규정하고 있다.
>
> • 브랜디 종류
>
> 브랜디의 종류는 과일의 종류에 따라 다르며, 사과가 주원료인 Calvados Brandy, 체리가 주원료인 Kirsch Brandy, 자두가 주원료인 Milabell Brandy (영국산) 등이 있다.

(3) 코 냑

프랑스 남서부 코냑(Cognac) 지방의 포도 품종은 신맛이 강해 와인으로서 품질이 좋지 않아 증류해서 제조하게 되었다. 코냑 지방 가운데 6곳의 법정 지역에서 재배되는 백포도주의 우니 브랑(Ugni-blanc)종을 주원료로 하여 단식 증류기로 2번 증류한 다음, 화이트 오크통에서 3~50년 이상을 저장한다. 출하할 때에는 저장 연수가 다른 오래된 술과 혼합하여 숙성 연수가 가장 긴 것을 기준으로 해서 표기를 달리한다.

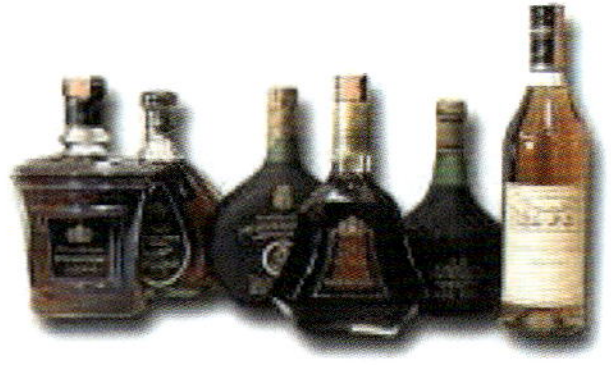

▲ 코냑

> **알아두기** **코냑의 표기**
>
> 상표에 별표(★)가 1개 있는 것은 2~5년 숙성시킨 것이고, 별표가 2개 있는 것은 5~6년, 별표가 3개 있는 것은 7~10년, 별표가 5개 있는 것은 10년 이상, V·O(Very Old)는 12~15년, V·S·O·P(Very Superier Old Pale)는 20~25년, X·O(Extra Naoleon)는 35~50년 그리고 EXTRA(Extra Old)는 50~75년 이상 숙성시킨 것이다.

> **알아두기** **프랑스 치즈의 종류**
>
> ① 염소젖 치즈 : 샤비뇰 치즈, 생트 모르 치즈, 발랑세 치즈, 셀 쉬르셰르 치즈, 샤비슈 치즈, 풀리니 치즈 등
> ② 천연 외피의 연질 치즈 : 생 펠리시엥 치즈, 생 마르셀랭 치즈, 샤우르스 치즈, 쿨로미에 치즈, 모산 브리 치즈, 카망베르 치즈 등
> ③ 가열 압축 경질 치즈 : 보포르 치즈, 콩테 치즈, 그뤼예르 치즈, 에멘탈 치즈 등

④ 푸른 반점 치즈 : 오베르뉴 산 블루 치즈, 로크포르 치즈, 앙베르 산 푸르므 치즈, 코스 산 블루 치즈 등
⑤ 세척 외피의 연질 치즈 : 퐁 레베크 치즈, 묑스테르 치즈, 리바로 치즈, 마루아유 치즈 등
⑥ 비가열 압축 경질 치즈 : 사부아 산 톰 치즈, 캉탈 치즈, 생 넥테르 치즈, 레블로숑 치즈, 오소 이라티 치즈 등

(4) 아르마냑(Armaguac)

프랑스 남부의 피레네 산맥에서 가까운 아르마냑(Armaguac) 지방 가운데 3곳의 법정 지역 내에서 제조한 브랜디이다. 사용하는 포도는 바코(Baco)종이 주로 쓰이며 증류법은 코냑과 다른 반연속식 증류기로서 한 번만 증류하며, 가스코뉴산의 검은 오크통에 넣어 숙성시킨다. 코냑이 우아한 여성 같은 풍미를 가진 반면 아르마냑은 거칠고 강렬한 야성미를 풍기는 브랜디라 할 수 있으며, 품질표시는 코냑과 같은 방법으로 표기한다.

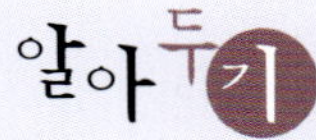

치즈와 와인

같은 특성을 발견할 수 있기 때문에 한 지역에서 생산된 치즈, 빵과 포도주가 조화를 이룬다. 그러나 맛이 연한 치즈와 강한 백포도주, 혹은 맛이 연한 백포도주의 신맛과 치즈의 신맛은 서로 조화를 이룬다. 반면에 적포도주의 탄닌 성분은 치즈의 강한 맛과 어울리지 않는다고 한다.

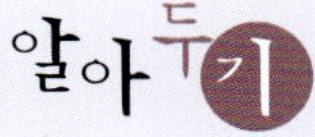

프랑스의 식당

1. 레스토랑(restaurant) : 정식의 코스 요리를 먹을 수 있는 식당으로 예약과 정장의 예의를 갖추어야 한다.
2. 브라스리(brasserie) : 맥주홀이라는 뜻으로 맥주를 마시면서 식사도 할 수 있다. 카페와 함께 되어 있는 곳이 많으며 음료수만 마실 수도 있다.
3. 비스트로(bistro) : 레스토랑과 같이 식사를 할 수 있는 곳이지만 레스토랑보다 술을 마시는 장소라고 할 수 있으며, 서민적인 곳이다.
4. 살롱 드 테(salon de the) : 차를 마실 수 있는 곳으로 카페보다 우아하고 고급스러운 분위기이다. 점심도 간단하게 먹을 수 있다. 또 직접 만든 아이스크림이나 차와 어울리는 과자류, 케이크류도 있다.
5. 카페(cafe) : 프랑스에서 가장 많이 볼 수 있는 곳으로 간단한 식사도 할 수 있고, 커피나 음료수만 마셔도 된다. 그리고 가볍게 술도 마실 수 있는 장소이다.
6. 바(bar) : 카페보다 알코올 종류가 풍부하며 음주의 분위기에 가깝다. 고급호텔의 바에는 가벼운 스낵(크래프, 샌드위치 등)이나 아이스크림을 곁들인다.
7. 바뱅(bar vin) : 와인바로서 다양한 와인을 즐길 수 있다.

알아두기

프랑스 요리의 풀 코스(full course)

(1) 아페리티프(aperitif, appetizer)

전채요리로 식사의 첫 코스이다. 즉, 차가운 전채요리, 뜨거운 전채요리, 식욕 촉진을 위한 식전주와 크래커, 카나페, 오드볼과 함께 먹는다.

(2) 수프(soup)

맑게 끓인 콩소메(conxomme)나, 생크림이 들어간 포타쥬(potage) 등을 먹으며 와인은 마시지 않는다.

(3) 생선요리(fishe)

바다생선, 민물고기, 갑각류, 어패류 등과 생크림이나 올리브오일, 백포도주 등을 사용하여 신선한 재료의 맛과 색의 조화를 가진 요리이다.

(4) 육류요리(aiande, meat)

쇠고기, 양고기, 송아지고기, 돼지고기와 사슴고기, 꿩고기, 가금류를 사용하여 모체소스로 퐁드보(fond de veau)나 데미그라스(demiglace) 소스와 함께 먹는다. 예를 들면 로띠(roti), 영어로 로스트인데 다양한 재료를 사용하여 통째로 오븐에 각종 채소, 감자와 함께 구워서 먹는다.

(5) 샐러드(salad)

상추, 토마토, 오이, 앙디브, 샐러리 등과 식초를 이용한 비네그레뜨 드레싱을 먹는다.

(6) 치즈(cheese)

대부분 식사 후에는 까망베르나 브리, 로크포르를 먹으며, 치즈는 남은 바게트와 포도주를 먹기 위해 함께 먹는다.

(7) 디저트(dessert)

단맛의 케이크, 구운 사과에 생크림을 뿌린 것, 초콜릿 무스(mousse), 시럽에 절인 배, 콩 포트 등을 먹는다.

(8) 커피와 디제스티프(Disgestif)

진한 커피인 에스프레소, 홍차, 티잔(무카페인 허브티)을 마시기도 한다. 디제스티프란 아페리티프(aperitif)에 반대되는 말로서 식후의 소화를 돕기 위한 브랜디를 말한다. 40도가 넘는 브랜디인 꼬냑이나 칼바도스 또는 아주 단 리큐르 종류를 마신다.

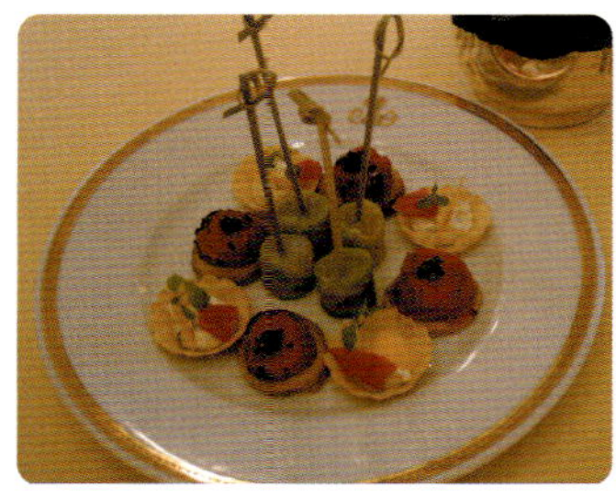

▲ 아페리티프

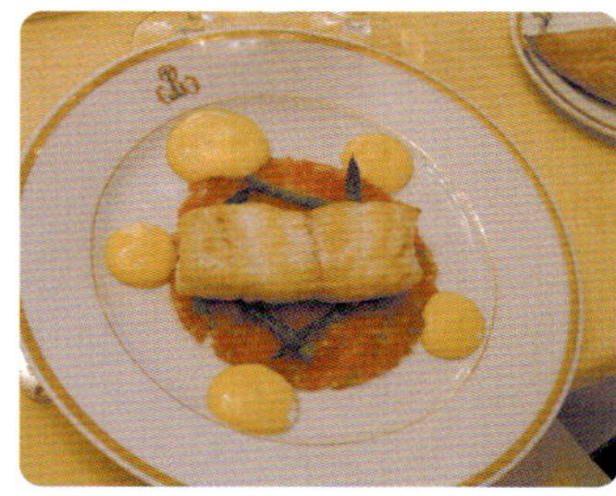

▲ 생선요리(농어요리)

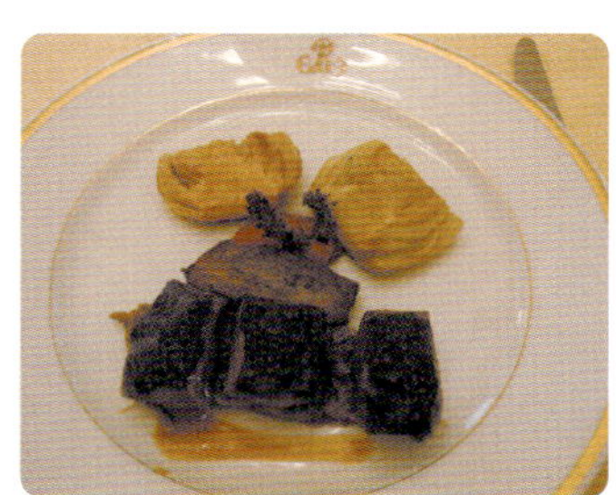

▲ 육류요리(양고기요리)

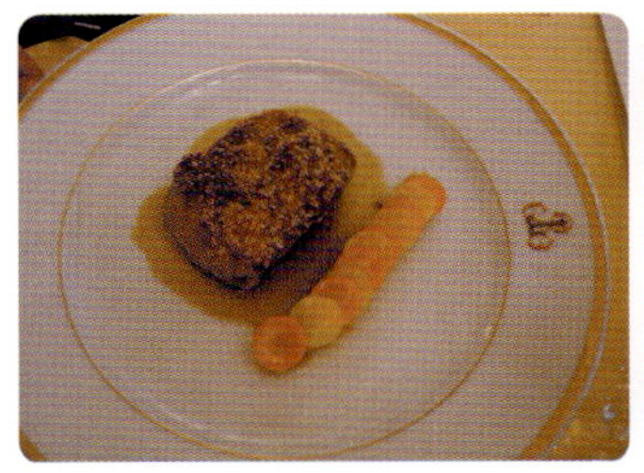

▲ 육류요리(송아지 목덜미요리)

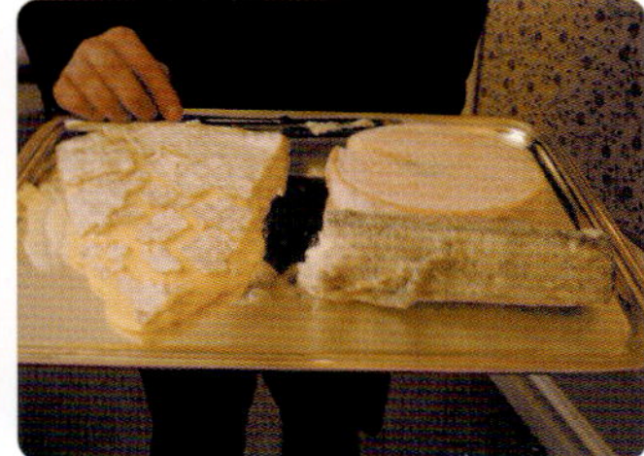

▲ 치즈

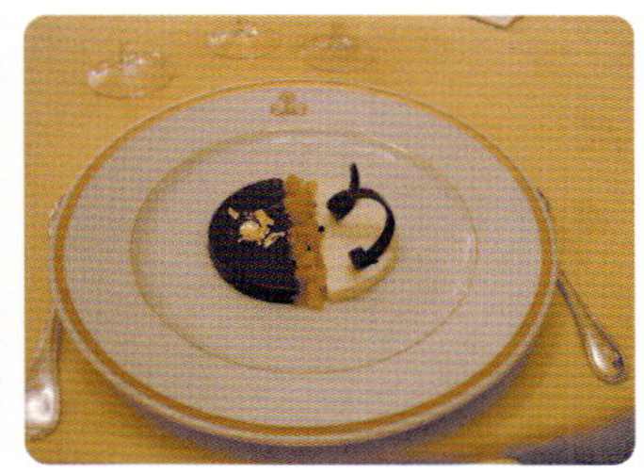

▲ 디저트(코코넛 소스의 초콜릿)

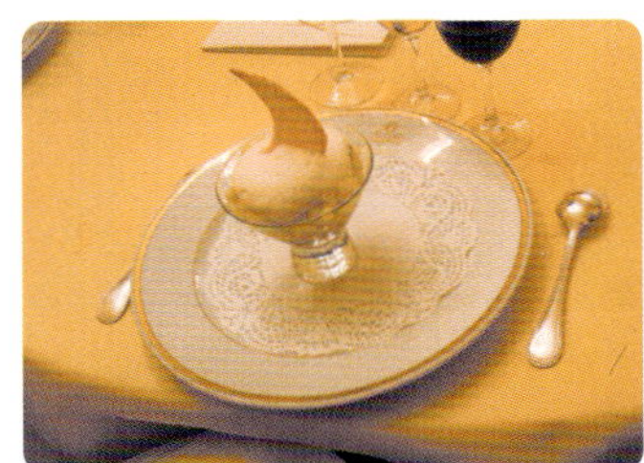

▲ 디저트(므랭그)

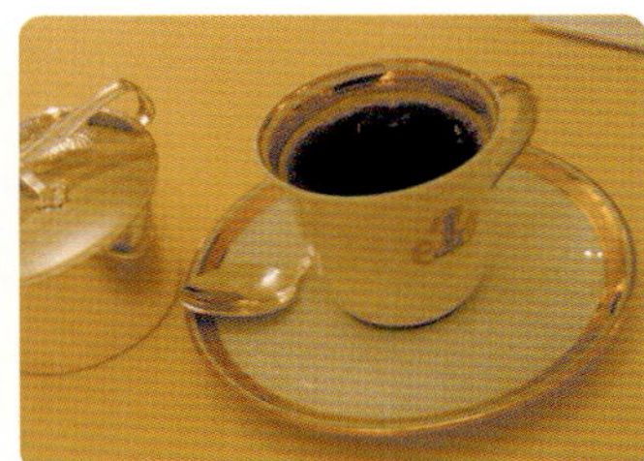

▲ 커피

■■ 탐구문제

1. 프랑스의 치즈에 대해 자세히 알아보자.
2. 프랑스 와인의 산지별 특징에 대해 알아보자.

2. 독일(Germany)

1) 식생활문화의 배경

독일은 북쪽으로 북해, 발트 해에 면하고 덴마크와 접하며, 동쪽으로 폴란드, 체코슬로바키아, 남쪽으로 오스트리아와 스위스, 서쪽으로 프랑스, 룩셈부르크, 벨기에, 네덜란드와 국경을 이룬다. 독일의 지형은 북부의 평원지대인 북독일평야, 중부는 구릉성 산지인 중앙고지와 구릉대지, 평탄지로 된 남독일 및 독일알프스 등의 4개 지역으로 구분된다. 기후는 서유럽의 해양성 기후와 동유럽의 대륙성 기후의 중간형으로 서쪽은 해양성 기후,

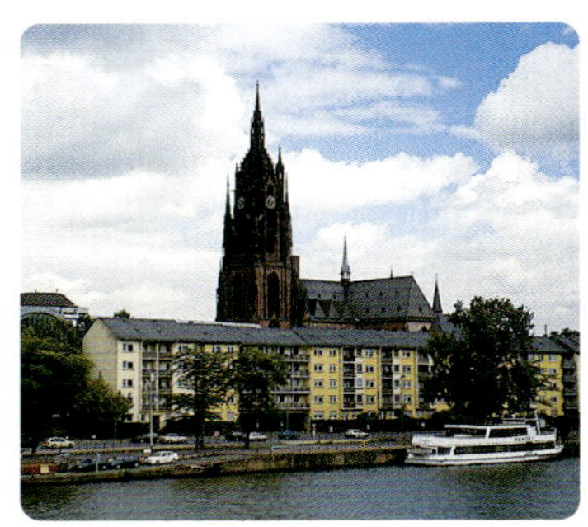

▲ 독일의 건물

동쪽은 대륙성 기후를 가진다. 독일의 연안부에는 간척지가 조성되어 비옥한 목초지로 이용되고 있다. 독일은 지역별 특색을 중요시하기 때문에 지방마다 특유의 요리가 있다. 라인 강을 경계로 나누어 보면, 북부 독일은 바다에 접해 있어 해산물 요리가 풍부하고, 남부 독일은 소시지 등의 육류 요리가 많은 편이다. 독일 사람들은 요리에 관심이 많아서 집집마다 요리책이 꼭 구비되어 있으며, 프랑스요리를 비롯해 중국이나 태국, 헝가리 요리 등 각국의 요리가 독일인 가정에서 만들어진다.

2) 시대별 발전과정

(1) 절대주의 이전의 음식문화(16세기 이전)

절대주의 이전시대에는 자르지 않은 짐승을 통째로 구워 식탁에 올리는 원시적인 야성미를 속성으로 한 시기이다. 순무, 배추, 콩, 부추, 호박, 상추 등이 주요 채소로 오늘날처럼 채소를 많이 재배하지는 않았다. 또한 빵과 밀가루 음식이 주요한 음식이었으나 가난한 사람들은 빵을 만들어 먹는 일이 쉽지 않아 브라이(brei : 감자나 과일을 으깨어 만든 음식)와 수프를 만들어 먹었다.

(2) 절대주의 시대의 음식문화(16〜18세기)

절대주의 시대에는 이탈리아의 요리가 프랑스에 전해지고 프랑스의 요리방법이 전 유럽을 주도하게 되는 시기이다. 예절을 갖춘 식사를 즐기는 것이 자리잡아 포크와 식탁보의 사용이 상류 사회의 필수적인 예절이 되었다. 또한 이 시기에는 지리상의 발견으로 꽃배

추, 가지, 완두콩, 토마토, 사탕수수 등의 음식재료들이 다량 유입되면서 요리가 풍부해지고 17세기에 들어온 홍차와 커피는 귀족들의 우아한 식사에 도움이 되었다.

(3) 산업혁명시대의 음식문화(19세기)

이 시기는 식량의 증가로 인해 기근이 극복되고 음식이 상업의 대상이 되었다. 국민들의 영양상태에 깊은 관심을 가지게 되었으며 또한 조림기술의 발달로 부패하지 않은 통조림 음식을 언제든지 사 먹을 수 있게 되었다. 산업혁명 이전까지는 신맛을 내는 채소가 많이 소비되었으나 노동자들이 자극제로서 단 음식을 섭취함으로써 단맛이 나는 음식을 선호하기 시작하였다. 식습관은 더 정교해지고 폭넓은 사회계층이 이 기본적인 식습관을 따르게 되었다.

(4) 현대의 음식문화(20세기 이후)

1960년대 후반에 안정된 성장으로 인해 간편한 식생활을 즐기기 시작했으며 개인의 건강을 생각하고 환경을 생각하는 식습관을 가지게 되었다. 과거와 달리 독일사람들은 많이 먹는 것은 무지와 자연환경에 대한 무책임이며 미성숙한 사람이라고 생각하게 되었다. 특히 음식물 쓰레기를 줄여 인류 전체를 위해 자연환경을 보존해야 한다는 것이 이들의 식습관을 함축하고 있다.

3) 음식문화의 일반적 특징

(1) 소시지 요리의 발달

고대 로마제국부터 소시지의 왕국으로 불릴 정도로 소시지가 일반화되었다. 독일에서의 소시지와 햄의 영역은 크기와 모양, 만드는 재료, 먹는 방법 등이 아주 다양하다.

(2) 쇠고기보다 돼지고기를 선호

(3) 감자를 주식으로 이용

독일인들에게 주식은 감자이다. 감자는 빵만큼이나 중요한 독일인들의 탄수화물 공급원으로 그 요리법도 다양하다.

(4) 맥주의 나라

(5) 따뜻한 음식

주로 점심식사 때 수프를 비롯한 고기, 감자, 야채 등으로 이루어진 따뜻한 음식을 먹는다.

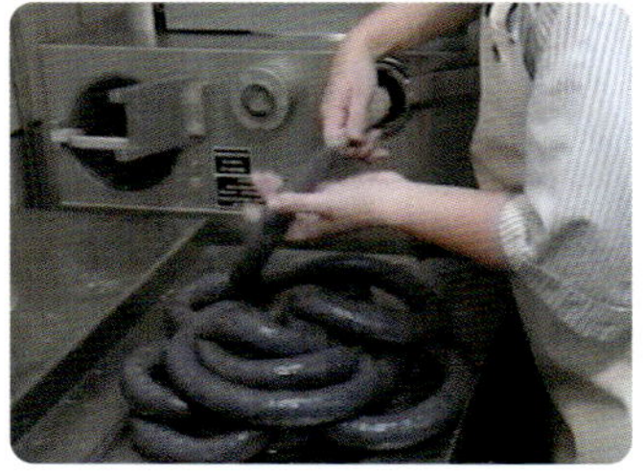
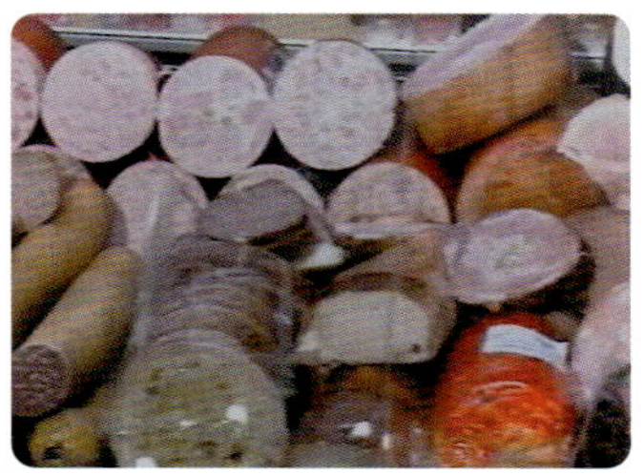
▲ 독일 소시지

4) 지역별 음식의 특징

① 동부지역 : 향신료를 많이 사용한다(서양고추, 캐러웨이).

② 북부지역 : 스칸디나비아의 영향을 받았으며 바닷가와 접한지역으로 청어와 같은 생선을 많이 먹는다.

③ 서부지역 : 강한 양념을 사용하지 않으며 와인이 많이 난다.

④ 남부지역 : 감자요리가 다른 지역에 비해 많아 우리가 생각하고 있는 독일의 요리 모습에 가장 가깝다.

5) 대표적인 음식

(1) 아이스바인(Eisbein)과 학센(Haxen)

독일 사람들은 쇠고기보다 돼지고기를 선호한다. 쇠고기로 만드는 소시지도 있긴 하지만 퍽퍽해서 즐겨 먹는 메뉴는 아니다. 돼지고기 요리로 소금에 절인 돼지 뒷다리 고기를 맥주에 넣고 삶아서 만든 독일식 족발요리인 아이스바인(Eisbein)과 족발에 맥주와 여러 가지 향신료를 발라서 오븐에 구워낸 그릴 학센(Grill haxen)이 있다. 맥주를 이용하면 돼지고기의 누린내도 없애고, 육질이 부드러워지는 효과가 있다.

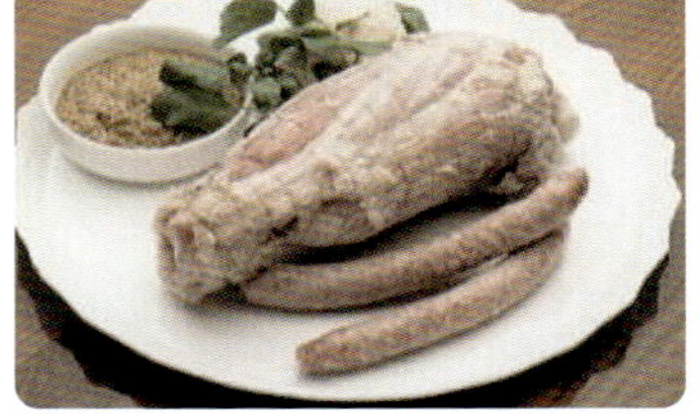

▲ 아이스바인과 학센

(2) 사우어크라우트(Saukraut)

샐러드 대용으로 먹는 요리로 양배추를 채 썰어서 식초에 담가 발효시킨 후 캐러웨이 같은 향신료를 섞은 것으로 약간 시큼한 맛이 난다. 이는 채소의 공급원으로서 우리나라의 김치처럼 독일의 식탁에서 빠지지 않는다.

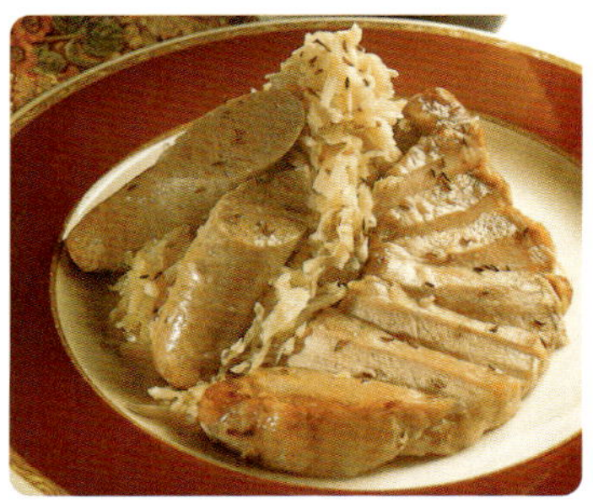

▲ 자우어크라우트

(3) 아인토프(Eintopt)

1700년경에 등장한 요리로 아인토프라는 것이 있는데, 냄비에 채소, 콩, 감자, 고기 등을 넣고 끓인 죽으로 간편하면서도 여러 가지 영양소를 공급해 주는 서민적인 음식이다. 근면하고 검소한 독일인을 상징한다고 생각해서 2차 대전 시 히틀러가 장려했다고 한다. 이 아인토프를 현재도 그 전날 남은 재료를 모두 쓸어 넣고 만드는 요리로 자취생이 많은 대학 기숙사나 서민가정에서 자주 볼 수 있다. 독일인이 따뜻한 식사를 하는 전통을 가지게 한 대표적인 음식이다.

(4) 독일의 빵

독일인은 맥주와 함께 빵을 즐기는데 그중 증기로 쪄서 굽는 카스텐브로트(kastenbrot)가 유명하다. 매일 먹는 주식은 겉이 바삭한 빵이며, 특히 브뢰첸(broetchen)은 아침에 많이 먹는다. 중앙이 꼬여 있는 타원형 모양의 프레첼(pretzel)은 유럽에서 빵집을 나타내는 상징물로 사용될 정도로 유명하다. 견과류와 과일이 들어가 달콤한 맛이 일품인 슈톨렌(stollen)은 크리스마스 때 즐겨 먹는 빵이다.

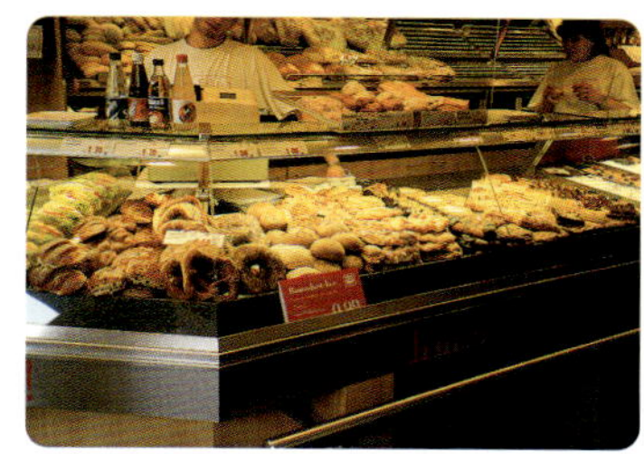
▲ 빵

6) 식음료

(1) 맥 주

독일의 음료로 빼 놓을 수 없는 것이 맥주이다. 독일 맥주가 유명한 이유는 일단 그 순도 때문이다. 맥주의 양조 방식은 1516년 이후 순수성 유지법(Purity Law)으로 정해져서 호프, 물, 맥아의 순수 자연원료 외에 방부제 같은 화학물질을 첨가하면 불법이다. 그래서 미국의 맥주처럼 전 세계에 널리 퍼져있지 못한 이유는 순수성 유지법에 의해 방부제를 넣을 수 없기 때문에 장기 보존이 어

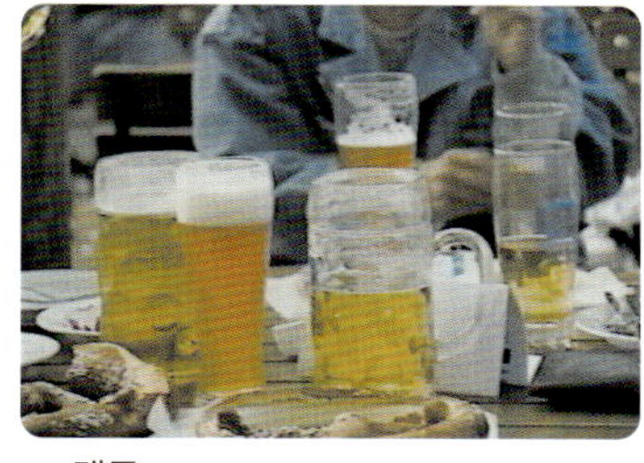
▲ 맥주

렵고, 냉장보관 등의 유지비용이 많이 들어 국제 경쟁력이 떨어지기 때문이다. 독일에는 4,000종 이상의 맥주가 생산되고 있으며, 전 세계 맥주공장의 1/3이 독일에 있을 정도로 그 영향력은 엄청나다. 남독일은 뮌헨, 북독일은 도르트문트가 맥주양조의 중심지이다.

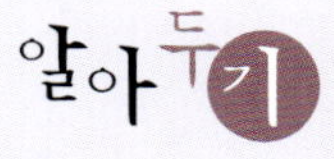

나라별 대표적인 맥주
독일의 호프 브로이와 뢰벤 브로이, 크롬바흐를 비롯해 영국의 기네스, 네덜란드의 하이네켄, 덴마크의 칼스버그, 체코의 강브리뉘스, 프랑스의 크로낭부르와 피셔, 미국의 버드와이저, 스코틀랜드의 테넌트 등이 있다.

(2) 와 인

독일은 포도를 재배할 수 있는 지역 중 가장 북쪽에 위치하기 때문에, 날씨가 춥고 일조량이 많지 않아 주로 화이트 와인이 생산량 전체의 80%를 차지하고 있다. 백포도주의 대표적인 품종은 리슬링(Riesling)으로 단맛은 적고 산도가 높아 향이 진한 것이 특징이다.

백포도주는 알코올 도수가 8~10도 정도로 프랑스의 적포도주에 비하면 비교적 순하다. 독일은 또한 스파클링 와인의 최대 생산국이자 최대 소비국가이다. 독일에서 생산되는 스파클링 와인을 섹트(sekt)라고 하는데, 프랑스 샴페인과는 다르게 병 속에서 생성되지 않고 탱크(tank)에서 가스를 만들어 내기 때문에 가격은 비교적 저렴한 편이다.

7) 일상식

(1) 아침식사

무가당 빵(Broetchen)에 버터, 마가린을 바르고 그 위에 꿀, 과일잼을 바르거나 햄 또는 슬라이스 치즈를 올려서 먹고 커피, 홍차, 우유, 코코아, 주스 등을 곁들여 먹는다. 특히 삶은 계란이 아침식단에 빠지는 경우는 거의 없으며 삶은 계란을 세워 놓고 티스푼으로 계란의 윗부분을 쳐서 분리시킨 뒤에 소금을 뿌려 가면서 티스푼으로 먹는다.

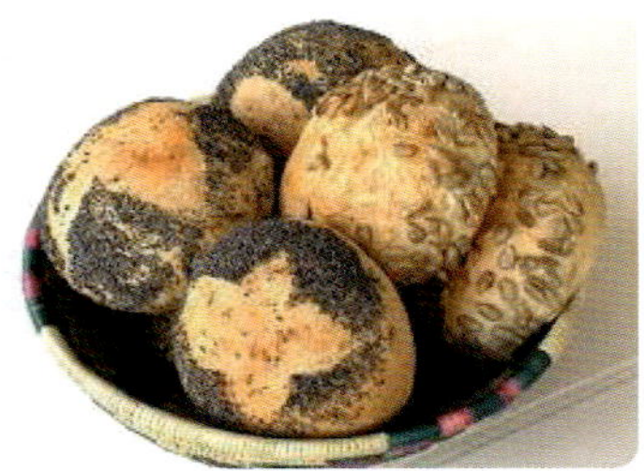

▲ 무가당 빵

(2) 점심식사

독일 사람들은 점심식사를 많이 먹는다. 불을 이용하여 조리한 음식을 먹기 때문에 따뜻한 음식(Warmes Essen)이라고 한다. 육류로 된 주요리와 감자, 쌀, 국수 그리고 채소 샐러드 등으로 식사를 한다.

(3) 저녁식사

흰 빵보다 여러 가지 잡곡을 넣은 빵을 먹는다. 빵에 소시지, 햄, 치즈 등의 가공식품과 함께 먹기 때문에 찬 음식(Kaltes Essen)이라고 한다.

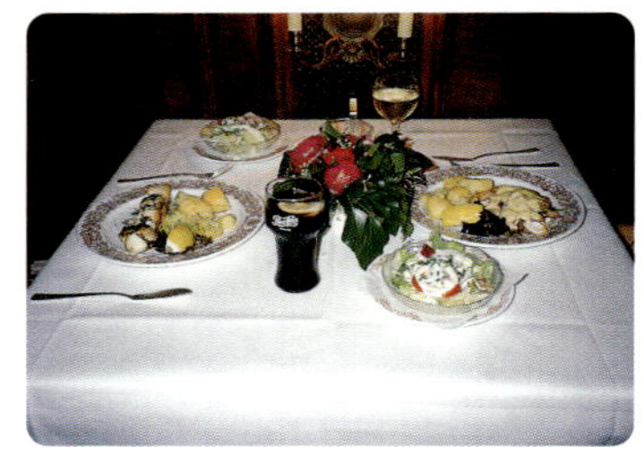

▲ 점심식사

▪▪ 탐구문제

1. 독일의 아이스바인과 학센에 대해 더 알아보자.
2. 통일 이후 달라진 독일의 음식문화에 대해 알아보자.

3. 영국(United Kingdom)

1) 식생활문화의 배경

영국은 섬나라로 그레이트 브리튼 섬을 중심으로 하여 크고 작은 섬들과 아일랜드 섬 북부로 이루어져 있다. 우리나라보다 조금 북쪽에 위치하면서도 겨울에는 온난하고 비가 자주 내리며 서쪽 바닷가 지역은 난류의 영향을 많이 받는다. 영국은 산다운 산이 없다. 그래서 형태가 완만하며 대부분이 언덕이라는 느낌이 든다. 이는 산이 낮기 때문만이 아니라 산에 나무가 거의 없기 때문이다. 하루에 사계절이 펼쳐질 정도로 영국의 날씨는 변덕스럽다. 강우량은 1년 내내 거의 변화가 없으며, 비라고 해도 금방 그치는 지나가는 비 정도이다.

영국의 기후는 온난다습하여 남부지역은 경작에 적합하여 목축업이 발달하였다. 이에 양고기가 육류의 급원이 되었고, 소시지나 베이컨의 형태로 돼지고기와 가금류의 섭취도 많은 편이다. 또 섬나라이어서 청어, 대구, 연어 등의 어업이 활발하여 생선요리가 발달하였으며 생선의 가공·저장방법도 발달하였다. 특히 소시지나 돼지고기, 가금류 섭취가 많으며 국토의 80%가 경작지로 주요 경작물은 보리, 밀, 감자, 사탕무 등이다. 식량은 거의 수입에 의존한다.

2) 음식문화의 일반적 특징

(1) 푸짐한 아침식사

유럽인들은 간단히 토스트와 커피로 아침을 먹는 데 반해 영국인들은 과일 주스, 시리얼(우유에 곡류를 타서 먹는 것), 베이컨과 계란, 소시지와 계란 프라이 또는 훈제한 청어와 토마토, 요구르트와 과일, 커피와 홍차 등 매우 다양한 음식을 차려 먹는다.

(2) 티(tea)문화의 발달

영국인들은 보통 하루에 네 번 식사를 하고, 아침의 식사와 오후의 차는 영국의 전형적인 식사 형태이다.

(3) 생선요리의 발달

세계 제2대 어장인 북동대서양어장을 두고 있어 대구, 명태, 청어, 가자미, 고등어 등의 어족 자원이 풍부하다.

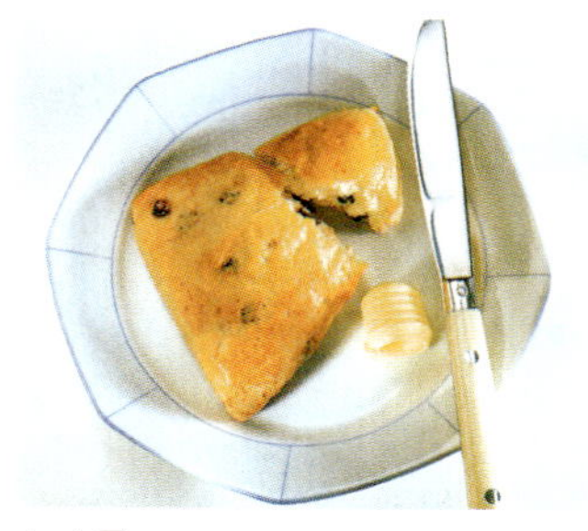

▲ 스콘

(4) 풍부한 곡물

자체 생산되는 양질의 곡물과 밀이 풍부하다.

(5) 감자 요리의 발달

프랑스나 이탈리아의 남유럽과는 달리 서늘한 기후로 과일은 많이 생산되지 않으나 감자농사가 발달되었다. 스튜와 파이, 팬케이크, 감자튀김, 으깬 감자 등의 요리가 있다.

(6) 기호 음료의 발달

가장 좋아하는 맥주는 스타우트(stout)로 흑색이며, 농도가 짙고 열량이 높다. 위스키는 세계적으로 유명한데 보리를 발효시켜 만든 증류주로 아이리시 위스키와 보리의 싹을 발효시킨 스카치 위스키가 있다.

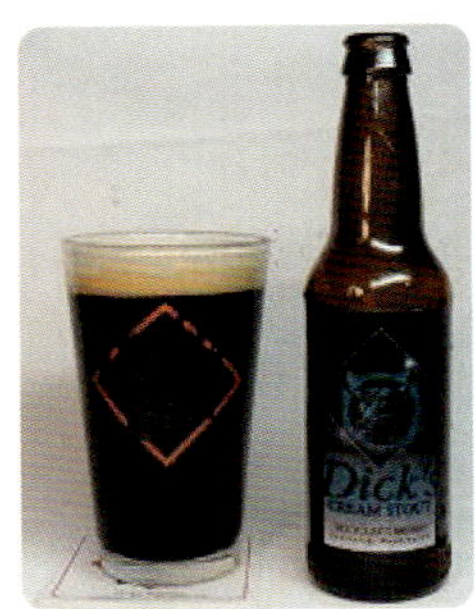
▲ 스타우트(stout)

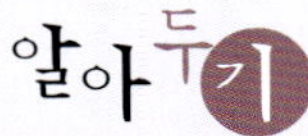

펍(pub : public house)
영국에서 생활하는 사람에게는 빼놓을 수 없는 장소 중의 하나이다. 런던 시내에서 근무하는 비즈니스맨도 점심식사는 펍에서 할 정도로 일반적이다. 서기 1100년 이래 펍은 서민의 휴식처와 사교클럽으로 발전하였다. 주택가에 있는 펍은 지역 주민의 휴식처이기도 하다.

3) 대표적인 음식

(1) 로스트 비프(roast beef)

영국의 대표적인 요리로서 쇠고기의 가장 연한 부위를 통째로 오븐에 구운 것이다. 스테이크처럼 고기를 rare, medium, well-done 중 자신의 기호에 맞게 구워서 먹을 수 있다. 드 기호에 따라서 구운 고기 위에 겨자소스나 홀스래디쉬 소스(horseradish sauce)를 얹어서 먹기도 한다.

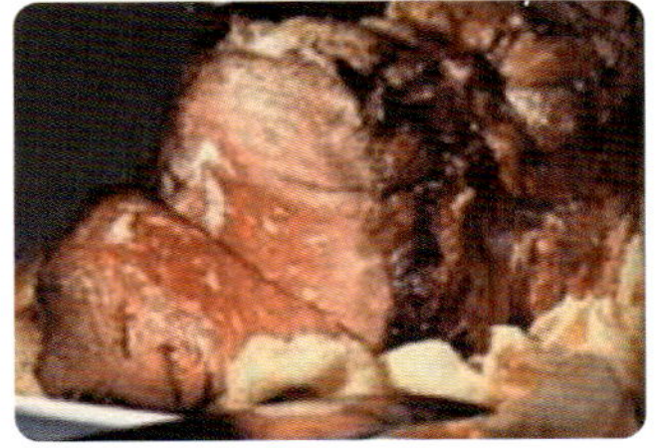
▲ 로스트 비프

(2) 요크셔 푸딩(yorkshire pudding)

밀가루, 물, 소금, 달걀, 우유로 묽게 반죽하여 오븐에 익힌 푸딩으로 로스트 비프와 함께 먹으며, 일반 후식용 푸딩과는 다르게 달지 않다.

(3) 피시 & 칩스(fish & chips)

간편하게 먹을 수 있는 요리이다. 대구나 가자미를 이용하여 튀긴 생선과 감자 튀김에 식초나 소금을 뿌려서 먹는 음식이다.

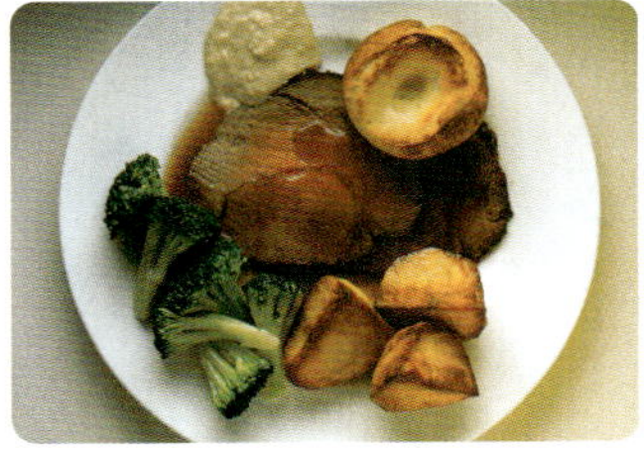
▲ 요크셔푸딩

(4) 스테이크 & 키드니 파이(Steak & Kidnet pie)

쇠고기와 소의 콩팥을 넣어서 만든 파이 요리로 냄새에 익숙해지면 독특한 맛을 느낄 수 있다. 펍의 전형적인 런치 요리 중 하나이다.

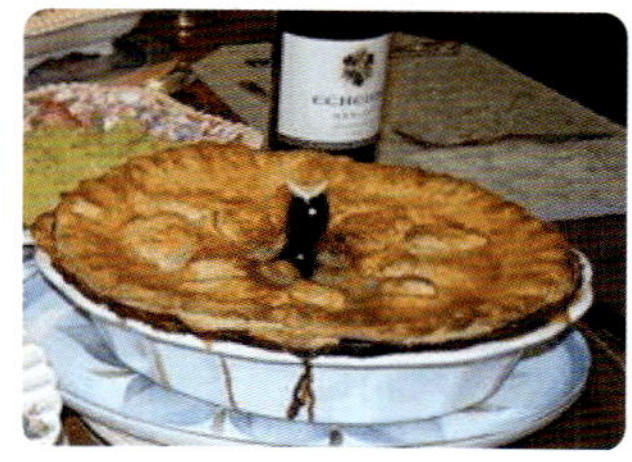

▲ 키드니 파이

(5) 도버 솔(Dover sole)

생선요리로 플래너 칸즈나 위러즈 등이 있으며, 특히 도버 해협에서 잡은 넙치의 맛은 일품이다.

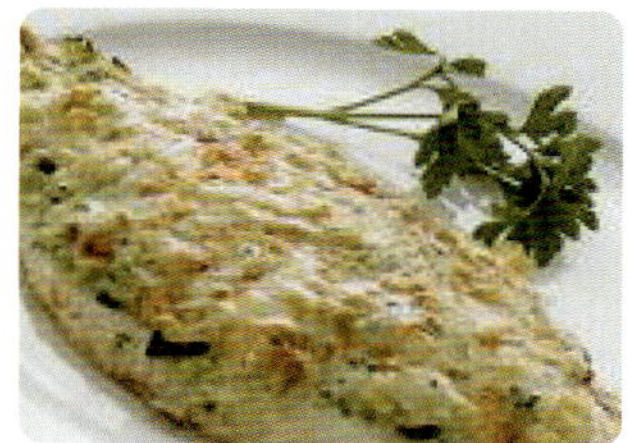

▲ 도버 솔

(6) 셰퍼드 파이 & 코티지 파이
(Shepherd's pie & cottage pie)

셰퍼드 파이는 다진 양고기와 양파를 볶아서 그릇에 담고, 그 위에 삶은 감자를 으깨어 오븐에 익힌 것이다. 코티지 파이는 양고기 대신에 쇠고기 다진 것을 사용한다.

(7) 빵

영국은 빵의 종류에 따라 모양은 다르지만 속은 부드럽고 겉은 바삭하며 표면에 밀가루가 뿌려지는 것이 공통적이다. 영국인들은 흰 밀가루로 만든 빵을 선호하며, 우유를 넣어 빵을 부드럽게 한다. 빅토리안 밀크 브래드(Victorian milk bread)는 우유만으로 반죽하여 빵틀에 S자 형태로 넣어 구운 것이 특징이며, 잉글리시 머핀(English muffin)은 팽창제를 사용하지 않아 동글납작하며 토스트해서 버터를 발라 먹으면 맛이 좋다.

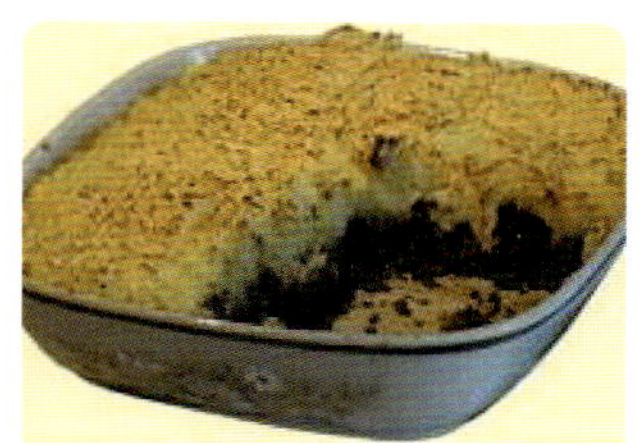

▲ 코티지 파이

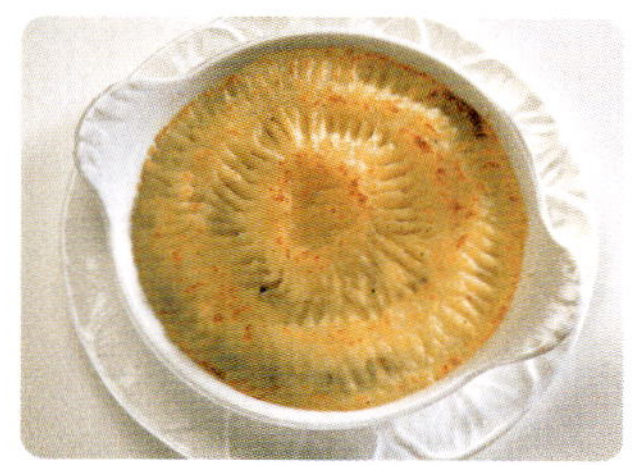

▲ 셰퍼드 파이

4) 식음료

(1) 홍 차(black tea)

홍차는 중국의 기원전 2737년에 신농씨가 처음으로 마신 것으로 되어 있다. 유럽에는 17세기에 이르러 비로소 전해졌는데 포르투갈과 네덜란드 상인에 의해 중국에서 수입한 것이 시초이며, 영국에서는 17세기 중엽 네덜란드에서 자란 찰스 2세와 포르투갈 출신의 캐더린 왕비가 영국의 궁정에 차를 소개하면서 전해졌다. 홍차가 본격적으로 나오게 된 것은 19세기이다. 홍차는 영국에서 인기를 끌면서 귀족층뿐 아니라 서민들도 즐겨 마시게 되어 영국의 홍차가 독일의 맥주나 프랑스의 포도주와 같이 국민적인 음료가 되었다. 그리고 마시는 시간에 따라 '오후의 홍차(afternoon tea)'와 '하이 티(high tea)'로 나뉜다.

① 오후의 홍차(afternoon tea)

영국에서 애프터눈 티와 케이크를 함께 대접하는 관습이 처음 시작된 것은 1840년경 베드퍼드 공작 부인에 의해서이다. 이는 오후 3시~4시 사이에 주로 먹는 차다.

② low tea와 high tea

low tea는 상류층 사람들이 오후 4시경 다과회를 열면서 이야기를 나누는 것에서 유래되었고, high tea는 노동자들이 일을 마치고 돌아온 저녁 6시경에 고기 요리를 먹으면서 차를 마시는 것에서 유래되었다.

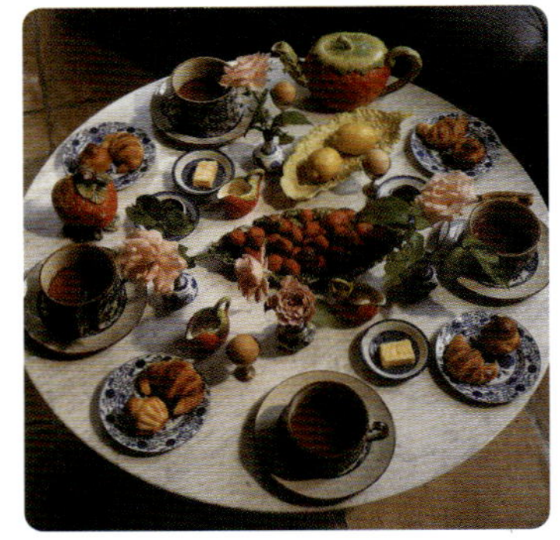

▲ 티 상차림

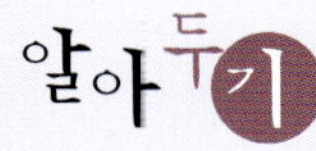

홍차의 종류와 만드는 법

우리가 보통 홍차라고 부르는 차는 인도산차(Indian tea)와 실론차(Ceylon tea)이다. 이것은 블랙 타입이라고 하여 찻잎을 건조하기 전에 발효시킨 것이다. 영국인은 고급스런 아삼, 다르질링(Darjeeling), 닐기리(Nilgiri) 등의 인도산차와 딤불라(Dimbula) 지방의 실론차 또는 키문(Keemun), 랩생수총(Lapsang souchong), 오룡차(Oolong) 등 중국의 고급 차를 마시기도 하지만 대개는 섞어 만든 blended tea를 더 즐긴다. 그리고 인도산차나 실론차 등의 블랙 타입에는 우유를 타서 마시고, 중국의 차를 마실 때는 레몬 조각을 띄워 마신다.

맛있는 차를 만드는 방법은 찻잔에 한 찻숟갈의 차를 넣고, 찻주전자에도 한 숟갈을 넣은 후 끓는 물을 붓는다. 이때 찻주전자는 뜨거운 물로 한 번 가셔 내야 한다. 찻잎을 넣어서 차를 잔에다 따를 때에 찻잎을 걸러 내는 차의 거르개(tea strainer)를 사용하여 걸러 내야 차의 제맛을 낼 수 있다.

본차이나

찻잔과 찻주전자는 중국에서 수입되었다. 중국의 찻잔에는 손잡이가 없는 반면, 영국인들이 마시는 홍차는 중국의 녹차보다 뜨거웠으므로 손잡이가 달리게 되었다. 또 영국인들은 소의 뼈를 흙과 섞어서 홍차의 색이 돋보이는 부드러운 흰색의 도자기를 만들었다. 이것이 본차이나(bone china)이다.

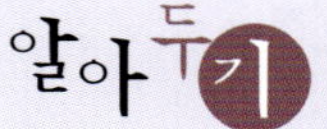

Tea Garden과 팁(tip)의 유래

　Tea Garden은 사람들이 야외로 차를 마시면서 연주회, 카지노, 꽃구경, 모닥불놀이 등을 즐기는 모임이었다. Tea Garden에는 'TIPS'라고 쓰여진 작은 나무상자가 테이블마다 있다. '즉시 서비스할 것을 보증하는(To Insure Prompt Service)'의 약자로서 손님이 웨이터를 빨리 부르고 싶으면 상자에 동전을 넣었다. 이것이 팁을 주는 관습이 되었다.

■■ 탐구문제

1. 영국식 식사예절에 대해 알아보자.

2. 영국의 차 문화에 대해 좀 더 알아보자.

4. 네덜란드(Netherlands)

1) 식생활문화의 배경

유럽의 북서부에 있는 나라로 동쪽으로는 독일, 남쪽으로는 벨기에와 국경을 접하며 서부 및 북부는 북해에 접한다. 유럽의 북서쪽에 자리하고 있으며 총면적은 약 41,160km²로 한반도의 5분의 1정도이다. 전 국토의 25%가 해수면보다 낮은 곳에 있으며 지리적 특징으로 점토층이 많아 돌과 나무가 거의 없는 나라이다. 여름은 시원하고 겨울은 포근한 서안해양성 기후를 나타낸다. 연평균 강수량은 700mm 정도로 여름과 가을에 비가 많은 편이며 안개가 많고 강력한 서풍으로 풍차를 회전시켰으나 현재는 관광용으로 몇 개만 존재하고 있다. 과거 네덜란드의

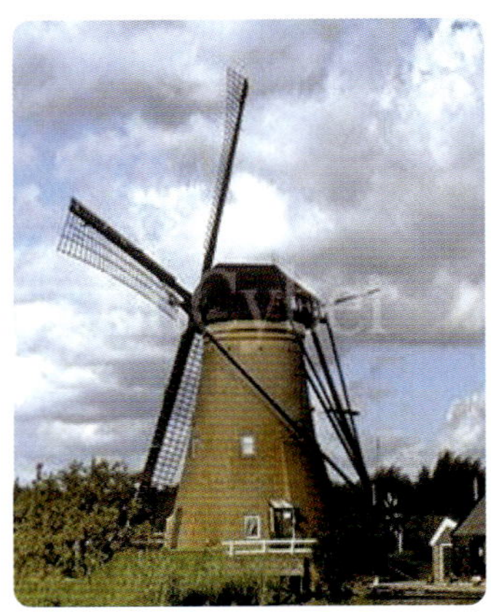

▲ 풍차

식민지 국가였던 인도네시아, 수리남의 음식이 많이 알려져 있으며 이들 국가들의 원료는 슈퍼마켓 등지에서 쉽게 구할 수 있게 되었다. 이외에 일본, 태국, 인도 음식 원료가 진열된 슈퍼마켓 진열대 면적도 꾸준히 증가하고 있다. 또 아르헨티나, 그리스, 이태리, 중국 식당의 수가 타 국가에 비해 상대적으로 많아 네덜란드인들이 이국적 음식에 대한 관심이 증가하고 있음을 알 수 있다. 네덜란드 사람들은 시간을 잘 엄수하며 타인에 대해서는 무관심한 편이다. 일상생활에 있어서는 느긋함과 여유를 가지며 특히 더치페이(Dutch pay)가 보편화 되어 있다. 네덜란드의 성장은 청어 어업과 함께 발달한 조선업이 경제 발전의 원동력이 되었으며 그 밖에도 굴, 홍합 등의 양식업이 유명하다.

2) 시대별 발전과정

(1) 생선류와 맥주의 시대(1300~1500년대)

생선은 육류에 비해 보존이 쉽고 가격이 싸서 일반인들이 많이 선호하였으며 음료는 식수 사정이 좋지 않아 특히 여름철에는 끓이는 공정이 있는 맥주가 일반적 음료로 섭취되었다.

(2) 계층간 차별화의 시대(1500~1680년대)

음식문화의 양과 질에 있어 계층간의 차이가 심화되었는데 서민층의 육류소비는 감소한 반면 상류층에서는 신분의 상징이 되었다.

(3) 음식문화 변화의 시대(1680~1850년대)

1755년경의 곡물 가격 급등과 1771년경의 가축 흑사병으로 인해 새로운 농작물을 필요로 하게 되어 등장한 것이 감자였다. 처음에는 가난한 사람들의 식품이라고 인식되었으나 점차 빵을 대신하게 되었다. 엘리트층의 전유물이었던 커피와 차는 16세기에 소개되었으나 18세기 중반에 와서 대중화되어 국민 음료로 자리잡게 되었다. 또 도자기, 청, 은, 토기 등으로 만들어진 식기류의 광범위한 보급으로 좋은 음식문화와 함께 식사예절의 체계화가 이루어졌다.

(4) 산업화로 인한 변화시대(1850~1900년대)

산업화와 도시화, 프랑스 혁명 등이 음식문화에 큰 변화를 가져다 주었다. 도시로 이주한 농민들은 가격이 싼 미국산 밀로 빵을 자주 만들어 먹게 되었고 밀을 사료로 하여 목축업이 기업화되면서 저렴한 낙농 제품을 생산하였다. 도시에는 빈민들을 위한 구호식당이 많이 생겼고 상류층과 중산층 사이에는 레스토랑에서 식사하는 것이 유행하여 외식문화가 발전하였다.

(5) 단일화와 다양화의 시대(1900~현재)

① 아침식사의 변화

농촌지역은 자신이 경작한 농산물로 만든 빵, 팬케이크, 감자, 죽 등을 먹고 도시인들은 빵과 커피 혹은 차를 곁들인 식사를 하였다. 네덜란드인의 주식으로 선호하던 흰색의 빵이 널리 보급되었으나 가공의 공정을 덜 거치는 갈색의 빵이 건강에 좋다고 인식하게 되었다.

② 점심식사의 변화

과거에는 점심을 성찬으로 먹었으나 최근에는 샌드위치나 감자튀김 등으로 간단히 해결하고 있는 사람들이 증가하고 있다. 특히 점심의 주요리는 냄비요리가 대표적이며 한 냄비에 고기, 감자, 콩류, 쌀 등을 함께 넣고 끓여서 걸쭉한 형태의 죽을 만들어 빵과 함께 먹었다.

③ 저녁식사의 변화

19세기가 지나면서 저녁의 비중이 높아졌다. 저녁은 감자를 기본으로 고기나 생선, 삶은 야채 등으로 준비하며 식사준비시간은 평균 30~45분 정도이다. 음식 재료로 사용되는 야채 등도 대부분 가공식품을 사용하므로 식사준비시간이 단축되고 있다. 1일 1회 저녁식사에 한하여 더운 음식을 섭취하며 식사 후에는 디저트로 푸딩, 아이스크림, 커피 등을 마신다.

④ 식사형태의 변화

패스트푸드점에서 외식을 하는 것이 경제적이고 간편하다는 사회적 인식이 확산되어 외식이 증가하였다. 한편 건강과 체중 감량 등의 이유로 아침식사를 하지 않는 식생활의 변화를 가져오기도 하였다.

3) 음식문화의 일반적 특징

① 소박하지만 영양가 있는 음식

네덜란드의 음식은 일부 지역을 제외하고는 생리학적 기능이 강하게 남아 영양가 있는 음식의 식습관 문화이다.

② 정체성을 가진 음식

네덜란드는 치즈를 제외하고는 국제적인 음식이 없다고 하지만 헤링(herring), 올리볼(oliebol)과 같은 고유의 음식도 있다. 가정의 식단은 매우 간결하고 검소한 편이다.

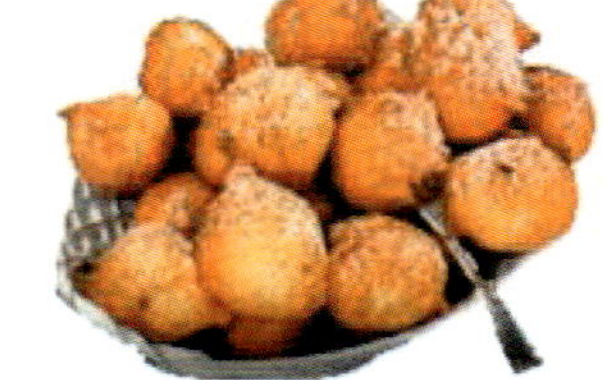

▲ 올리볼

③ 수프와 스튜를 곁들인 스테이크, 치킨, 생선 등이 주 메뉴이다.

④ 고기와 우유, 치즈는 맛도 좋고 신선해서 인기가 높다.

⑤ 어류의 종류도 다양하고 풍짐하다.

⑥ 청어요리는 네덜란드인들이 즐겨 먹는 음식 중의 하나로 매년 5월이 되면 청어를 파는 가게가 곳곳에 들어선다.

⑦ 음료수로는 네덜란드의 맥주 하이네켄과 레모네이드가 유명하다.

4) 대표적인 음식

(1) 치즈(cheese)

세계 최대의 치즈 수출국이며 부드러운 질감과 장기 보존되는 품질로 세계적인 명성을 갖고 있다. 고다치즈(Gouda cheese)와 빨간색 왁스코팅으로 유명한 에담치즈(Edam cheese)가 대표적이다.

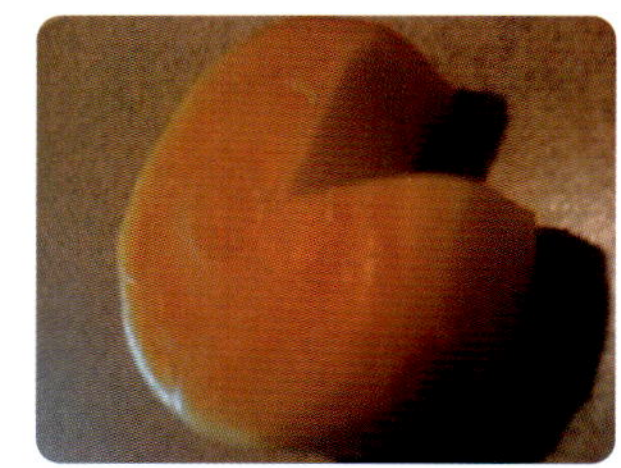

▲ 치즈

(2) 더치헤링(Dutch herrings)

네덜란드식 청어요리로 익히지 않고 날로 먹거나 샌드위치로 만들어 들고 다니면서 먹는데 맛은 약간 짭짤한 편이다.

(3) 훈제장어 요리(smoked eel)

훈제한 장어에 샐러리, 당근, 월계수 잎 등의 신선한 채소를 곁들인 음식이다.

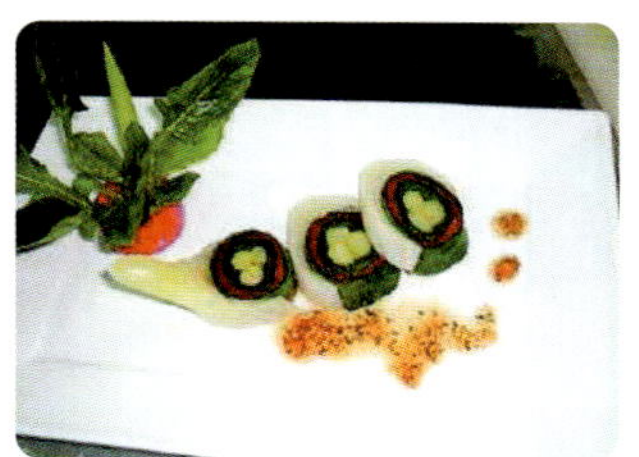

▲ 더치헤링

(4) 채소 테린(terin)

휜넬, 가지, 애호박, 홍피망, 토마토 등에 젤라틴을 넣어 만든 것이다.

(5) 플라(vla)

우유를 이용해서 만든 두껍고 달콤한 밀크 푸딩으로 영미권의 커스터드와 비슷하며 바닐라, 초콜렛, 딸기맛까지 다양하다.

▲ 채소 테린

(6) 스팀포트(stamppot)

가장 대중적인 음식으로 다양한 야채와 함께 나오는 으깬 감자요리로 보통 훈제 소시지와 같이 먹는다.

(7) 에르텐 수프(erwten soup)

전통적인 식단 중의 하나로 겨울 야채와 베이컨과 소시지를 곁들인 음식이다.

(8) 올리볼렌(oliebollen)

네덜란드의 고유음식으로 섣달 그믐날에 만들어 먹는 음식으로 말린 과일을 넣은 작고 동그란 도넛이다.

(9) 더치 패스트리(dutch pastry)

대표적인 디저트 음식이며 딸기를 곁들인 음식이다.

5) 식음료

(1) 요구르트

요구르트와 같은 유제품이 발달되어 있다. 첨가물이 들어 있지 않은 플레인 요구르트와 푸딩의 중간쯤 되는 플라는 기호에 따라 과일, 초콜릿, 캐러멜 등을 넣어 먹기도 한다.

(2) 홍 차

홍차는 상류 사회의 음료로 애용되고 커피는 가난한 사람들의 음료라고 생각하였으나 지금은 대중화되었다. 네덜란드 사람들은 설탕 대신 우유를 넣어 마시는 것이 특이하다.

▪▪ 탐구문제

1. 네덜란드의 주류에 대하여 좀 더 알아보자.
2. 우리나라와 네덜란드의 음식문화를 비교해 보자.

제7장 동북유럽

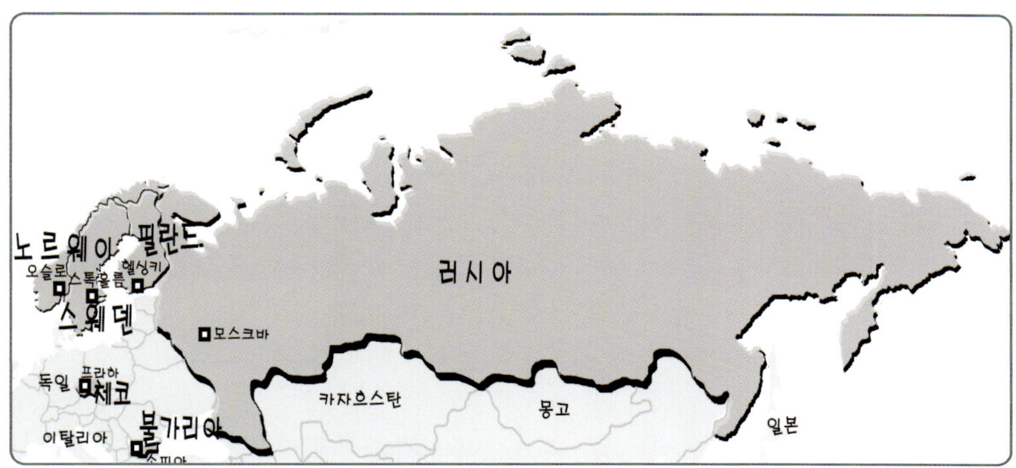

　동북유럽은 위도가 높아 기후가 한랭건조하고 농작물이 잘 자라지 않는 지대이다. 대서양에 면해 있는 지역이나 발트 해의 연안은 그중 따뜻한 지역으로 농업과 목축업·수산업이 발달하였다. 북쪽의 지방은 산림이 울창하여 임산자원이 풍부하고, 해안지역에서는 어획량이 많아 가공해서 전 세계로 수출한다. 또한 프랑스의 화려하게 공들인 음식들은 동북유럽의 진짜 음식에 비교하면 대용품에 지나지 않는다는 느낌을 가지게 된다.

　러시아는 동양과 서양의 문화가 공존하는 나라로서 특히 우리와는 문화적으로나 정서적으로 친근감이 가는 가까운 나라로 인식되어 왔다. 오랜 역사를 통해 자신의 고유한 문화를 발전시키고 간직해온 민족이 그렇듯이, 러시아에 가면 우리에게는 아주 생소하면서 또한 서양의 다른 나라와도 전혀 다른 러시아 특유의 생활습관, 예절, 의식구조를 곳곳에서 발견하게 된다.

1. 러시아(Russia)

1) 식생활문화의 배경

러시아의 영토는 매우 넓어서 동유럽에서 북아시아와 중앙아시아에 걸쳐 태평양에까지 이르는 광대한 영토를 가지고 있다. 그래서 러시아의 기후는 그 위치·면적· 지형 등에 따라서 크게 달라진다. 광대한 영토의 대부분 이 중위도 또는 고위도에 위치하여 한랭한 지역이 많을 뿐 아니라 해양의 영향도 많이 받고 있다. 러시아는 동서 로 길고 남북의 폭도 극히 넓어 남북의 기온차도 현저하 게 크다. 대체로 한랭하고 겨울이 길며 일조량이 적어,

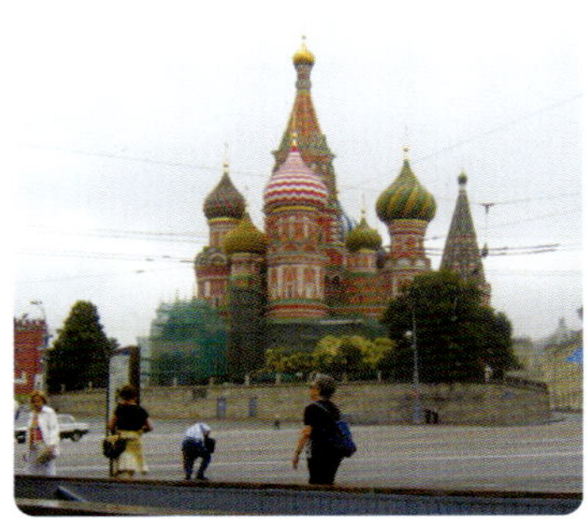
▲ 러시아의 풍경

토양이 척박한 툰드라와 타이가 지역에서는 농업이 거의 이루어지지 못하고, 남쪽의 혼합 림·낙엽수림 지대와 스텝 지역에서만 농·목축업이 이루어지고 있다. 러시아의 곡창지 대인 스텝지역에서는 밀·사탕무·해바라기 등의 농작물 재배가 집중적으로 이루어지지 만 러시아 인구에 비해 많이 부족하다. 비옥한 농토를 가졌던 다른 유럽에 비해 음식문화 가 크게 발달하지 못하였으나, 17세기 말 표트르 대제가 서구화 개혁을 추진하면서 서유 럽의 문물을 들여와 이때부터 상류층의 식탁은 서구화되기 시작했다. 러시아인들의 음식 문화는 귀족적인 것과 민중적인 것이 각각 확연히 다른 발전의 길을 걸어왔다. 러시아의 귀족들은 그들 나름대로 서구 유럽의 스타일을 모방하는 음식 습관을 유지해 왔다. 평민 들 역시 그들 나름대로 자신들의 고유한 음식 문화를 지켜 왔는데, 바로 이 평민들의 식생 활문화가 고유한 러시아 음식문화라고 볼 수 있다. 또한 러시아는 많은 소수민족으로 구 성이 되어 있어 생활관습이 다양한 나라이다.

2) 음식문화의 일반적 특징

① 식탁에서도 다양한 민족의 요리를 맛볼 수 있다.

러시아 요리, 우크라이나요리, 코카서스요리 등 국제적인 식탁을 이룬다.

② 고기요리가 주를 이루고 감자요리도 많다. 특히 감자는 제2의 빵으로 불릴 만큼 많이 먹는 재료이다.

③ 야채류로는 양배추, 당근, 비트를 즐겨 먹는다.

④ 낙농국인만큼 유제품들의 품질이 좋고, 우유나 치즈를 즐겨 먹는다.

⑤ 고기요리는 소금, 후추 등 간단한 양념만을 사용해 고기의 맛을 최대한 살리고 재료 자체의 맛을 중시한다.

⑥ 아침과 점심 사이에 과일이나 차를 즐기고, 오후 4~5시쯤에 어린이에게는 간식으로 우유와 빵을 먹인다.

⑦ 단 음식을 즐긴다.

가을에는 산과 들의 버섯류와 과일을 모아서 잼이나 설탕졸임을 해 두고 먹는다.

⑧ 러시아 음식은 점심이 정찬이다.

점심을 정찬으로 전채, 수프, 메인, 디저트의 코스로 먹는다. 전채로는 손쉽게 샐러드를 즐기며, 수프는 보르시치나 야채 또는 마카로니 등을 넣은 것을 즐겨 먹는다. 메인으로는 비프스테이크와 감자요리가 대표적이며, 마카로니 요리도 즐기고 마지막으로 케이크나 야채차, 커피나 차로 마무리한다.

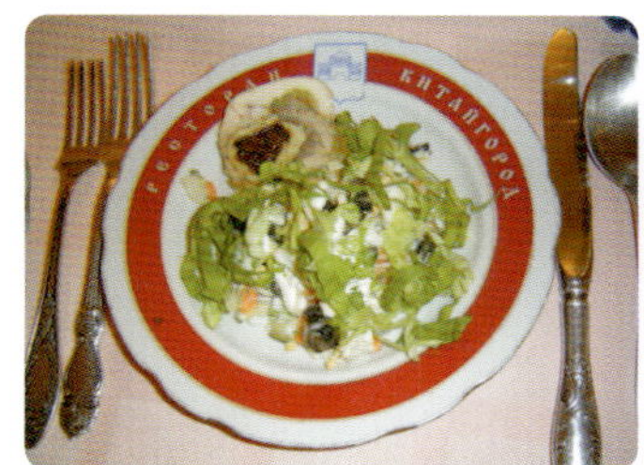

▲ 샐러드

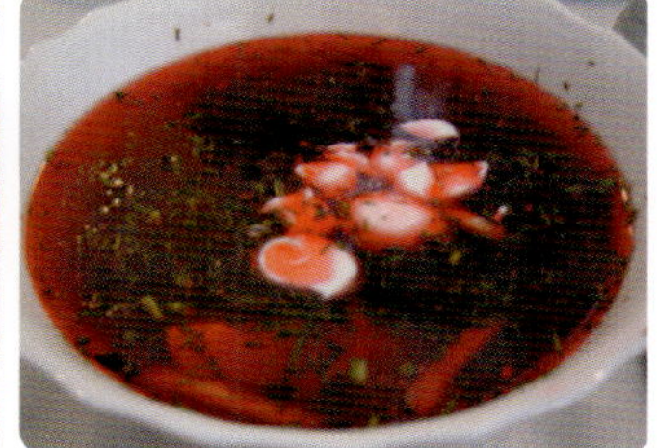

▲ 수프

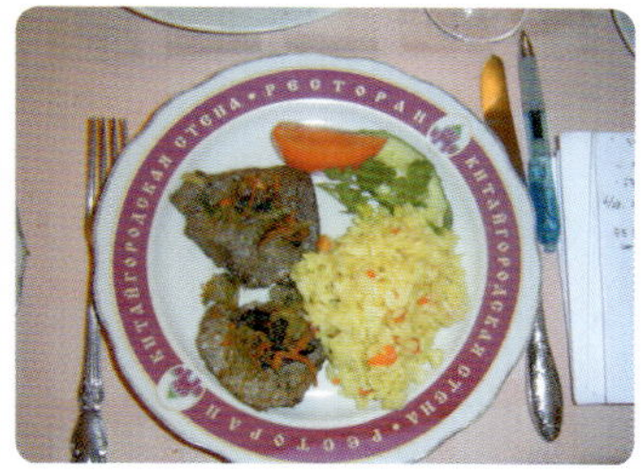

▲ 메인

3) 대표적인 음식

(1) 빵과 죽

러시아에서는 흰빵보다는 호밀이나 메밀로 만든 흑빵을 즐겨 먹으며, 그중 100% 호밀로만 만든 로시스키(rossisky)가 가장 유명하다. 밀가루로 만든 대표적인 빵으로 블루카(bluka)가 있으며, 크렌델(krendel)은 생일이나 성명축일에 주로 먹는 단빵 종류이다.

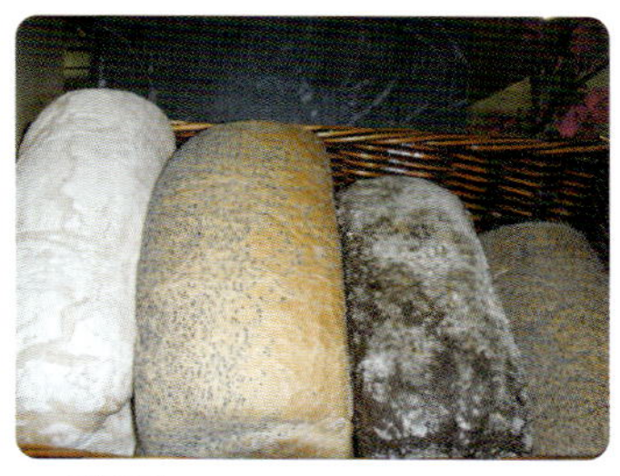

▲ 빵요리

(2) 시치(shchi)

양배추로 만든 수프를 말
하며, 보르시치(borschi)는
당근, 비트, 양배추, 양파,
감자 등의 채소에 돼지고기
나 쇠고기 육수를 넣고 끓
인 대표적인 고기수프로 스

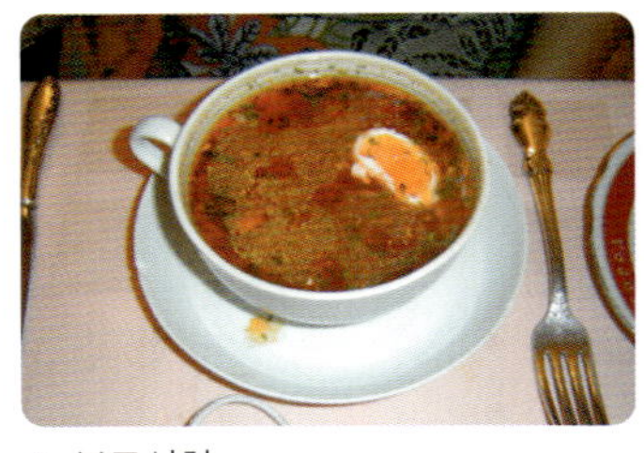

▲ 보르시치

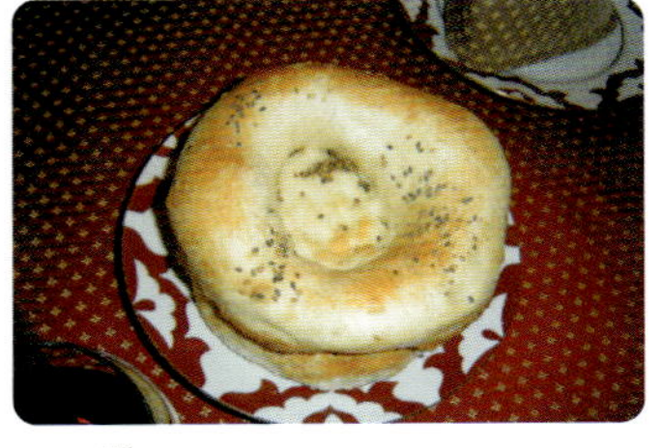

▲ 빵

메타나(sour cream)를 얹어서 먹는 러시아의 정통수프이다.

(3) 블린(blin)

고대 러시아의 가장 오래되고 대중적인 음식인 블린은
팬케이크로 최대한의 액체(물과 우유)와 최소한의 밀가루
만 있으면 만들 수 있다. 스메타나와 연어알, 철갑 상어알
을 곁들여 먹는다. 또한 잼이나 양배추를 넣어서 접어 먹
거나, 요즈음에는 즉석 식품으로 나오는 것도 있다.

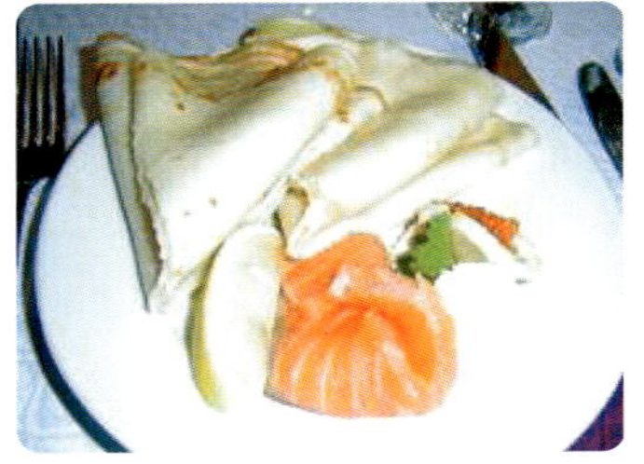

▲ 블린

(4) 카샤(kasha)

각종 곡물로 만든 죽으로 한 가지의 곡식을 물에 불린 후
우유를 넣어 끓이고 설탕, 소금, 버터 등을 넣어 만든다.

(5) 자쿠스키(zakuski)

각종 냉육, 어육, 캐비어와 야채 샐러드를 곁들인 전채
요리이다.

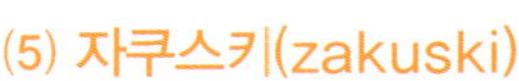

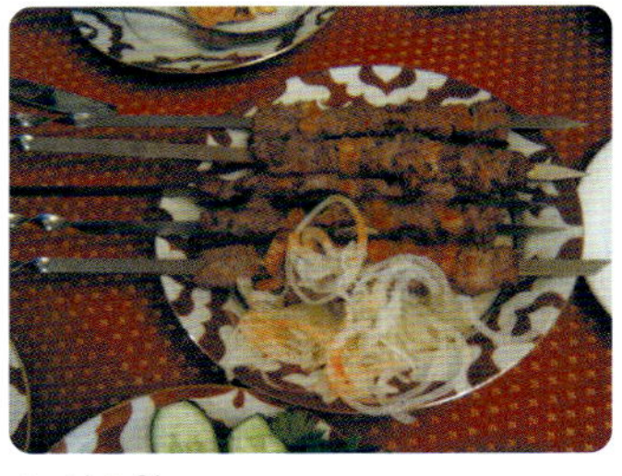

▲ 샤슈윅

(6) 샤슈윅(szaszlyk)

러시아식 바비큐 요리로 양고기를 꼬치에 꿰어 장작 위에 걸고 구워 낸다.

(7) 피로그(pirog)

축제 때나 명절, 또는 일상적으로도 즐겨 먹는 빵 종류로 염장 생선, 당근, 고기를 넣고
튀긴 만두의 일종이다.

(8) 펠메니(pelmeni)

시베리아식 물만두로 만두피가 두껍고, 속은 고기로 채워져 있다.

(9) 캄포트(cambot)

러시아 과일 주스로 주로 자두, 살구류의 과일로 만든다.

(10) 스메타나(smetana)

우유를 발효시켜 만든 농축크림(sour cream)으로 신맛과 단맛이 강하다.

(11) 케피르(kepir)

러시아식 요구르트로 신맛이 상당히 강하지만 요구르트
의 순수한 형태로서 건강에 큰 도움이 된다.

(12) 라그만(laghman)

우리나라의 육개장처럼 고기를 넉넉히 넣고 양파, 붉은
피망, 무 등의 채소로 국물을 내고 칼국수와 같은 국수를
넣고 끓인 후 잘게 썬 허브를 위에 뿌린 음식이다.

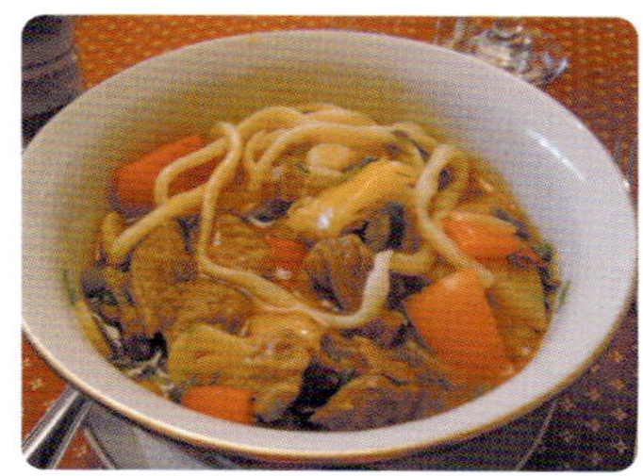

▲ 라그만

4) 식음료

(1) 크바스(kvass)

호밀이나 보리의 맥아를 원료로 하여, 여기에 효모 또는 발효시킨
호밀빵을 넣어 만든 러시아 특유의 청량음료이다.

(2) 보드카(vodka)

러시아의 대표적인 술인 보드카(vodka)는 '물(voda)'이라는 러시
아어에서 유래되었다. 일반적으로는 남자들이 점심식사 전에 작은
잔에 따라 한잔씩 마시곤 하는데 식욕을 돋우고 소화촉진에도 좋은
식습관으로 자리를 잡고 있다.

보통 곡류나 감자를 가지고 빚으며 포도, 사과 등의 과일로도 만들
수 있다. 이 술을 마시는 방법은 작은 컵에 보드카를 붓고, 컵 주위에
소금을 약간 뿌린 다음 단숨에 마신다.

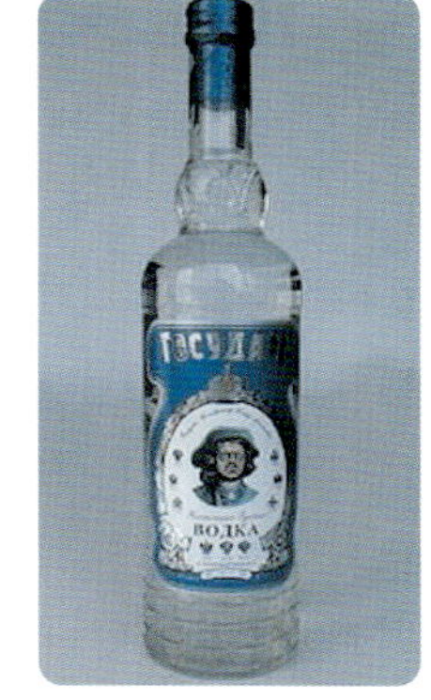

▲ 보드카

(3) 홍차(그루지아차)

차는 19세기에 러시아가 중국으로부터 차를 수입하기 시작하면서부터 널리 보급되었
다. 초기에는 병을 고치는 목적으로 사용되었는데 차의 수입이 증대하여 차를 마시는 습
관이 확대되었으며, 우리나라의 신선로와 비슷한 기구로서 숯, 마른나무, 솔방울 등을 땔

감으로 이용하여 차를 끓이고 물을 빨리 끓이면서 계속 보온시킬 수 있도록 되어 있는 사모바르(samovar)의 사용도 보편화되었다. 차 마시는 관습이 남다른데 찻잔에 설탕을 넣지 않고 먼저 설탕 덩어리나 잼을 입에 넣고 찻물을 입 안으로 흘려 보내는 방식을 취하고 있어 단맛과 쓴맛의 조화를 혀로 느낄 수 있다.

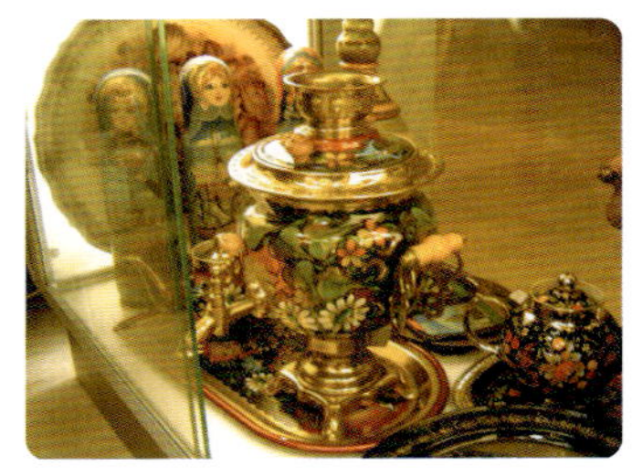

▲ 사모바르

5) 식사예절

① 식사 전에 반드시 손을 씻으며 식사 전에 각자 십자가 성호를 긋는다.

② 식사 예절은 엄격해서 숟가락으로 식기를 두드리거나 긁는 것은 절대로 금지한다.

③ 바닥에 음식을 흘리거나 식사시간에 큰 소리로 이야기하거나 웃는 것도 실례가 된다.

④ 식사가 끝나기 전에 일어나는 것도 실례이다.

⑤ 손님 접대는 러시아인들의 독특한 특징을 보이는 것으로 손님에게는 충분한 술과 음식을 대접한다.

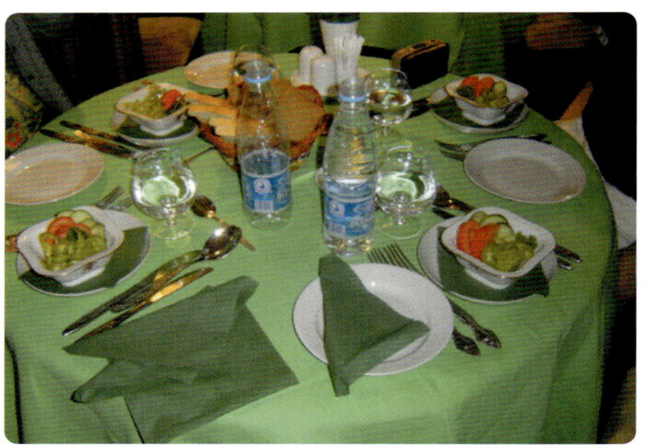

▲ 상차림

■■ 탐구문제

1. 보드카로 만들 수 있는 칵테일을 알아보자.

2. 러시아판 패스트푸드 음식점인 비스트로(bistro)에 대해서 알아보자.

2. 노르웨이(Norway)

1) 식생활문화의 배경

노르웨이는 노르웨이어로 '노르게(Norge)'로 표기하는데 노르게는 '북방의 길'을 의미하며 정식 명칭은 노르웨이 왕국(Kongeriket Norge)이다. 북유럽 스칸디나비아 반도의 서반부에 위치하고 북대서양 해류의 영향으로 기후는 비교적 온화한 편이지만 해안에서 산지에 걸쳐 기온 변화가 심한 편이다. 국토의 한쪽 면을 제외한 모든 부분이 바다에 접해 있어 선박업이 발달했고 국토의 27%가 삼림으로 뒤덮여 있기 때문에 목재 가공 산업도 일찍이 발달하였다. 농경지는 전국토의 3%로 남서부 협안 안쪽이나 호수 연안의 농경지에서 주로 낙농업과 밍크, 여우 등 모피수(毛皮獸)의 사육에 주력하고 있다. 그리고 세계 4대 어장의 하나로 꼽히는 북해를 끼고 청어·대구·정어리·새우 등의 수산업이 발달하였다.

2) 음식문화의 일반적 특징

① 저장식품이 많다.

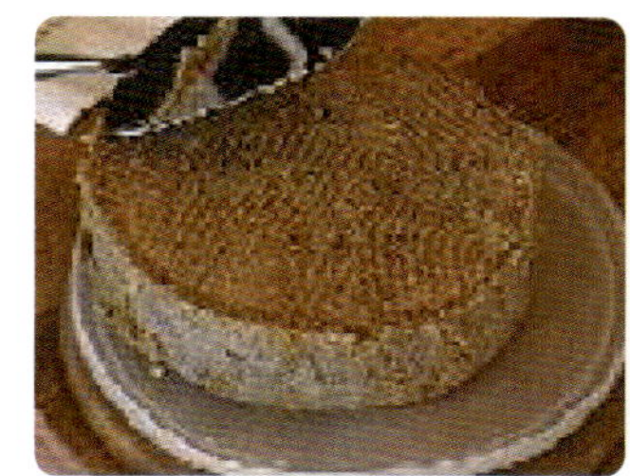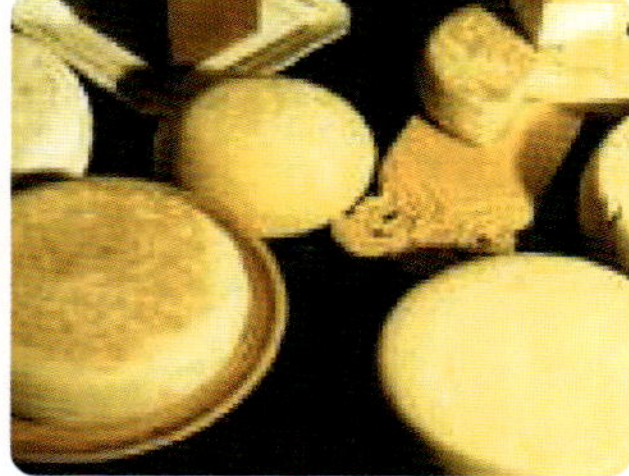

겨울이 긴 노르웨이에는 저장식품이 많은데 그중에서도 대구를 말려서 먹는 퇴르피스크(torrfisk)와 소금에 절인 양고기 스페케마트(spekemat)가 유명하다.

▲ 감메로스트와 야이토스트

② 생선요리만큼 노르웨이인들이 즐기는 식품은 치즈이다.

아침식사에는 갈색 치즈 감메로스트(gammelost)와 산양의 젖으로 만든 야이토스트(geitost)를 빵에 발라 먹는다.

③ 바이킹 요리를 즐긴다.

바이킹 요리는 다양한 종류의 음식을 큰 접시에 수북하게 담아 테이블에 늘어놓고 각자가 덜어서 먹는 일종의 뷔페 요리이다. 스웨덴 요리인 스뫼르가스보르도(smorgasbord)에서 유래되어 16세기부터 정착된 연회요리로 호텔이나 큰 식당에서 흔히 볼 수 있으며 생선, 육류, 디저트, 음료수 등이 나온다.

④ 양고기를 많이 먹는다.

⑤ 호밀빵을 즐겨 먹는다.

⑥ 손이 많이 가는 화려한 것보다 소박한 음식을 좋아한다.

⑦ 식습관상 아침, 점심, 저녁과 밤참으로 하루에 네 번을 먹는다.

⑧ 대표적인 곡류 요리로는 오트밀이 있다.

⑨ 과일과 야채는 기후의 영향으로 숙성기간이 길어서 향이 풍부하고 맛있다.

3) 대표적인 음식

(1) 풍부한 수산물요리

전통적인 저녁 만찬은 주로 2년 동안 소금에 절인 세이즈라는 생선으로 조리된다. 크림 소스 등 다양한 생선요리와 소스들이 발달되어 있고 음식의 간은 조금 짠 듯하지만 소박 하고 담백한 맛이 특징이다.

(2) 사우어크림의 청어절임

감자와 청어절임을 사우어크림과 마요네즈·캐비어· 향풀을 넣은 드레싱으로 버무린 음식으로 주로 전채로 이 용하는 찬 음식이다. 호밀빵에 얹어 먹기도 한다.

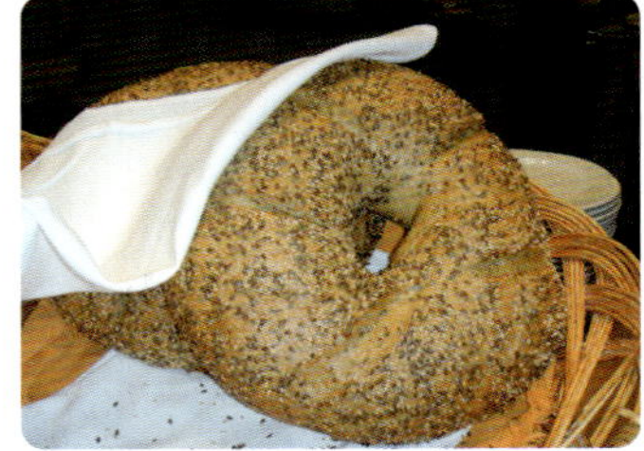

▲ 호밀빵

4) 식음료

① 맥주와 와인을 즐겨 이용한다.

② 맥주와 와인을 제외한 술은 주류판매소(vinmonopolet)를 제외하고는 구입할 수 없다.

5) 식사예절

① 스프나 국물류를 먹을 때 그것이 뜨겁거나 맛이 있다고 해서 '후루룩 짭짭' 등 먹는 소리를 내서는 안 된다. 뜨겁더라도 스푼에 떠서 아무 소리 안 나도록 조용히 먹어야 한다.

② 음식은 한꺼번에 많은 양을 입에 넣지 말고 조금씩 천천히 먹는다. 입 안에 음식물이 들어 있는 채로 음료를 마시면 안 된다. 또한 음료로 입가심하는 것도 점잖아 보이지 않는다.

③ 나이프는 어떤 경우에도 입에 대서는 안된다. 나이프는 먹기 좋게 썰거나 버터 등을 바르는 용도로만 사용해야 한다. 짠 등을 나이프로 찍어 먹는 것은 삼가도록 한다.

④ 식사하는 동안 식탁에 팔꿈치를 올려놓으면 안된다. 식사 시에는 팔꿈치와 손목의 중간 부분만을 올려놓고 식사하는 것이 점잖아 보인다.

⑤ 식사를 시작하기 전에 미리 그릇에 담긴 음식을 모두 자잘하게 썰어 놓는 것도 안 된다. 음식은 미리 잘라 놓지 말고 먹는 그때 그때 조금씩 썰어 가며 먹도록 한다.

■■ 탐구문제

1. 생선요리에 많이 사용되는 허브에 대해서 알아보자.
2. 노르웨이의 바이킹요리에 대해서 좀 더 알아보자.

3. 스웨덴(Sweden)

1) 식생활문화의 배경

스웨덴은 알래스카나 남부 그린란드와 동일한 위도에 위치하고 있지만 이들 지역보다는 훨씬 따뜻하다. 이는 멕시코만 난류가 노르웨이 해안을 흐르고 있어, 스칸디나비아 반도 전역에 걸쳐 다소 훈훈한 서풍이 불고 있기 때문이다. 스웨덴은 위도에 비해 기온은 높으며 기온의 연간 변화도 적다. 겨울은 길고 추운 편이고 여름은 짧고 시원한 편이다. 북부에 위치한 노를란드 지방은 전 지역이 6월과 7월의 수주일 동안 낮이 24시간 계속된다. 북위 68.3도에 위치한 아비스코에는 12월 초부터 다음해 1월 10일께까지 해가 전혀 뜨지 않고 5월 말부터 53일 동안은 태양이 지지 않는 백야를 이룬다. 이에 반해서 남부지방은 대체로 겨울이 짧고 날씨가 따뜻하다. 스웨덴은 북서유럽 낙농지대의 일각을 이루고 있고 기술적으로도 진보되어 우유 및 유제품을 자급하고 있다. 어업은 그다지 활발하지 않으나 발트 해의 청어 어업이 중심이 되고 있다. 스웨덴 전체 인구 중 15%를 차지하는 원주민 사이족은 염장송어나 순록갈비를 훈제시켜 먹으며 자신들의 세계를 지켜가고 있기도 한다.

2) 음식문화의 일반적 특징

① 스웨덴인들은 음식의 조리 시 우유·버터·크림 등을 많이 사용하며 발효유와 치즈 등을 주로 사용한다.

② 생선요리가 풍부하다.

스웨덴인들이 즐기는 청어는 식초나 소금에 절여 먹고, 프라이, 스튜 등으로도 요리해 먹는다. 8~9월경 가장 인기 있는 가재(kraftor)와 연중 먹을 수 있는 작은 새우는 일반 식료품점에서 판매한다.

③ 오픈 샌드위치를 거의 매일 먹는다.

빵이 흰색, 갈색 등 다양하고 위에 얹는 재료도 고기와 생선 훈제류와 채소로 변화를 줄 수 있다.

④ 낮이 길어지는 백야기간에는 감자와 청어 초절임이 전형적인 점심이다.

⑤ 저장식품이 발달되었다.

유난히 긴 겨울을 보내야 하는 북구인들은 생활의 지혜로 고기, 생선 등을 이용한 저장식품을 많이 발달시켰다.

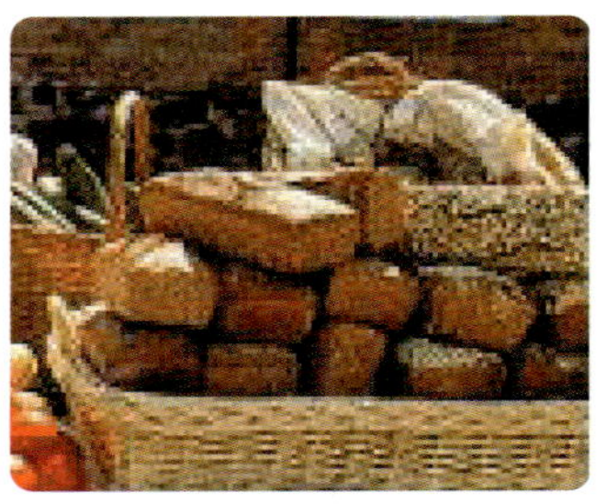

▲ 스웨덴인들의 주식인 검고 딱딱한 빵

⑥ 주식으로 감자를 이용하였다.

감자는 스웨덴인들의 주식으로 특히 스모랜드 지방의 모래땅에서 육성된 자그만 햇감자는 맛과 향이 좋기 때문에 귀하게 여겨진다.

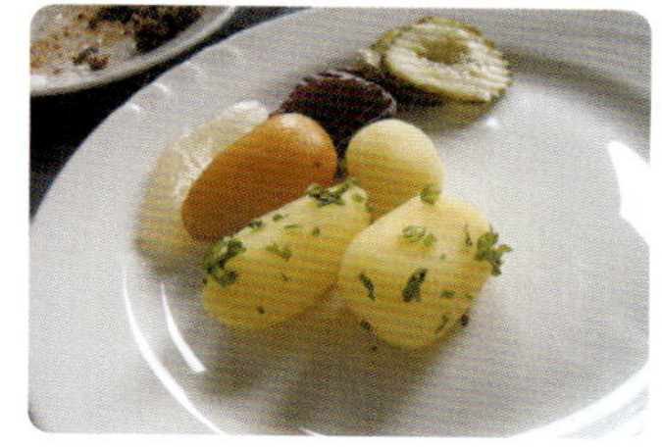

▲ 감자요리

3) 대표적인 음식

(1) 스웨덴식 미트볼과 고기완자

다진 고기에 빵가루와 다진 양파, 달걀을 넣고 구슬모양의 미트볼을 만들거나 넓적하게 빚어 완자를 만들어 프라이팬에 버터를 넣고 익힌 음식이다.

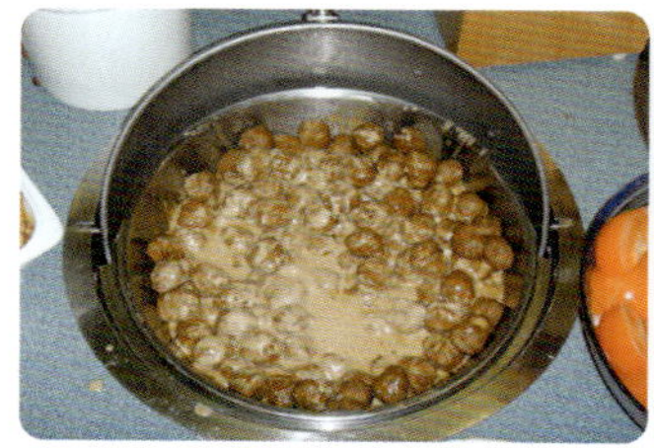

▲ 미트볼　　　　▲ 고기완자

(2) 스웨덴식 만찬 스뫼르가스보르드(smorgasbord)

'빵과 버터가 차려진 식탁'이란 의미로 스웨덴식 뷔페 상차림을 뜻한다. 제공되는 순서로는 먼저 훈제한 청어요리로 시작하여 장어, 소금과 겨자를 곁들인 연어, 빵 등의 찬 음식이 나온다. 그 다음으로 따뜻한 음식인 돼지고기나 닭고기, 오믈렛, 미트볼 등을 먹고, 샐러드와 차가운 육류, 감자와 양파, 앤초비찜을 곁들이며 후식으로 마무리한다.

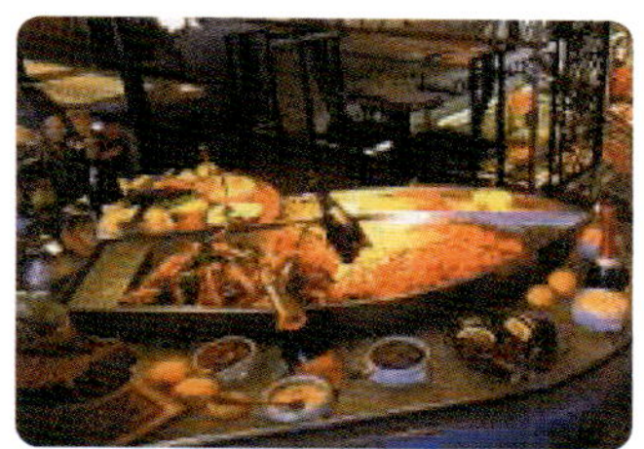

▲ 오늘날 뷔페의 기원인 스뫼르가스보르드

(3) 그라블락스(gravlax)

두툼하게 포를 뜬 연어살을 딜(dill)을 넣은 양념에 재워 둔 음식으로 생선을 소금이나 설탕·식초 등으로 처리하여 오랫동안 저장할 수 있도록 한 독특한 저장법이다.

4) 식음료

(1) 아쿠아비트(aquavit)

와인, 감자나 곡류로 빚은 증류주로 '생명수'라는 뜻을 가진 일종의 보드카로 익힌 감자에 맥아를 넣고 발효시켜 증류한 것으로부터 95%의 알코올을 추출하여 물을 타서 희석시켜 만든다. 여기에 캐러웨이, 고수, 박하, 오렌지껍질 등의 향신료를 넣어 맛을 내거나

Y형의 유리잔에 담아 차게 하여 스트레이트로 마시기도 한다. 스웨덴의 전통술이지만 노르웨이, 덴마크 등 스칸디나비아 반도 국가에서도 즐겨 마신다.

5) 식사예절

북유럽이나 스위스와 같이 국민의 책임을 엄격히 지우는 나라의 사람들은 대개 개인주의가 발달하였는데 스웨덴 사람들도 개인주의적 경향을 보이며 격식을 매우 중요시한다.

① 초대받았을 때는 늦지 않게 도착하도록 한다.

초대받지 않았는데 불쑥 남의 집을 방문하는 것은 실례이며 사전에 전화로라도 승낙을 받아야 한다. 초대에 응할 수 없을 때는 전화로 연락을 한다.

② 초대하는 입장에서는 일주일 전쯤 미리 초대하도록 하고 초대의 성격과 대상을 분명하게 알린다.

③ 초대받은 집에 갈 때는 꽃이나 포도주를 한 병 정도 준비하도록 한다.

④ 초대의 성격에 따라 복장은 결례가 되지 않을 정도의 복장이면 무난하고 굳이 정장일 필요는 없다.

⑤ 식사는 포도주를 마시면서 시작하는데 포도주를 마시기 전과 마신 후에 사람들과 눈인사를 하는 것이 관습이다.

⑥ 식사 중에는 먹는 소리나 그릇 부딪치는 소리를 내지 않도록 한다.

⑦ 팔꿈치를 식탁에 올려놓으면 실례지만 두 손은 식탁 위에 있어도 무방하다.

⑧ 식사는 먹을 만큼만 덜어서 먹고 남기지 않도록 한다.

⑨ 식사 후에는 주인에게 맛있게 잘 먹었음을 표시한다.

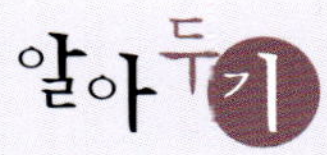

스웨덴을 상징하는 대표적인 것으로 바이킹과 노벨상이 있다. 암초가 많아 항해하기 어려운 스웨덴과 노르웨이 해안을 거점으로 삼고 주로 북해에서 해적으로 활동하던 바이킹은 호전적인 바다 사나이들로 알려진 것과 달리 잔인한 해적이라고 한다. 또 노벨상은 다이너마이트를 발명함으로써 인류 대량 살상의 빌미를 제공한 과학자 알프레도 노벨이 자신의 재산을 세계의 평화를 지키는 데 써 달라고 유언함으로써 제정된 상이다.

■ 탐구문제

1. 스웨덴의 '알레만스라트'에 대해서 조사해 보자.

2. 스칸디나비아인들이 케이크나 과자류를 장식할 때 많이 사용하는 마치판(marzipan)에 대해서 알아보자.

4. 핀란드(Finland)

1) 식생활문화의 배경

'호수의 땅에 사는 사람들'이라는 뜻을 가진 핀란드의 공식 명칭은 핀란드 공화국 (Suomen Tasvalta)이며 스웨덴, 노르웨이, 러시아와 국경을 마주하고 있는 북쪽에 위치하고 있는 나라이다. 멕시코 만류와 발트 해의 영향으로 기후는 같은 위도상의 다른 나라에 비해 온화한 편이며 사계절이 뚜렷한 대륙성 기후이다. 핀란드는 국토의 약 75%가 숲이고 15% 정도가 농경지, 거주지, 또는 도로이고 호수는 전 국토의 약 9%를 차지한다. 농민문화에 바탕을 둔 대표적인 국민 오락인 포크댄스와 폴카는 예로부터 전해오는 풍습으로 그들의 생활 곳곳에 깊이 배어 있다. 핀란드에 아시아 계통의 민족이 와서 정착한 것은 대략 5~6세기경이며 이후 곧 스웨덴의 지배하에 들어가서 거의 800년간 지배를 받는다. 그러나 다시 1812년부터 1917년까지 러시아의 지배 아래 들어가게 된다. 그래서 핀란드의 음식문화는 스웨덴과 러시아의 영향을 많이 받고 있다. 세계적으로 유명한 산타클로스 마을이 있는 랩랜드는 핀란드 북쪽 1/3을 차지하는 지역으로 순록을 방목하여 살아가고 순록 통조림을 만들어 먹고 있다. 겨울이 긴 핀란드는 저장 식품과 사우나 문화가 발달하였다.

2) 음식문화의 일반적 특징

(1) 생선요리가 발달하였다.

① 6월 : 그릴에 구워 낸 시카(siika, 숭어과 생선)와 훈제 연어
② 7월 : 실락카(silakka, 작은 청어)
③ 8~9월 : 라프(rapu, 가재)요리
④ 겨울 : 콩·연어·쇠고기·야채가 혼합된 진한 수프 등

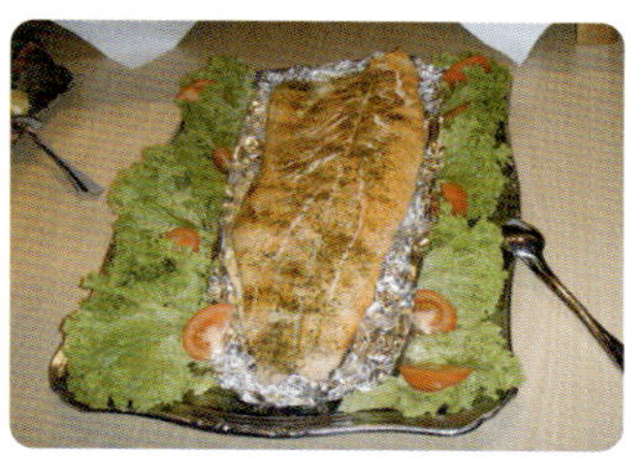

▲ 연어요리

(2) 순록 고기 등 육류의 소비량이 많은 편이다.

순록의 혀(polonkieli), 순록 고기 로스트(poronpaisti) 등의 순록 고기가 특징이다.

(3) 호밀빵, 청어, 우유와 요구르트가 일상식이다.

전체 시장의 40%가 호밀빵이며 호밀죽으로 아침을 간단히 먹는다.

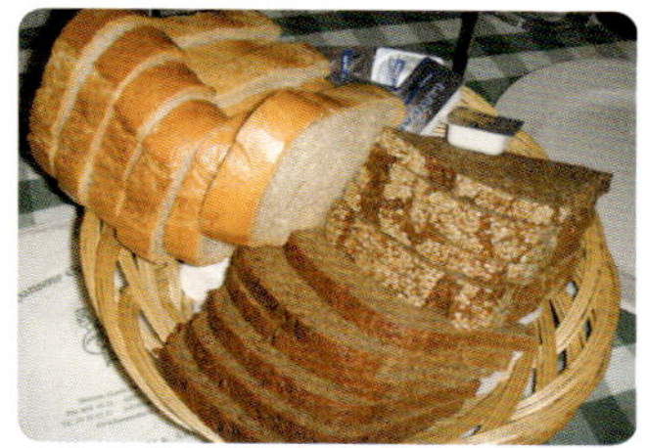

▲ 다양한 빵

(4) 더운 식사 후에는 거의 반드시 설탕을 많이 넣어 달게 만든 얄끼루오까(jalkiluokka, 후식)를 먹는 습관을 가지고 있다.

3) 대표적인 음식

(1) 칼라쿠코(kalakukko)

생선(담수어)과 돼지고기를 차례로 채워서 구워 낸 빵으로 벌목하러 가는 남편을 위해 만든 요리이다.

(2) 카레리안 피라카(karjalan piirakka)

호밀껍질과 쌀 푸딩에 버섯이나 감자를 채워 넣은 것이다.

(3) 카레리안 스테이크(karjalan paisti)

쇠고기, 돼지고기, 양고기 등을 2cm 정도로 썰어 양파와 후춧가루로 양념하여 구운 다음 삶은 감자와 함께 먹는 것이다.

(4) 베리(berry)

핀란드 숲에서는 맛과 향이 뛰어난 다양한 베리들이 생산되며, 전통 후식은 대부분 베리로 만든다. 차가운 크랜베리(cranberry)와 뜨거운 토피소스(설탕, 버터, 땅콩 등으로 만든 소스)가 곁들여진 후식은 다른 나라에 없는 매우 특색 있는 음식이다.

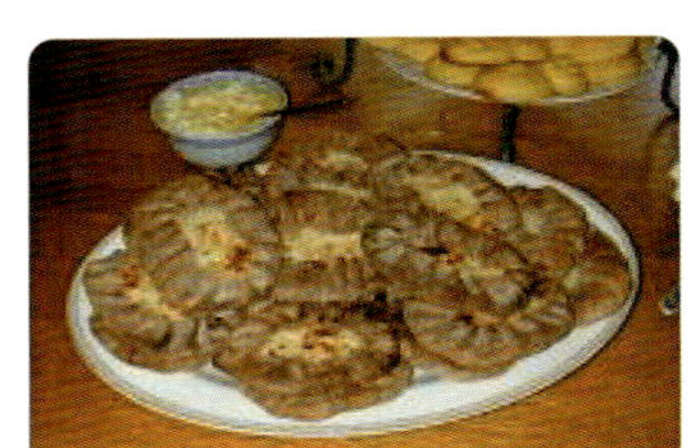

▲ 칼라쿠코

▲ 카레리안 피라카

4) 식음료

(1) 과실주 '피메'

우유와 야생의 나무열매로 담근 과실주를 즐겨 마신다.

(2) 맥 주

수질은 좋지만 추운 날씨 탓에 이들에게 맥주는 음료수이며 독한 술도 즐겨 마신다.

▪▪ 탐구문제

1. 북유럽의 다른 나라의 음식문화와 핀란드 음식문화를 비교해 보자.
2. 일상식으로 이용되는 청어의 요리법에 대해 알아보자.

5. 체코(Czech Republic)

1) 식생활문화의 배경

체코는 독일, 오스트리아, 슬로바키아, 그리고 폴란드에 둘러싸인 내륙국가이다. 최근까지도 사회주의 국가 체코슬로바키아로 알려진 나라이지만 적극적인 자본주의 경제를 추진하는 체코측과 온건한 혁명을 추구하는 슬로바키아측이 대립, 결국 1993년 1월 1일에 오늘날의 체코와 슬로바키아로 분리되었다. 체코는 우리나라의 약 1/3배로 크게 두 지역으로 나뉜다. 프라하를 중심으로 서쪽의 프라하 인근지역인 보헤미아 지역과 그 밖의 지역인 모라비아 지역으로 구분되어 체코의 대표적인 문장인 '꼬리 두 개 달린 사자' 또는 '머리가 두 개 달린 독수리' 등은 이 두 지역을 상징한다. 수도 프라하가 있는 보헤미아 지방은 구릉과 분지가 교차하는 복잡한 지형으로 대부분이 '보헤미아의 숲'으로 불리는 삼림이 우거져 있다. 특히 보헤미아 북서부 일대는 유럽에서도 뛰어난 온천수가 솟는 온천이 많으며 모라비아 지방은 도나우 강의 지류가 흘러 농지가 발달해 있다. 이 나라는 '동유럽의 보석'이라고 일컬어질 정도로 매력적이며, '프라하의 봄'과 1989년 민주화 운동으로 마침내 자유의 길로 접어든 체코는 화려한 문화유산을 간직하고 있다. 사방에 보헤미아 왕국과 함스부르크 제국 시대의 건축물이 남아 있는가 하면 대문호 카프카, 작곡가 드보르작과 스메타나를 배출한 예술국가이다.

2) 음식문화의 일반적 특징

① 내륙국가로서 고기 중심의 요리가 주이다.

바다가 없는 내륙 지역으로 소·돼지·거위·오리 등을 이용한 고기 요리가 많고 매우 다양한 종류의 소스와 함께 곁들여 먹는다.

② 민물고기 요리가 발달

사면이 육지로 둘러싸여 있기 때문에 수산물이 그리 큰 비중을 차지하고 있지는 못하지만 양어장이 발달했기 때문에 민물의 고기는 다양하다. 특히 보헤미아 지방에서는 잉어요리가 유명하다.

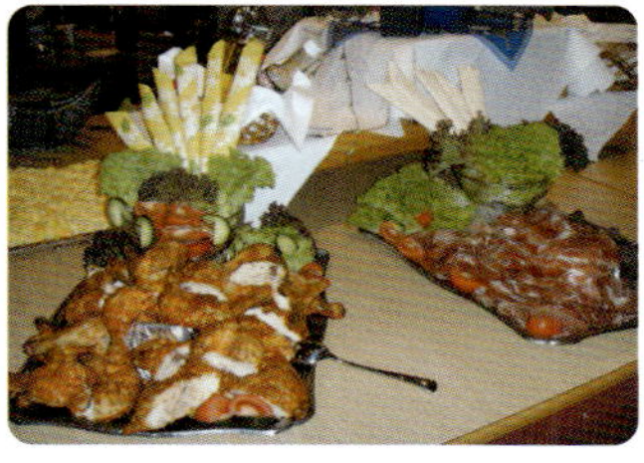

▲ 고기요리

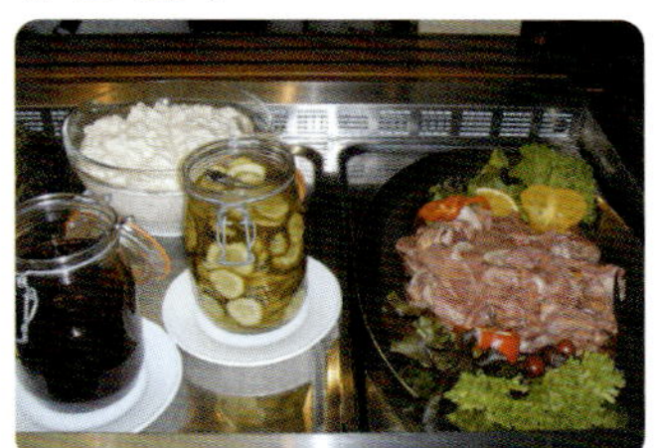

▲ 고기와 피클

③ 일반적으로 전채요리를 준비하지는 않는다.

전채요리가 제공되지 않는 것이 보통이지만 제공되는 경우에 그것이 찬 음식이면 수프를 먹기 전에 식전주와 함께 전채요리를 먹고 따뜻한 요리이면 수프를 먹은 후에 먹는다.

④ 후식이 풍부하다.

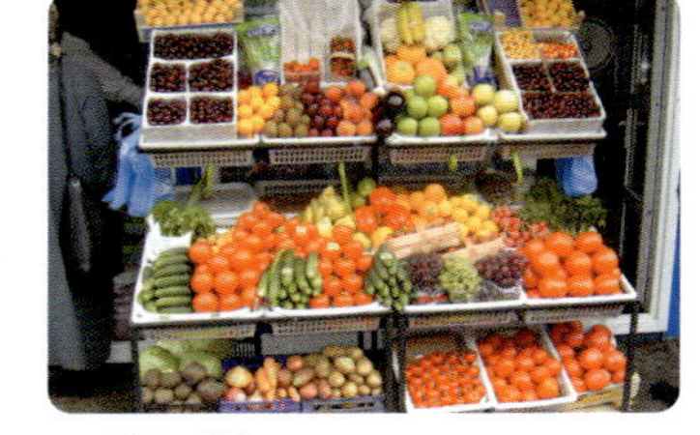

체코인들은 달콤한 후식을 즐긴다. 가장 전통적인 것이 콜라치라는 각종 과일을 얹어서 만든 작고 둥근 케이크이다. 그 외에도 각종 파이나 과자가 다양하다. 후식을 들때는 터키식 커피나 차를 마신다.

▲ 각종과일

⑤ 아침식사는 주로 빵과 음료로 간단히 먹는다. 아침식사로는 통밀이나 수수로 만든 암갈색 빵인 흘레프(chleb)에

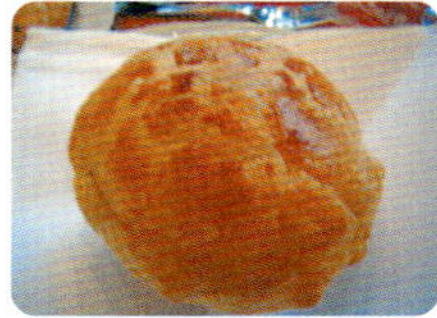
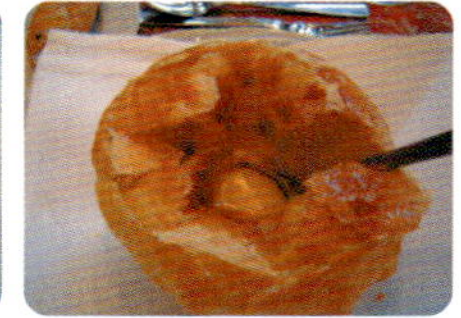
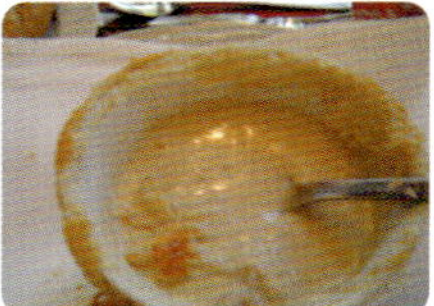

▲ 양송이 크림수프

버터를 발라 먹거나 치즈, 햄 또는 잼, 마멀레이드를 이용한 간단한 음식을 커피나 우유와 함께 먹는다. 길을 걸으면서 로흘리크(rohlik : 일종의 핫도그 빵)를 먹기도 한다. 가족이 함께 하는 주말에는 신선하게 구워서 설탕을 뿌린 콜라흐(kolach)를 준비하거나 빵에 버터나 잼을 발라서 먹는다.

⑥ 점심식사와 저녁식사는 수프와 주요리, 다양한 후식을 준비한다.

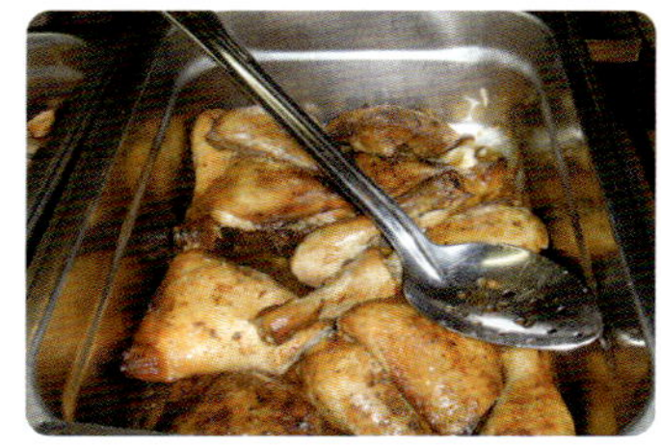

점심으로는 샌드위치나 간단한 도시락을 싸 가지고 간다. 또는 여유가 있는 직장인들은 식당에서 수프, 돼지고기, 쇠고기, 닭고기 요리와 감자를 즐겨 먹는다. 수프는 고기, 우유, 감자, 파스타와 야채를 주재료로 사용하며 종종 약초나 향신료로 향을 내기도 하며 최근에는 헝가리로부터 전해진 매콤한 굴라시(gulas)가 대중적인 수프로 자리잡고 있다.

▲ 닭고기

⑦ 동양식 식단의 접목

비만으로 인한 각종 성인병과 건강에 대한 관심 증가로 기존 식단에 과일이나 야채를 이용하거나 치즈·쌀·콩 등을 이용한 메뉴가 늘고 있는 추세이다.

3) 대표적인 음식

(1) 팔라친키(palacinky)

대표적인 전채요리로 우유와 밀가루를 섞고 계란을 넣어 잘 저은 후 얇은 팬케이크 모양으로 만들어 고기, 감자, 햄과 각종 야채를 넣고 만두모양으로 말아서 먹는 음식이다. 과일이나 마멀레이드 등을 넣은 것은 후식으로 이용하기도 한다.

(2) 베프로 크네들로 젤로(vepro-knedlo-zelo)

돼지고기를 구운 후 양배추로 만든 사우어크라우트(일종의 서양 김치)를 잘게 썰어서 곁들이는 음식을 말한다.

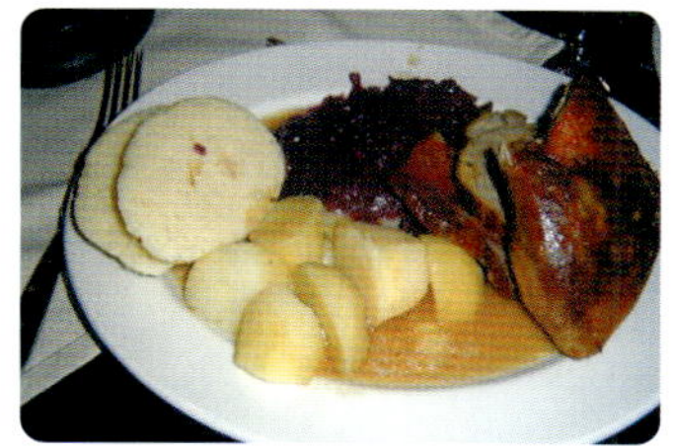

▲ 닭고기 감자 사우어 크라우트

(3) 크네들리크(knedlik)

밀가루에 전분을 섞고 소금, 우유와 요구르트를 넣어 구운 빵이다. 이 빵과 고기 육즙(gravy)을 곁들인 돼지고기 요리는 일상적인 음식이다.

(4) 콜라흐(kolach)

후식으로 우유에 효모와 약간의 설탕을 섞고 밀가루를 체로 친 후 레몬껍질과 소금, 유지방 등을 넣고 구운 빵이다.

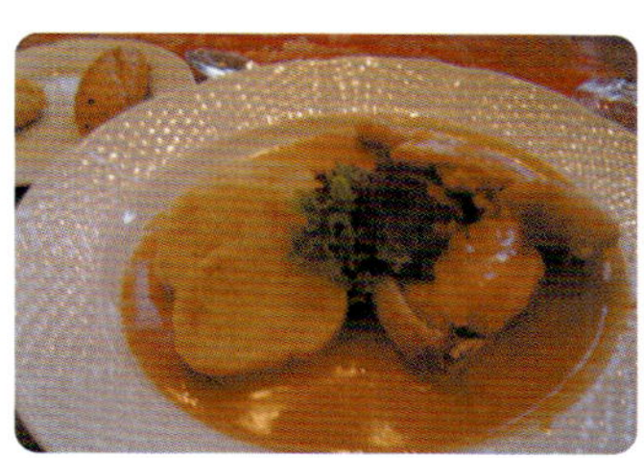

▲ 크네들리크를 곁들인 닭고기 요리

(5) 포하르(pohar)

아이스크림에 과일과 생크림을 얹은 대표적인 후식이다.

(6) 스비츠코바(svichova)

레몬으로 만든 크림소스와 가볍게 익힌 쇠고기에 귤열매를 곁들인 요리이다.

(7) 보람보락(bramborak)

감자를 가루로 갈아서 여기에 양파, 마늘, 밀가루를 넣어 반죽한 감자부침개의 일종이다.

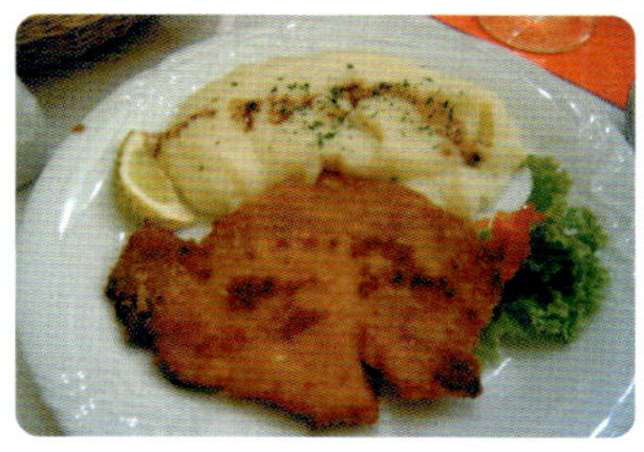

▲ 베프조비 지젝

(8) 베프조비 지젝(vepray rizek)

얇게 저며 구워낸 돼지고기, 체코식 돈가스이다.

(9) 로스트 포크(roast pork)

체코 전통음식으로 돼지고기 외에 쇠고기, 오리고기, 칠면조고기를 로스트한 요리이며 크네들리크와 함께 나눈다.

4) 식음료

(1) 맥 주

체코의 맥주는 세계적으로 유명한데 특히 세계 최초의 라거 맥주인 '필스너(Pilsner Urquell)', '부드바르(Budvar : 오리지널 버드와이저)와 벨코포포비츠케(Velkopopo-vicke)'가 가장 유명하다. 체코어로 맥주는 '피보(pivo)'라 부르고 무알코올 맥주는 '피토(pito)'라고 한다. 그리고 모라비아 지역에서 나는 포도주 카를로비바리라는 온천지역에서 나는 위장에 좋다는 약주와 우리가 잘 마시는 맥주인 버드와이저의 원산지이다. 각 술집이나 카페마다 고유의 맥주맛을 가지고 있어 각각의 맥주 맛을 보기 위해 여러 술집을 돌아다니는 독특한 음주문화가 있다. 체코의 맥주는 탄산양이 많고 거품이 오래가는 것이 특징이며, 식전·식사 중·식사 후 등 틈틈이 맥주를 마신다. 맥주의 안주로 찬요리인 여러 종류의 치즈·살라미 등을 먹는다.

(2) 그로키(grog)

그로키는 럼주에 뜨거운 물과 설탕을 가미한 것인데 정력제로 마신다고 한다. 무알코올주로 리모나다(limonada) 등이 유명하다.

(3) 허브 리큐어 베체로프카(becherovka)

20여 가지의 약초와 꿀을 배합시켜 만든 체코식 보드카로 식사 직전에 입맛을 돋우는 전채용 술이다.

(4) 슬리보비체(slivovice)

모라비아 지방의 비조비체(Vizovice)를 중심으로 생산되는 자두 브랜디로 세계적인 명성을 얻고 있다. 이외에도 체코인들은 각종 과일 브랜디를 즐겨 마신다.

5) 식사예절

① 올바르게 상을 차리기 위해서는 가장 먼저 식탁보를 준비한다.

식탁보는 나이프와 포크 및 접시와 유리그릇이 부딪치는 것을 방지하고 시각적으로 아름답고 깨끗한 분위기를 내는 효과가 있다. 레스토랑, 기숙사 식당 등에서 식탁보 없이 식사를 준비하는 것은 상상할 수 없을 정도이다.

② 부득이한 경우에는 잠시 자리를 이탈해도 상관없다.

③ 비교적 자유스럽게 식탁 앞에서 코를 풀 수 있지만 절대 트림을 해서는 안 된다.

④ 식사초대를 받으면 선물을 준비한다.

여성에게는 꽃다발이나 초콜릿을, 남성에게는 포도주나 독주를 준비하는데 과일이나 주스 등의 선물은 삼가는 것이 좋다.

⑤ 식사 전에는 베헤로프카(becherovka)나 슬리보비체(slibovice) 등의 독주를 마시고 식사는 우리말 '맛있게 많이 드세요' 에 해당하는 '도우로우 후찌(dovrou chcot)' 라는 말과 함께 시작한다. 식사 중에는 맥주나 포도주를 마시며 식사 후에는 액초차(hermankovy caj : 노란 양국차)나 터키식 커피를 마신다.

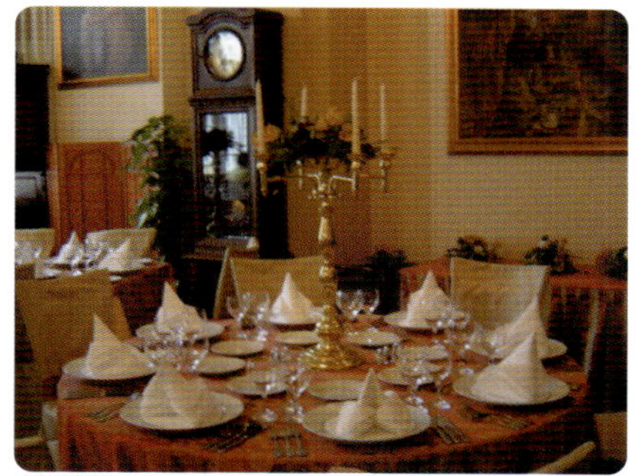

▲ 체코 정식상차림

■■ 탐구문제

1. 체코의 민물고기요리에 대해서 알아보자.

2. 체코에서 생산되는 맥주의 종류에 대해서 알아보자.

6. 불가리아(Bulgaria)

1) 식생활문화의 배경

불가리아인들은 유목민족으로서 말은 가치의 기본적인 척도이었으며 음식(말고기, 말 우유)의 공급원이었다. 중앙 아시아에서 유럽으로 이동할 때 이들은 많은 고기를 먹었는데 싱싱한 상태로 구워서 먹거나 또는 말려서 먹었다. 이외에도 우유도 마셨는데 말 우유로 '키무스(kimus)'라는 술도 만들어 먹었으며 장기간 보존되는 밀가루 반죽 음식인 '트라하나(trahana)'는 이동할 때 만들어 먹었으며 짧은 기간 한곳에 머물 때는 주위에서 구할 수 있는 야채도 먹었다. 전체 인구의 20% 정도가 농민인 농업국으로 남부 다뉴브 강에서 중부 발칸 산맥에 이르는 비옥한 평야에는 곡물, 과일, 다양한 채소가 생산되어 즐겨먹는다.

2) 음식문화의 일반적 특징

① 겨울에는 집에 음식물을 저장하는 일이 널리 보급되었다.

겨울철에 비타민을 섭취하기 위해 야채와 과일을 저장하는데 자연상태로 맛이 들게 보관하는 '투루시야(turshiya)'는 우리의 김치 담그는 원리와 비슷하며 부르칸(burkan)은 작은 유리병에 채소, 과일을 물과 같이 넣고 밀봉한 다음 중탕하여 살균하는 방법이다.

② 우유로는 치즈 같은 장기저장이 가능한 유제품을 만들었다.

③ 음식을 아주 짜게 먹는 식습관이 있다.

여름철 들판에서 일을 하다가 염장고기, 소시지, 사즈더르마(sazdarma) 등과 같은 고단백질 저장음식을 많이 먹었는데 소금에 절인 고기 음식은 무더위 속에서 육체노동을 할 때 신체 조직이 탈수되는 것을 방지하기 위해서였다. 이렇게 짜게 먹는 습관은 지금까지 전해 내려와서 불가리아의 음식문화의 특징이 되었다.

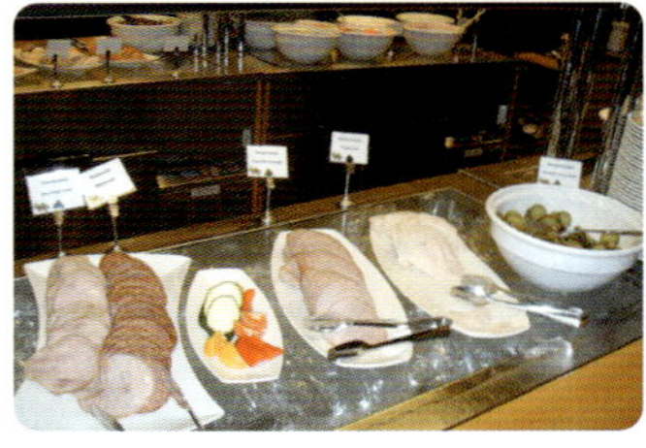

▲ 햄, 치즈

④ 요리법이 제한되었다.

발달하지 못한 조리기술(숯, 벽난로, 얇은 철판, 토기 화로)과 조리기구(불에 달군 돌, 기와, 토기, 그릇 등)로 인해 끓이기, 찜, 구이 정도로 제한되었다.

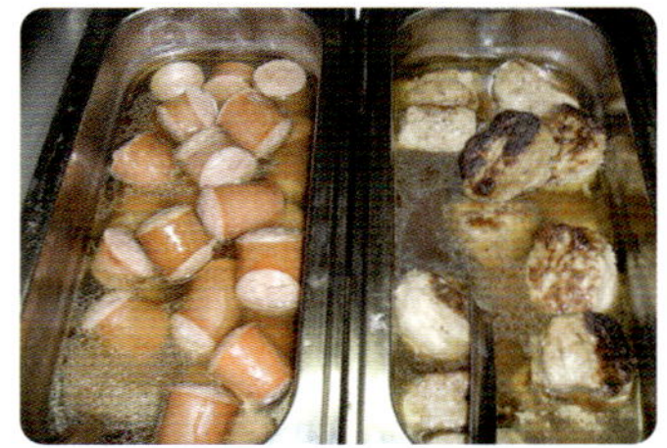

▲ 소시지

⑤ 양기름, 쇠기름, 돼지비계 등 주로 동물성 기름을 사용하다가 점차적으로 해바라기, 호도, 참깨, 올리브유 같은 식물성기름을 사용하였다.

⑥ 아침식사는 비교적 단순하게 빵 한두 조각에 꿀이나 잼, 버터 등을 발라 커피나 차와 함께 먹는다.

⑦ 요구르트를 주식의 하나로 많이 섭취한다.

약간 신맛이며 크림 치즈와 비슷한 맛이 나는 요구르트를 많이 섭취하는 식문화가 건강·장수의 나라라는 명성을 유지시키고 있다고 한다.

⑧ 육식금지문화

기독교를 공식적으로 받아들여 음식문화에 종교가 많은 영향을 미치기 시작했다. 육식금지 기간에는 그 철에 나오는 모든 과일과 채소를 이용하고 야채 수프 등 다양한 채소 요리가 발달하였다. 크바스(kvass)와 보자(boza) 등의 비알코올성 음료수도 이 기간 동안 먹었다.

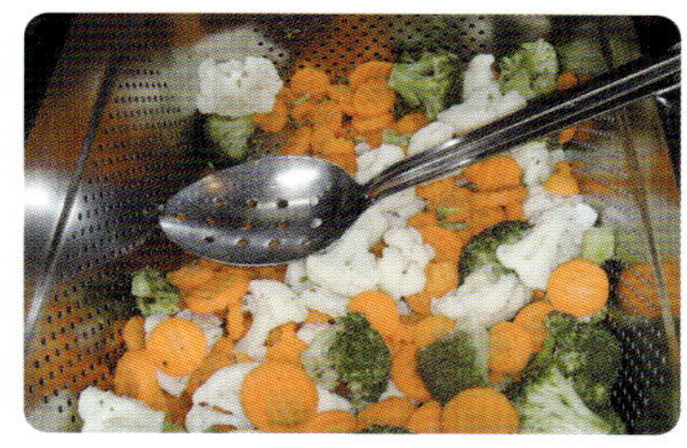
▲ 야채섞은 것

⑨ 외국 조리법의 영향을 받았다.

직접적으로 접촉했던 터키인과 그리스인들이 불가리아 음식문화에 가장 많은 영향을 미쳤다. 지방질이 많은 음식, 매운 음식, 케밥(kebap), 규베취(gyuvech), 무사카(musaka)같은 요리와 로쿰(lokum), 할바(halva)와 같은 단 후식이 등장했다.

3) 대표적인 음식

(1) 케바프체(kebapche)

미트롤을 숯불에 구운 음식이다.

(2) 카바르마(kavarma)

고기와 야채의 냄비요리이다

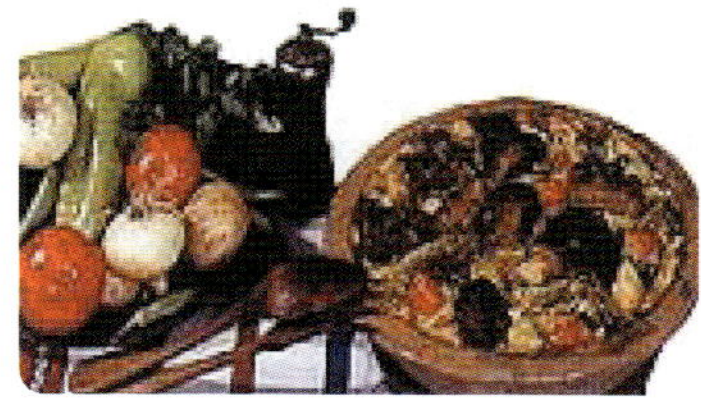
▲ 카바르마

(3) 드롭 사르마(drob sarma)

쌀과 계란을 넣어 구운 양의 간요리이다.

(4) 시렌(siren)

흰 양의 치즈로 와인과 함께 먹으면 아주 맛있다.

(5) 숍스카 살라타(shopska salata)

토마토, 오이, 피망, 양파를 썰어 넣은 다음 향신료, 해

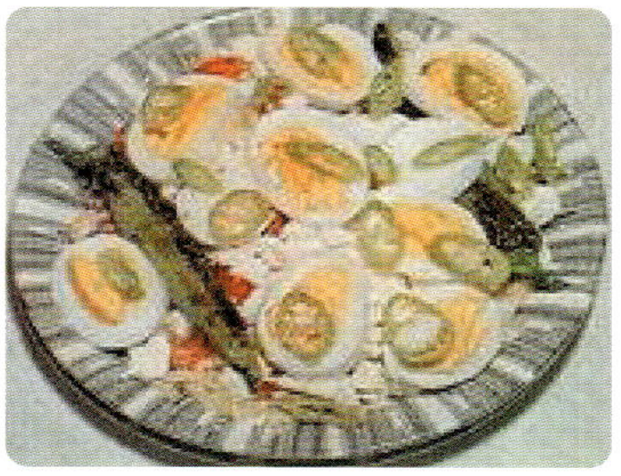
▲ 숍스카 살라타

바라기씨 오일, 소금으로 간을 맞추고 그 위에 치즈(sirene)를 가늘게 썰어 뿌려 먹는 대표적인 샐러드이다.

⑹ 쿄노올루(kyonoolu)

가지를 구워 껍질을 벗긴 다음 속을 으깨어 마늘, 양파와 섞어 먹는 샐러드이다.

⑺ 낙농제품

우유와 유제품을 많이 소비하는 나라로 생우유와 치즈, 버터를 많이 먹기도 하지만 주로 우유를 발효시켜 요구르트를 만들어 먹는다.

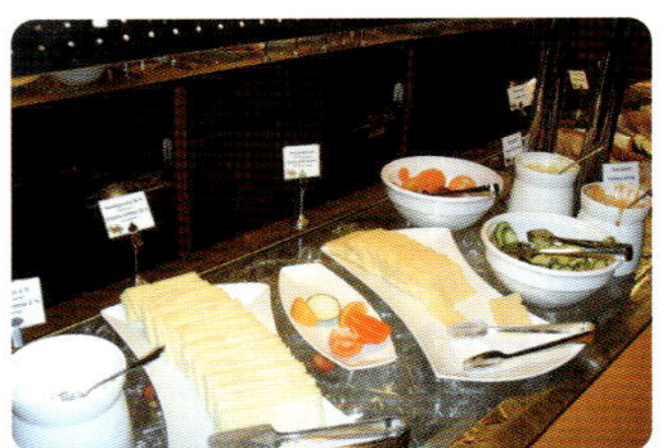

▲ 치즈, 과일, 야채

4) 식음료

⑴ 요구르트

불가리아어로 '키셀로 믈랴코(kiselo mlyako)'라 하며 '신맛이 나는 우유'란 뜻이다. 보통 식사 때마다 먹는데 그냥 먹기도 하고 날씨가 더울 때는 물에 타서 아이란(airan)을 만들어 먹거나 오이와 호두, 식용유를 넣어 타라토르(tarator)를 만들어 먹는다.

⑵ 커 피

식사 때 커피는 에스프레소 커피와 터키식 커피를 가장 많이 마신다.

⑶ 불가리아의 전통 술 '라키야(rakiya)'

라키야는 포도, 서양자두 등으로 만드는 술로서 향미가 아주 좋다. 알콜도수가 45도 이상으로 독하기 때문에 식사를 하면서 반주용으로 자주 마신다.

5) 식사예절

⑴ 불가리아 식탁에서는 까다로운 식사예절이 없다.

주인은 항상 손님이 편안하게 지내도록 정성을 다한다.

⑵ 식사 초대 시의 선물

손님으로 초대를 받아서 가는 사람은 보통 주인에게 주려고 꽃을 홀수로 사 가지고 간다.

⑶ 식사 때의 술

불가리아 사람들은 술을 우정을 쌓기 위한 촉매제로 생각한다.

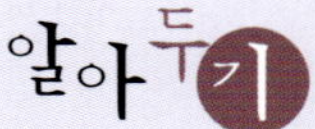

불가리아에서는 새해음식으로 바니차(banitsa)와 포카차(pogacha)를 만들어 새해를 점치는 풍습이 있다. 바니차를 만들 때는 농작물, 과수원, 돈, 건강, 학업 등의 단어를 붙인 나뭇가지를 넣어 음식을 먹다가 나오는 나뭇가지에 적힌 행운이 자신에게 온다고 생각한다. 포카차 속에는 동전을 넣어 그 동전이 들어 있는 빵을 먹는 사람에게 1년 동안 행운이 따른다고 믿는다.

■■ 탐구문제

1. 불가리아 전통음식문화의 특성인 계절에 따른 음식물에 대해서 알아보자.
2. 동·서양의 길목에 위치한 불가리아의 음식문화에 영향을 끼친 외국의 문화에 대해서 알아보자.

7. 폴란드(Poland)

1) 식생활문화의 배경

유럽의 중심부에 위치하고 있어서 지리적, 경제적, 문화적으로 유럽의 동서 사이에서 중요한 역할을 해오고 있다. 폴란드의 옛 음식은 고대 슬라브족의 음식에 그 기초를 두고 발전했으며 걸리는 이탈리아나 터키 등에서 영향을 받았고 가깝게는 이웃 독일이나 프랑스 등 유럽국가들의 식습관의 영향을 받으면서 발전하였다. 또한 이들의 식습관 문화는 로마 가톨릭 문화 속에서 성장하였다. 로마 가톨릭은 폴란드의 사회, 역사, 문화에 이르기까지 다방면에 걸쳐서 밀접한 관계가 있으며 전체인구 95%가 가톨릭 신자이다. 숲, 호수, 중세의 성이 있는 폴란드의 중부 평야 지역에서는 호밀, 감자, 사탕무를 재배하며 특히 크로와상과 양귀비씨 빵 등이 발달하였다.

2) 음식문화의 일반적 특징

① 폴란드인의 음식문화에 있어서 가장 중요한 식품은 감자이다.

우리의 쌀처럼 매일 주식으로 사용되는데 으깬 감자, 삶은 감자, 기름에 튀긴 감자, 감자 수프, 감자전, 프리트키(fridki)라는 기름에 살짝 구운 감자 등 그 종류도 다양하다.

② 폴란드인은 쇠고기보다 돼지고기를 많이 먹는다.

돼지고기는 코틀렛 스하보비(kotlet s chabowy)라는 삶은 감자와 기름에 볶은 버섯과 함께먹는 스테이크 음식에 가장 많이 쓰인다.

③ 폴란드는 자연산 버섯이 유명하다.

울창한 숲이 우거져 있어 버섯의 종류가 많으며 맛 또한 일품이다. 버섯은 고급요리로부터 일반요리까지 감자와 함께 거의 매일 먹는 음식이다.

④ 식초로 저장한 식품이 발달하였다.

겨울이 5개월이나 지속되므로 식초에 소금과 설탕을 넣고 버섯을 넣어 절인 음식과 식초에 작은 오이를 절인 오이피클을 즐겨 먹는다.

⑤ 저장식품으로서 잼 만들기를 매우 좋아하며 빵을 즐겨 먹는다.

빵은 기독교 이전에 슬라브인들의 종교의식에 있어서 중요한 역할을 했다.

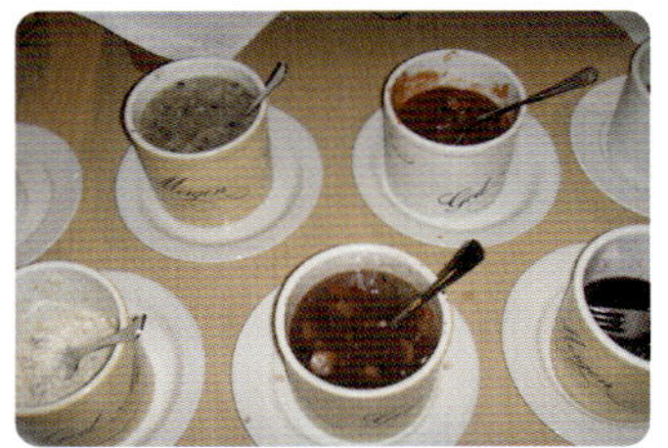

▲ 잼

> **알아두기** 우리나라의 맥주집 정도의 대중적인 음식점인 밀크바(milk bar)
>
> 폴란드에서 바의 개념은 가벼운 스낵이나 음료를 먹을 수 있는 곳으로 칵테일도 대개 과일 칵테일을 의미한다. 밀크바에서는 저렴한 가격으로 그 지역의 별미를 맛볼 수 있는데 콤포트(kompot)라 불리는 과일 주스도 먹을 만하다. 그러나 밀크바에서 고기요리는 주문하지 않는 것이 좋다. 가격이 다른 곳의 서너 배가 넘기 때문이다. 밀크바에서는 셀프서비스가 원칙이다.

3) 대표적인 음식

(1) 다양한 수프

다양한 원료로 만든 수프를 맛볼 수 있다. 특히, 근대를 이용한 보트빈카(botwinka), 양배추를 넣은 카푸시니악(kapusniak), 감자가 주원료인 크루프닉(krupnik), 경단이 든 고기 수프인 로수우(rosu), 면이 들어간 자치에르카(zacierka) 등이 유명하고 러시아의 영향을 받은 바르시치(barszcz)는 적근대를 삶아 끓인 것으로 가장 대중적인 것 가운데 하나이다.

(2) 비고스(bigos)와 피에로기(pierogi)

① 비고스(bigos)

소금에 절인 양배추와 고기를 넣고 끓인 것으로 신맛과 담백한 맛이 일품이다. 부활절, 크리스마스에 빠지지 않는 중요한 음식이다.

② 피에로기(pierogi)

고기 만두의 일종으로 감자와 치즈, 양배추나 버섯 등과 곁들여 먹는다.

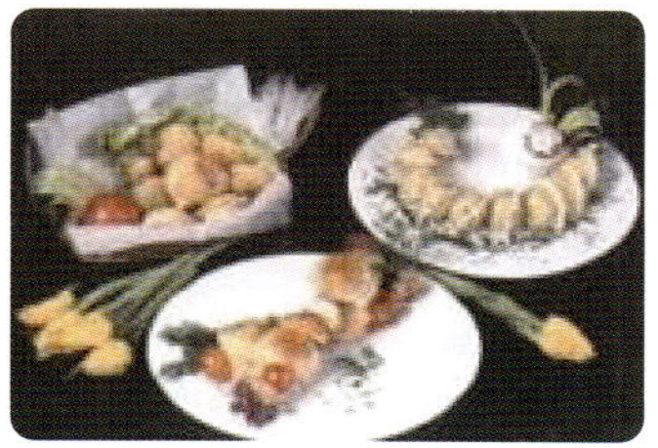

▲ 피에로기

(3) 카츠카, 즈라스 및 골론카(kaczka, zraz, golonka)

① 카츠카(kaczka) : 사과와 곁들인 구운 오리 고기요리

② 즈라스(zraz) : 크림 소스를 얹어 다진 스테이크

③ 골론카(golonka) : 돼지 족발에 완두콩과 절인 양배추를 곁들인 요리

(4) 자피에칸카(zapiekanka)

바게트에 양파, 치즈 그리고 버섯과 고기를 얹은 요리이다.

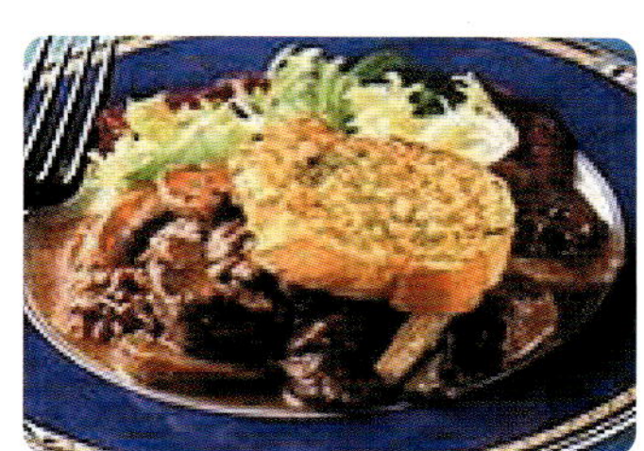

▲ 자피에칸카

(5) 고웜프키(gowapki)

다진 고기와 야채를 넣고 볶은 밥을 익힌 양배추 잎으로 싸서 찐 다음 그 위에 토마토 소스를 골고루 뿌려 약한 불로 조려 낸 요리이다. 삶은 감자와 버터, 그린 샐러드와 함께 먹으면 한 끼 식사로 적당하다.

4) 식음료

(1) 보드카(vodka)

추운 지역으로 독한 보드카를 좋아하고 가장 쉽게 볼 수 있고 국민주로 대접받는 술로 알코올 농도 40%를 웃도는 독한 술이다.

(2) 맥주

독일이나 체코산 맥주에는 미치지 못하지만 지비에츠(Zwiec), 레자이스(Lezajsk), 오코침(Okocim), 피아스트(Piast) 등이 먹을 만하다. 폴란드인들은 건배할 때 '나 즈드로비에 I(Na zdrowie I : 건강을 위하여)'나 100세까지의 장수를 기원하는 '스토 라트!(Sto lat!)' 라고 외친다.

■■ 탐구문제

1. 가톨릭 문화행사 속에 나타난 폴란드인들의 식습관에 대해서 알아보자.
2. 폴란드의 '비길리아' 의 음식에 대해서 알아보자.

제8장 남아메리카

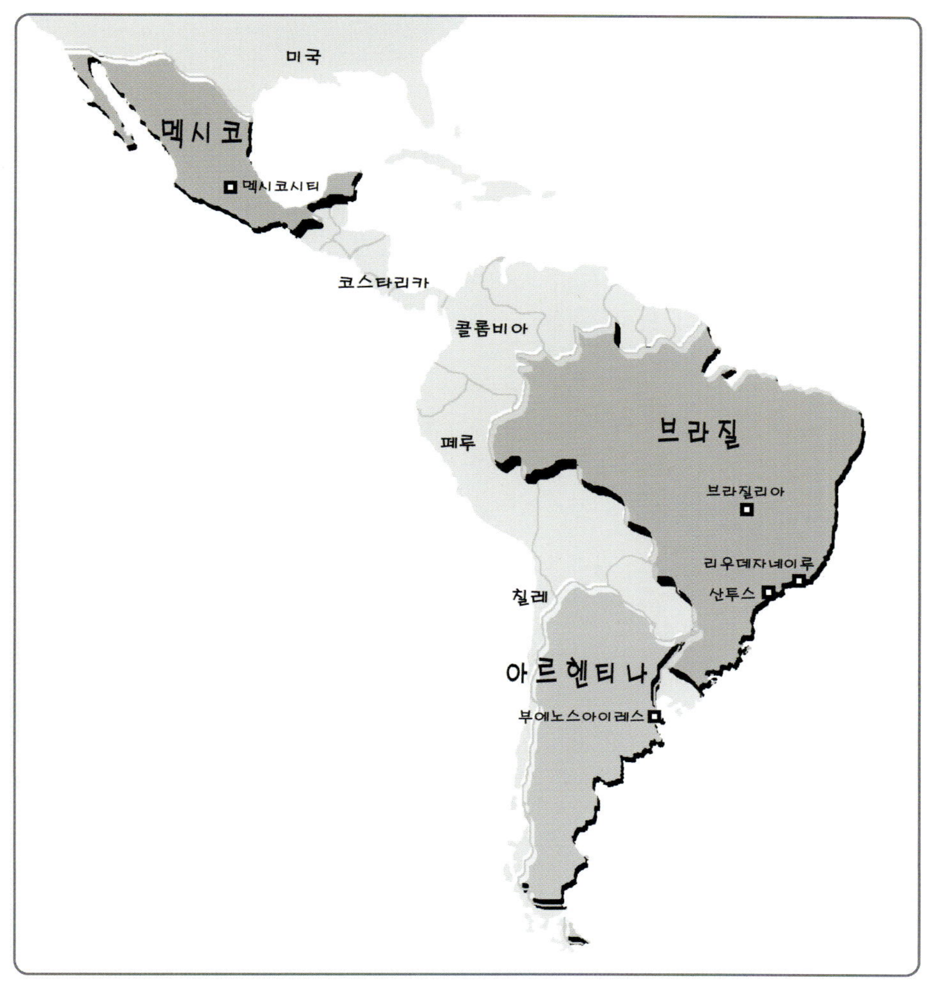

중남미(中南美)라고도 하며 세계 육지면적의 약 1/5을 차지한다. 과거에 라틴민족 국가의 지배를 받아 라틴적 배경을 지니고 있으며 30개의 독립국과 남아메리카 북동부 및 카리브 해에 산재하는 영국, 미국, 프랑스, 네덜란드의 식민지로 구성되었다. 평야지대에는 쇠고기와 길빵을 주로 먹고 안데스 산맥지대에서는 감자와 옥수수를 주식으로 하면서 육식을 많이 하지 않는 특징이 있다. 남아메리카의 사회는 광범위한 혼혈족 및 그 혼혈로 인해 생활 손에 침투한 많은 인디오적(的)·니그로적인 요소를 공통적으로 지니고 있다. 지배층의 대지주와 농업노동자 간의 빈부 격차가 심하며 국민의 의식수준도 낮아 각국의 쿠테타와 독재 정치의 악순환을 겪고 있으며 경제적으로는 단일재배위주로 근대 외국 자본의 도입과 공업화에 노력을 하는 중이다.

1. 멕시코(Mexio)

1) 식생활문화의 배경

멕시코는 지체(地體) 및 지형의 구조로 보아 북아메리카의 일부이다. 그러나 민족적으로는 라틴아메리카이며 남·북 아메리카의 육교부(陸橋部)를 차지하므로 중앙아메리카의 일부라고도 할 수 있다.

멕시코는 멕시코 마야, 톨테크, 아즈텍 문명 등 아메리칸 인디오의 찬란한 토착 문명을 꽃피워 오다가 1521년부터 300년 동안의 스페인 식민통치를 통해 서구문명이 유입되어 혼합문명이 형성되었다. 이때 토착 인디오문화에 스페인의 문화가 융합하여 고유의 문화를 만들어 냈다. 국민의 90%가 가톨릭교도이며 국민의 반 정도가 멕시코인디오와 스페인의 혼혈인 메스터조이다. 현재는 미국의 영향으로 점차 미국화되고 있으며 국민성은 친절하고 낙천적이나 배타적이기도 하다. 동양인에 대한 감정은 멕시코 원주민의 조상이 동양인이라는 이유에서 좋은 편이다.

2) 음식문화의 일반적 특징

① 스페인문화의 영향을 받아 새로운 요리가 만들어졌다.

스페인의 영향으로 이전에는 사용되지 않았던 보리, 쌀, 밀, 올리브, 포도, 인도의 향신료, 면양과 같은 새로운 요소들이 도입되었고 조리방법도 다양해졌다. 육류의 사용이 다채로워졌고 밀로 만든 빵이 옥수수와 함께 주식으로 사용되기 시작하였다. 또한 포도주와 식용유의 사용으로 식탁은 더욱 풍성해졌다.

② 자연의 식재료를 이용한 음식문화를 형성하였다.

풍부한 천연재료로 라틴계 국가 중에서 다양하고 독특한 요리들이 가장 많이 발달되어 있는 나라이다. 호박꽃으로 수프를 만들고 호박 씨는 곱게 갈아 소스에 넣고 바나나 잎사귀는 바베큐 고기나 타말레를 싸는데 활용한다. 갖가지 허브나 이름 없는 풀까지도 요리에 독특한 향을 내는 데 이용할 정도로 자연에서 나는 모든 것들을 요리 재료로 사용해 왔다.

③ 멕시코요리의 중요한 기본이 되는 것은 옥수수와 콩이다.

마야시대에는 인간이 옥수수에서 탄생했다는 신화가 있을 정도로 옥수수를 귀하게 여겼다. 옥수수 전분으로 반죽을 만들어 얇게 펴서 구운 또르띠야와 타말레(tamales), 그리고 옥수수 음료인 아톨레(atole)를 비롯해 현재 즐겨 먹고 있는 음식

중 상당수가 옥수수를 이용한 것이다. 콩 또한 색깔별로 다양하게 개발하여 이용하고 있다. 일반 멕시코 가정에 가보면 어느 집에서나 스토브 위에 콩을 삶는 냄비가 올려져 있을 정도이다.

④ 매운 음식을 즐겨 먹는다.

과일, 스낵, 음료수, 아이스크림에도 고춧가루를 뿌려 먹으며 멕시코에는 200여 종이 넘는 고추 종류가 있다. 고추를 사용한 몰레소스를 많이 이용하며 단순히 짜고 매운 음식이 아니라 멕시코의 음식은 향긋하게 매운 음식이라 할 수 있다.

3) 대표적인 음식

(1) 타코(tacos)

멕시코의 대표적인 음식으로 옥수수 또르띠야를 U자형으로 만들어 속에 고기나 콩, 양상추, 치즈 등 좋아하는 재료를 넣어 먹는 것이다. 또르띠야를 볼모양으로 만들어 뜨거운 기름에 살짝 넣어 부드럽고 바삭하게 튀긴 다음 여기에 볶은 고기, 콩, 양파, 양상추, 토마토, 치즈를 얹으면 타코샐러드가 된다.

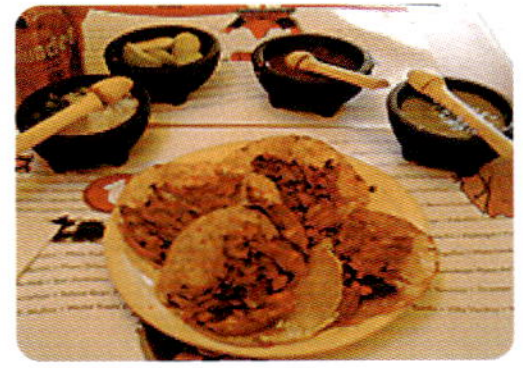

▲ 타코

(2) 부리토(burrito)

부리토는 북부 멕시코인들이 즐겨 먹는 음식으로 타코와 비슷하나 타코에 비해 얇고 크며 콩과 고기를 잘 버무려 커다란 밀가루 또르띠야에 네모지게 싸서 먹는 것으로 소스를 뿌려 먹기도 한다.

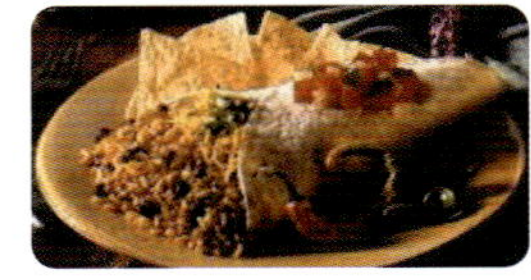

▲ 부리토

(3) 엔칠라다(enchilada)

옥수수 또르띠야에 소를 넣고 둥글게 말아서 소스를 발라 오븐에 구워 낸 것으로 그 위에 치즈를 얹는 등 장식을 곁들인 음식이다.

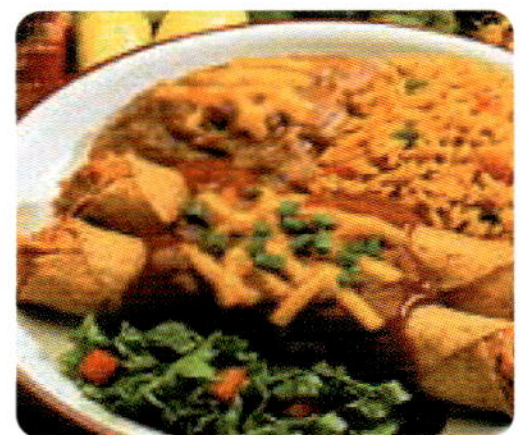

(4) 치미창가(chimichangos)

밀가루 또띠야에 소를 넣고 접거나 돌돌 말아 바삭바삭하게 튀겨 나오는 것이다.

▲ 엔칠라다

(5) 퀘사디야(quesadillas)

또르띠야를 반으로 접어 치즈를 비롯한 소시지, 채소 등의 내용물을 넣고 구워 낸 후 부채꼴 모양으로 3~4등분하여 내오는 것이다.

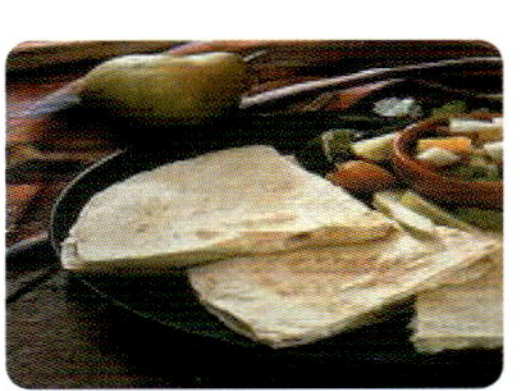

▲ 퀘사디야

(6) 타코샐러드(taco salad)

바삭바삭하게 튀겨 낸 조개모양의 옥수수 또르띠야볼 안에 싱싱한 각종 야채와 체다치즈, 매콤한 칠리소스를 넣은 것으로 또르띠야까지 다 먹는다.

(7) 화이타(fajita)

구운 쇠고기나 치킨을 볶은 양파, 신선한 샐러드와 함께 밀가루 또르띠야에 직접 싸 먹는 요리로 국내 패밀리레스토랑에서 멕시코 음식 중 가장 인기가 좋은 품목이다.

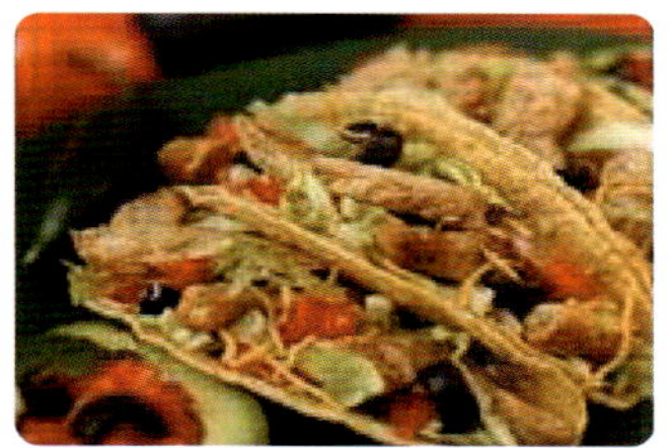

▲ 타코샐러드

4) 소 스

(1) 살사 멕시카나소스(salsa mexicana sauce)

양파, 생토마토, 마늘, 고추, 실란트로 등을 잘게 다져서 소금과 올리브유를 넣어서 만들며 매운 맛이 난다.

(2) 구아카몰 소스(guacamole sauce)

멕시코인들이 좋아하는 과일인 아보카도를 갈아서 토마토, 양파, 풋고추 등과 혼합한 뒤 만든 녹색의 소스이다.

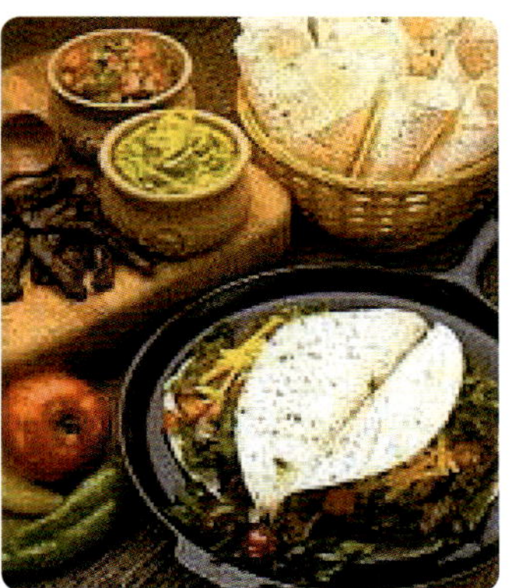

▲ 화이타

(3) 사우어크림소스(sour cream sauce)

우유의 지방을 새콤하게 발효시킨 것으로 음식의 느끼한 맛을 없애 주고 입맛을 개운하게 해주는 소스이다.

(4) 몰레소스(mole sauce)

'몰레'란 '갈다', '방아를 찧다' 라는 뜻으로 고추, 초콜릿, 참깨, 아몬드, 건포도, 후추, 계피, 마늘, 양파, 토마토 등을 갈아 익혀서 만든다

이 소스는 칠면조나 닭고기에 얹어 먹는데 멕시코의 푸에플라 지방의 수도원을 갑자기 방문한 대주교를 위해 수녀들이 즉석에서 만들어 낸 소스로 유명하다.

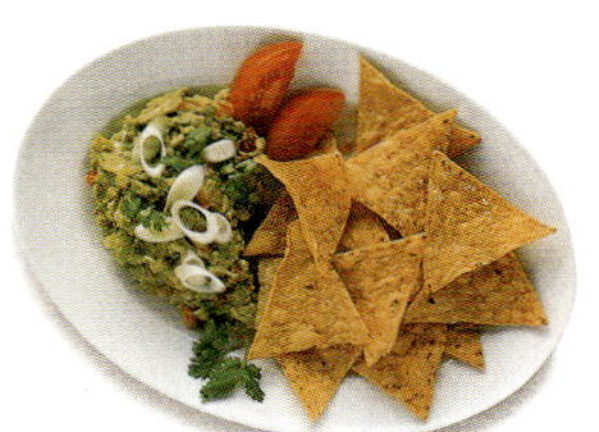

▲ 구아카몰 소스

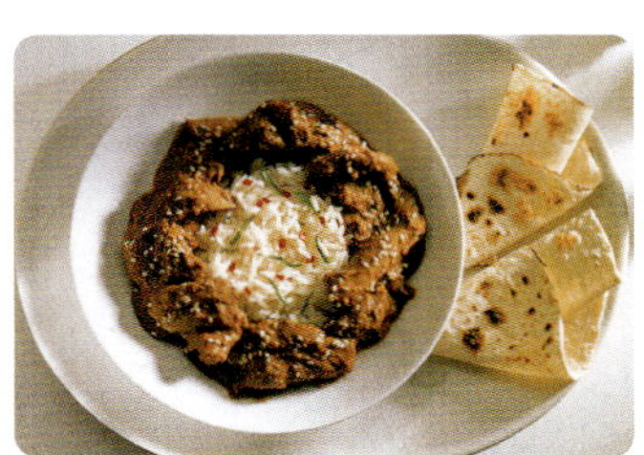

▲ 몰레

5) 식음료

(1) 데낄라(tequila)

스페인이 멕시코를 점령한 후 유럽의 기술에 의해 발달된 브랜디의 일종으로 흥겨운 파티가 열릴 때마다 빠지지 않는 멕시코의 전통술이다.

용설란의 일종인 푸른 아가베(agave azul)로만 만든 술로 식물의 잎은 모두 잘라 내고 구형의 포기만을 찐 다음 보통 두세 번 발효시켜 증류한 독특한 술이다. 알코올 함유량이 40도에서 60도나 되는 독한 술이지만 냄새가 없고 산뜻한 맛이 멕시코의 느낌 그대로다. 멕시코인들은 데낄라를 다른 술과 섞어 마시지 않고 소금과 라임조각을 곁들여 마신다.

(2) 뿔께(pulque)

용설란 꽃줄기를 돌멩이로 눌러 줄기와 뿌리 부분에서 뿌옇게 물든 알코올 성분의 수액이 고인 것을 용수로 걸러 내어 하루 정도 자연 발효시킨 것이다. 우리나라 막걸리와 비슷하며 알코올 도수가 8도 정도인 술로 주로 시골농부들이 즐겨 마신다.

(3) 메스깔(mezcal)

데낄라처럼 마게이 즙과 펄프를 발효, 증류시켜 만드는데 원주민 전통이 강한 남부 와하까(Oaxaca)지방의 특산품이다. 떼낄라에 비해 향이 강하다.

(4) 코로나(corona)

유명한 멕시코산 맥주 코로나는 라임을 병 안에 빠뜨린 후 새콤한 맛으로 마시는 맥주이다.

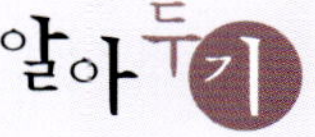

식사패턴(하루 5회가 정상)

- 멕시코의 아침식사는 빵, 우유, 커피, 갓 짜 낸 오렌지 주스가 기본이다. 달걀은 수십 가지의 방법으로 요리한다. 그리고 따말, 께사디야, 고기류, 치즈, 소시지를 먹는다. 그러나 점점 아침식사를 하지 않는 경향이 있어 커피나 주스만 마시는 것이 보편화되어 가고 있다.
- 알무에르소는 아침과 점심 사이(10:30~11:00경)에 먹는 식사로 샌드위치, 께사디야 등을 간단하게 먹는다.
- 멕시코에서 정식 점심식사(꼬미다) 시간은 오후 3시경이다. 점심식사로는 국물이 있는 요리, 국물이 없는 요리 한 가지씩 먹는 것이 보통이다. 꼬미다는 직장에서 먹지 않고 집에서 먹고 그 후에 낮잠까지 잔 후 오후 5시경에 사무실에 돌아간다.
- 저녁식사는 8시 경에 먹는 것이 보통이다. 점심식사를 많이 했으면 저녁식사는 비교적 가볍게 한다.

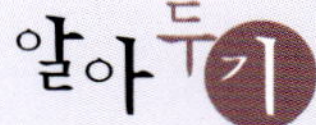

향신료

멕시코 특유의 향신료로는 블래페퍼콘, 코민, 그리고 칠리페퍼가 대표적이다. 콩, 고기, 각종 채소 등을 볶은 것이며 칠리페퍼는 멕시코 고춧가루로 매운 음식에 양념으로 사용하는 것이다. 또 양념으로는 할라피뇨라 부르는 초절임 고추도 썰어서 자주 이용한다.

■ 탐구문제

1. 멕시코의 주요 식품인 옥수수와 콩이 이용되는 음식을 알아보자.

2. 멕시코의 지역별 음식에 대해 좀 더 알아보자.

2. 브라질(Brazil)

1) 식생활 문화의 배경

브라질은 유럽과 아프리카, 남아메리카 인디오의 세 문화가 어우러져 있다. 인디오의 땅이었던 브라질이 1500년 포르투갈인에게 발견되고 그 후 포르투갈인이 대규모 사탕수수, 커피, 목화 재배를 위해 아프리카로부터 흑인들을 노예로 데려옴으로써 혼합된 문화가 이루어졌다. 현재 경제권은 대부분 유럽계의 백인들이 잡고 있지만 뿌리 깊은 문화는 흑인 중심의 것이 대부분이다.

브라질의 농산물 중에서 가장 중요한 것은 커피이며 식민지 시대의 사탕수수에 대신하여 19세기 이래 경제의 바탕을 이루고 있다. 커피의 연생산량은 약 30만톤이고 카카오의 연생산량은 약 17만톤으로 생산 및 수출에 있어서 각각 세계 제1위와 제4위를 차지하고 있다.

브라질은 경제권에 있어서는 유럽계의 백인들이 잡고 있지만 문화의 측면에 있어서는 흑인 중심의 것이 대부분이므로 브라질의 음식은 흑인 노예들로부터 유래된 것이 많다.

또한 광대한 영토는 열대, 온대, 아열대 등 여러 기후대가 펼쳐짐으로써 과일과 야채, 특산물이 풍부한 것도 각 주마다 다양한 요리들이 발달하게 된 근간이 되었다고 할 수 있다.

2) 지역별 음식의 특징

(1) 북부지역

아마존, 아마파 지역으로 인디언들이 많이 살고 있는 지역이며 말린 새우와 양파, 토마토, 실란트로, 오크라를 한 냄비에 넣고 끓인 것이 주요리다.

(2) 북동부지역

리오그란데가 있는 건조지역으로 소를 많이 키우고 또한 바닷가가 인접해 있어서 해산물이 풍부하다.

(3) 중서부지역

건조 사바나 기후로 강에서 잡히는 물고기와 넓은 목축지에서 키우는 소와 돼지, 작물로는 마니오카와 쌀, 옥수수 등이 풍부하다.

(4) 남부지역

리오 데 자네이로와 상파울로 등의 대도시가 있는 곳으로 브라질의 대표적인 음식 페이조아다가 유래되었으며 유럽의 이민들이 이주해 와서 정착한 이후로 다양한 음식문화가 발달되어 왔다.

3) 대표적인 음식

(1) 페이조아다(feijoada)

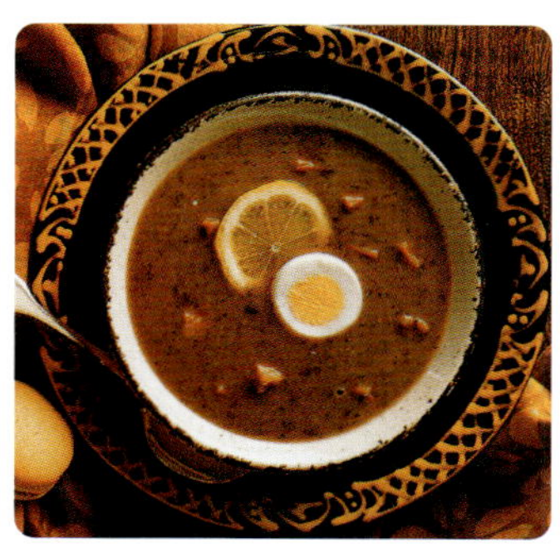

▲ 페이조아다

페이조라는 콩에 고기를 넣어 조리한 것으로 보통 삶은 콩에 쇠고기, 돼지의 꼬리, 족발, 귀, 햄, 소시지 등을 기호에 따라 넣고 삶는다. 삶아 낸 고기를 부위별로 1인분 그릇에 담고 월계수잎, 양파, 마늘 등을 넣고 끓인 콩도 넣어 맛이 배도록 다시 끓인다. 이것은 쌀밥과 곁들여 먹기도 하고 감자의 일종인 마니오카 가루를 곁들이기도 한다.

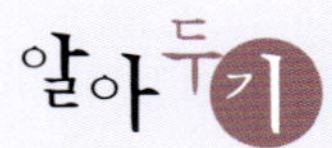 페이조아다의 유래

　페이조아다는 원래 흑인 노예들이 백인들이 먹다 남은 허드렛고기(돼지꼬리, 족발, 귀 등)를 콩과 함께 큰 냄비에 끓여 먹던 것이지만 훗날 맛있는 요리로 취급되어 토요일 점심식사로 정착하게 된 것이다.

(2) 슈라스코(churrasco)

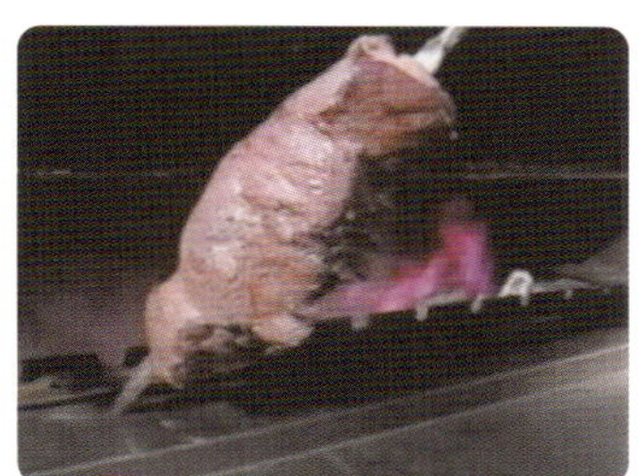

▲ 슈라스코

쇠고기, 양고기, 칠면조, 돼지고기 등 다양한 고기의 요리인 슈라스코는 길다란 쇠꼬치에 다양한 고기부위를 꿰어 숯불에 돌려가며 서서히 구워 낸 것으로 토마토 소스와 양파 소스를 곁들여 먹는다. 슈라스코는 결혼식이나 생일 등의 행사에 빠지면 안 되는 요리로서 그 맛은 알갱이가 굵은 돌소금을 뿌려 숯불에서 구운 데서 나오는데 소금이 굵어 간이 서서히 배고 또 숯불에서 구워 기름기가 쏙 빠지며 숯불향이 배어 담백하고 고소한 고기맛을 낸다.

(3) 엠파다(empada)

후식의 일종인 파이로 밀가루를 반죽해서 익힌 다음 토마토, 야자수 열매, 양파, 파슬리, 올리브 등을 넣어 찐 것이다.

(4) 쿠스쿠스(cuscuz)

밥처럼 어떤 음식과 곁들여 먹어도 잘 어울린다. 거친 입자 사이로 육수나 각종 소스가 자연스럽게 스며들기 때문이다. 옥수수를 찧어 가루를 내어 반죽한 후 소금을 친 다음 삶아서 야자수 기름을 발라 먹는 것으로 상파울루식은 반죽에 새우, 올리브유, 마늘, 향료, 야자수즙, 삶은 달걀 등을 추가하여 맛을 낸 것이고 미나스제라이스식은 새우 대신에 닭이나 정어리를 사용한 것이다. 아침식사에 커피나 우유와 함께 먹기도 하고 가벼운 저녁식사에도 많이 먹는다.

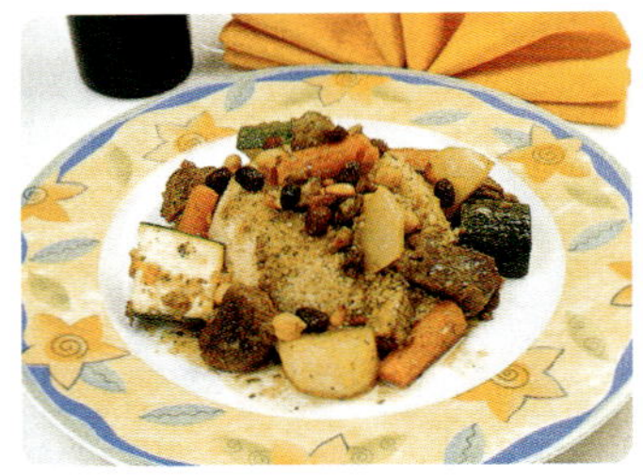

▲ 쿠스쿠스

(5) 바타파(vatapa)

생선과 닭고기를 함께 넣고 삶은 후 마니오카 가루, 새우, 양파, 생강, 마늘, 코코넛과즙 텐데유를 넣고 끓인 스튜의 일종이다.

4) 식음료

(1) 구아라나(guarana)

브라질만의 독특한 음료인 구아라나는 아마존에서 나는 과일로 만든 것으로 브라질인들이 즐겨 마시는 음료 중의 하나이다.

(2) 뮤제 드 마라쿠자(mousse de maracuja)

뮤제(mousse) 열매를 분쇄기에 넣고 갈아 즙을 만든 후 농축우유나 설탕을 넣고, 달걀 흰자를 거품을 내어 섞은 것을 시원하게 해서 마시는 청량음료이다.

(3) 카차카고(cachaca)와 가라파(garapa)

카차사는 사탕수수에서 즙을 추출하여 발효시켜 만든 술이고 가라파는 사탕수수 즙을 증류시켜 만든 술이다. 브라질인들이 가장 많이 마시는 서민적인 술이라 할 수 있다.

(4) 까이피린야(caipirinha)

카차카를 잘게 부수어 라임, 설탕, 얼음과 섞은 대표적인 칵테일

(5) 이과수 커피(iguacu cafe)

브라질에서 생산되는 일체의 첨가물 없는 100% 순수 원두만을 사용한 인스턴트 원두커피이다. 강한 듯 하면서도 은근히 전해지는 원두 자체의 독특한 향, 쓴맛과 단맛의 절묘한

조화로 뒷맛의 개운함이 오랫동안 남으며 다른 커피와는 달리 찬물에도 잘 녹는 특성이
있다.

(6) 마니쇼바(manioca)

돼지머리, 순대, 햄 등 각종 고기에 마니오카 가루를 넣
어 고기의 형태를 알아볼 수 없을 정도로 끓인 수프이다.

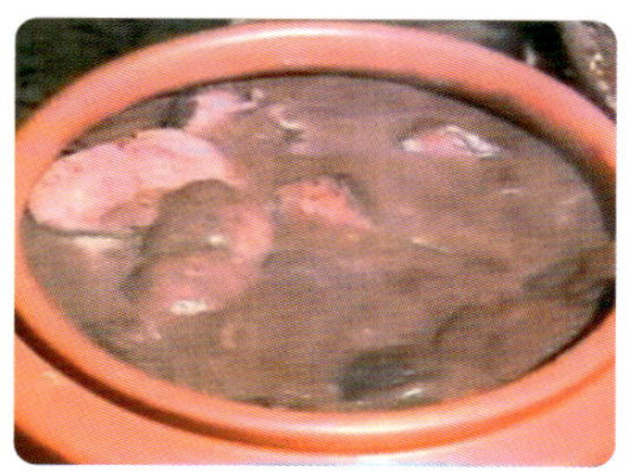

▲ 마니쇼바

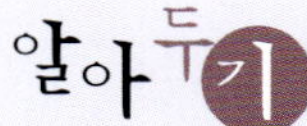

브라질 커피

브라질에 커피가 전해진 경위는 19세기 남미의 기아나의 총독 부인이 화려한
꽃다발 속에 커피묘목을 숨겨 사랑하는 스페인 연대장에게 선물함으로써 그 묘
목은 콜롬비아에 뿌리를 내리게 되었고 이어 브라질로 퍼져 나갔다. 그렇게 브
라질과 콜롬비아로 보내진 커피는 최상의 재배 조건 위에서 성장해 두 나라를
세계 최대의 커피 생산국으로 만들었다.

브라질은 기후적인 면에서 커피재배에 이상적인 조건을 갖추고 있다. 세계 총
생산량의 50%를 차지하는 브라질 커피는 세계시장을 가장 넓게 점유하고 있다.
브라질 커피는 품질에 따라 산토스, 미나스, 리오, 빅토리아 등으로 구별된다.

- 산토스(Brazil Santos) : 브라질 커피의 최상급품으로 상파울루주의 산토스로
  부터 수출되는 커피이다. 이 중 부르본 산토스는 뛰어난 품질로 정평이 나 있
  다. 원두는 약간 작은 편으로 콩에 빨간 줄무늬가 있는 것이 특징으로 맛은 순
  하지만 신맛이 약간 있고 향기가 좋다. 배합용 커피의 기본품으로 많이 쓰이
  며 혀의 감촉이 부드럽고 풍미가 고른 우수한 품종이다.
- 미나스(Minas) : 브라질 최대의 생산지인 미나스제라이스에서 생산되는 커피
  이다.
- 리오(Rio) : 리오데자네이로 지방의 토양에서 느낄 수 있는 요오드 같은 흙냄
  새가 느껴지는 커피이다.

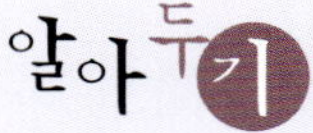

삼바 축제

1920년 리우데자네이루에서 시작된 리우 카니발은 부활절 40일 전의 토요일부
터 다음주 화요일까지 4일 동안 열린다. 해에 따라 변동이 있는데 2월 초부터 3월
초 사이이다. 이때는 브라질이 한여름으로 리우는 섭씨 39~45도로 몹시 뜨겁다.

> 100만 여명의 관중이 운집한 가운데 펼쳐지는 리우 카니발에서 시장은 왕으로 선발된 '모모킹'에게 시의 열쇠를 건네준다. 축제기간 동안 모모킹이 시장인 셈이다. 시의 열쇠를 넘겨받은 모모킹은 함께 뽑힌 여왕, 공주, 그리고 삼바 학생 3,000여 명과 함께 광란의 춤을 시작한다. 도시전체가 화려한 의상을 몸에 걸치고 관중의 시선을 받으며 펴레이드의 일원으로 춤추고 노래하고 환호하는 사람들로 붐빈다.

■ 탐구문제

1. 브라질의 음식문화는 흑인 노예들로 부터 유래된 것이 많이 있는데 어떤 종류가 있는지 알아보자.
2. 브라질 각 지역별 음식에 대해 좀 더 알아보자.

3. 아르헨티나(Argentina)

1) 식생활문화의 배경

정식명칭은 아르헨티나 공화국(Republica de Argentina)이며 1816년 스페인에서 독립한 연방제 공화국으로 브라질 다음으로 남아메리카에서 두 번째로 큰 나라이다. 국민의 95% 정도가 유럽계 백인이며 그중 스페인과 이탈리아 등 남부 유럽계가 반 이상을 차지해 지역적으로는 남아메리카에 속하나 국민성, 풍습, 생활습관 등은 대부분 유럽식인 다민족 국가이다.

국토의 서쪽은 안데스 산맥, 동쪽은 팜파스 평원, 북쪽은 미시오네스 고원의 열대우림지역, 그리고 황량한 사막이 펼쳐져 있는 남쪽의 파타고니아 지방으로 이루어져 있다. 기후는 위도상으로는 온대에 속하지만 남북의 길이가 약 3,700km에 달해 실제로는 아열대, 온대, 건조, 한랭 등 다양한 기후를 나타낸다. 이러한 적당한 기후 조건과 강우량으로 인해 거대한 초원지대가 끝없이 펼쳐져 있어 가축의 방목을 위해 최적의 여건을 마련해 주었다. 이로 인해 국토의 40% 이상이 목장과 방목지로 소, 돼지, 양, 염소 등을 많이 사육하며 고기, 원피(原皮), 양모가 주요 수출품목이다. 또한 다년간의 연구 끝에 이루어진 품종 개량으로 아르헨티나의 쇠고기는 연하고 맛있기로 유명하다. 이런 질 좋은 풍부한 재료를 가진 곳인 만큼 그들의 고기요리는 덩어리째 푸짐하게 나오는 특징이 있다. 아르헨티나는 스페인 문화를 주로 계승했으나 이탈리아, 독일, 프랑스의 문화도 섞여 있으며 최근에는 미국의 영향도 크게 받고 있다.

2) 음식문화의 일반적 특징

① 육류 중 쇠고기, 양고기의 소비량이 많다.
② 파스타 종류를 많이 먹는다(이탈리아계 이민 후손에 의해 스파게티, 라비올리, 마카로니 등의 파스타를 좋아한다).
③ 넓은 땅의 중앙을 차지한 팜파스로 인해 자원이 풍부하다.
④ 아르헨티나의 인구 수보다 소의 수가 더 많으며 주요 수출품이다.
⑤ 전통 음식은 대부분 쇠고기 요리이며 육질 맛도 최고이다.

3) 대표적인 음식

(1) 아사도(asado)

가장 맛이 좋고 대중적인 숯불구이 요리로 쇠고기의 내장을 꺼낸 후 각종 야채와 소스를 넣은 양념을 넣고 숯불 위에 올려 바비큐처럼 구워 먹는 음식이다.

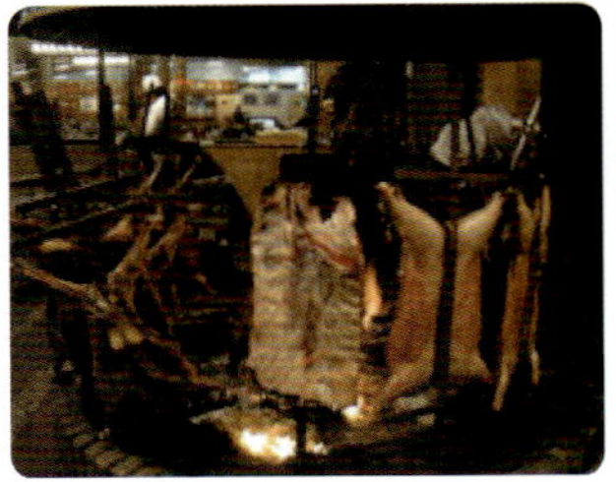
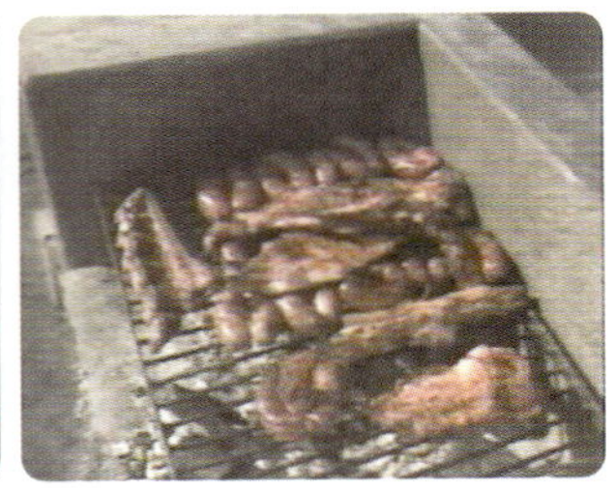

▲ 아사도

(2) 차르게(charqui)

오래 저장하기 위해 햇볕에 말린 건조육으로 일종의 육포이다.

(3) 쵸리소(chorizo)

붉은색의 소시지로 약간 매운맛이 나고 짭짤한 쵸리소를 빵에 끼워 햄버거처럼 먹는 음식이다.

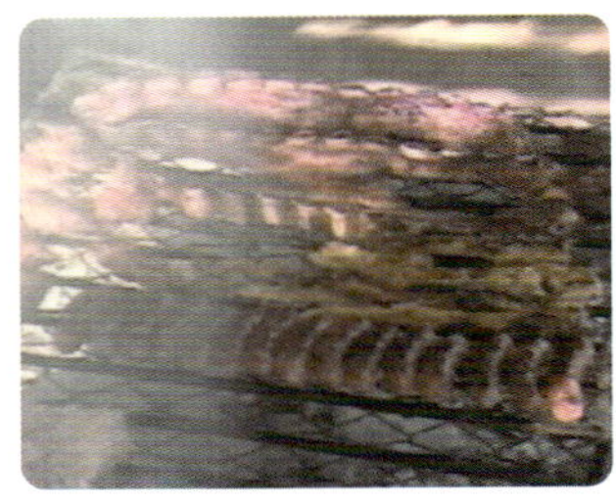

▲ 쵸리소

(4) 모르칠야(morcilla)

검은색을 띠는 일종의 순대로 그 안에 건포도, 호도 등을 넣고 양념한 것이다. 맵지 않은 음식으로 전채요리 중 하나이다.

(5) 엠빠나다(empanadas)

파이 껍질에 양파, 닭고기, 옥수수 등을 넣고 예쁘게 반죽을 해서 오븐에 구워 내는 음식이다. 겉껍질은 기름기 없이 아주 바삭거리고 고소한 맛이 난다. 보통 오븐에 구운 것을 바로 내주는데 닭고기와 함께 버무려진 뜨끈한 속과 패스츄리처럼 바삭거리는 겉껍질이 조화를 이룬 아르헨티나식 고기 파이이다.

(6) 푸체로(puchero)

고기를 덩어리째 삶은 국물에 마늘, 양파, 파슬리, 감자, 호박, 양배추 등의 싱싱한 채소를 익혀 먹는 수프의 일종이다. 주로 팜파스에서 즐겨 먹으며 쌀 또는 국수를 넣어 먹기도 한다.

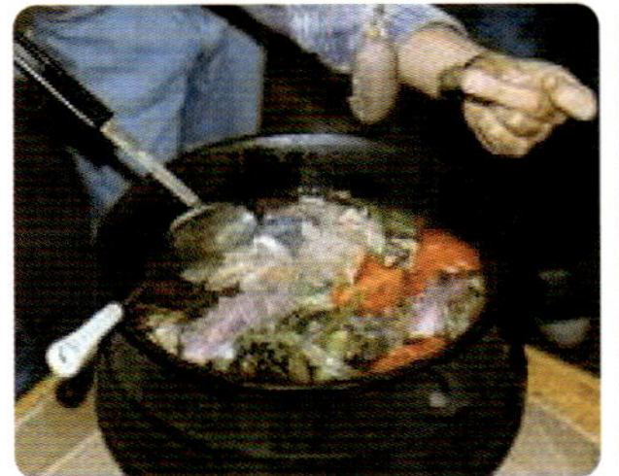
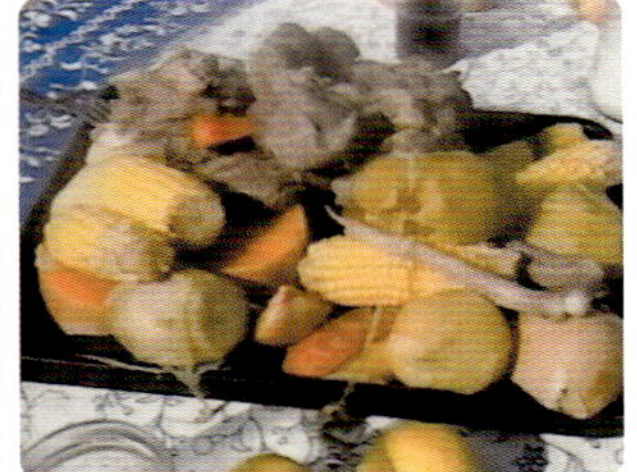

▲ 푸체로

(7) 둘세 데 레체(dulce de leche)

우유와 설탕을 넣고 끓여 응고가 된 것을 식혀서 먹는 것으로 달콤한 맛을 가지며 거무스름한 색을 띠는 전통 후식으로 해외에서도 명성이 자자하다.

(8) 슈라스코 아 라 파리야(churasco a la parrilla)

달궈진 숯불이나 뜨거운 재 위에 뼈를 발라 낸 고기를 구운 것으로 철판에서 요리한 것보다 맛있다.

4) 식음료

(1) 마테차

아르헨티나의 전통차로 아주 독특한 방식으로 끓인다. 오목한 박에 2분의 1 내지 1온스의 차에다 약간의 설탕을 넣고 뜨거운 물을 부어 붐비샤라는 빨대를 이용해 마시는데 농도에 따라 물을 더 따라서 마신다. 뜨거운 물 대신 빙수를 넣고 몇 종류의 약초를 넣은 차가운 마테차를 테레레라고 부르며, 특히 더운 날 청량음료 대신에 많이 마신다.

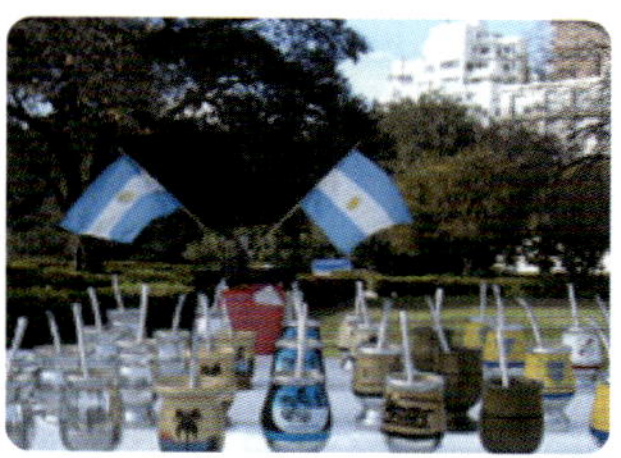

▲ 마테차

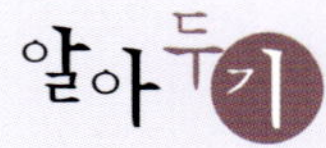

아르헨티나 와인

세계 5위의 와인 생산국이며 세계 4위의 포도주 소비국이다. 주산지인 안데스 산맥 동쪽 산자락인 멘도사(Mendoza)는 아르헨티나 와인 생산량의 2/3 이상을 차지하는 최대 와인 산지이며 해발 600~1,600미터까지 여러 고도에 걸쳐 포도밭이 형성되어 있다. 각각 다른 높이와 건조한 토양, 따뜻한 햇볕, 그리고 안데스에서 불어 오는 시원한 산바람은 포도성장에 이상적인 조건을 제공한다. 레드와인을 주로 생산하며, 아르헨티나의 특색 있는 품종은 말벡(Malbec)이다.

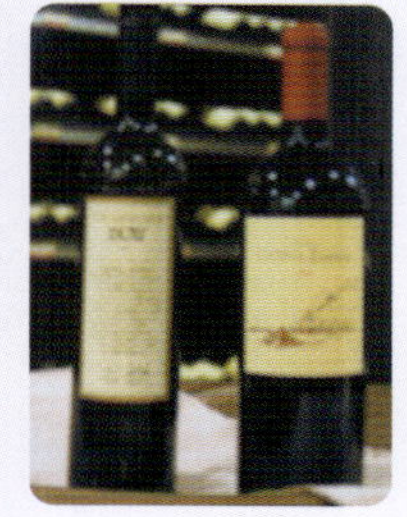

유명한 와인으로는 까떼나 자빠따(catena zapata), 바이네르트(weinert), 뜨라피체(trapiche), 떼라지스(terrazas) 등이 있다.

▪▪ 탐구문제

1. 아르헨티나의 식사예절에 대해 조사해 보자.
2. 아르헨티나의 전통 술에는 어떤 것이 있는지 알아보자.

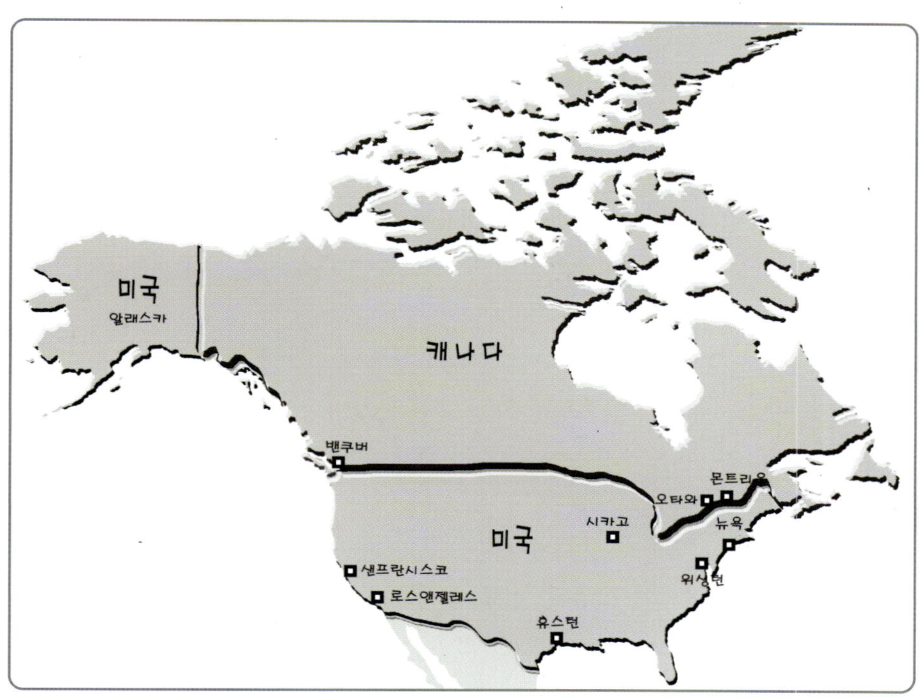

북아메리카 대륙은 멕시코 남부를 가로지르는 테우안테펙 지협(地峽)을 남쪽 한계로 하여 그 이남을 중앙 아메리카로서 구별하고 있다. 북아메리카는 지리적·경제적으로 규모나 위력이 가장 큰 나라이지만 캐나다와 미국 2개국뿐이다. 미국과 캐나다는 영국의 식민을 받아 앵글로 색슨계의 문화적 색채가 짙어 앵글로 아메리카라고 일컫기도 한다. 아메리카 신대륙의 경우 음식문화가 거의 형성되지 않은 소수의 원주민들 사이에 영국, 프랑스, 독일 등지에서 이주한 다수의 서양이민자가 건너가 서양의 음식문화가 뿌리내렸다. 또한 북아메리카는 넓은 땅과 오염이 적은 자연환경에서 생산되는 다양한 식자재가 강점이다.

1. 미국(United States of America)

1) 식생활문화의 배경

정식 명칭은 아메리카합중국(United States of America)으로 본토와 알래스카, 하와이로 구성된 연방공화국이다.

남쪽은 멕시코와 국경을 마주하고 북쪽으로는 캐나다, 서쪽은 태평양, 동쪽은 대서양에 접해 있다. 북아메리카 대륙의 온대 주요부를 차지하며 50개 주와 1개의 수도구로 구성되어 있다. 미국 본토의 대부분은 온대 또는 냉대에 속하나 지형의 배치, 바다나 해류의 영향, 바람 등에 따라 지역별로 다양한 기후를 나타낸다. 록키 산맥이 바닷바람을 막아 주어 내륙쪽에는 넓은 건조대를 형성한다. 그러나 대륙 중앙부는 지형적 장애가 없어 겨울에는 한랭하고 여름에는 강우현상과 허리케인을 동반하기도 한다.

1965년 수정이민법으로 기존의 흑백의 이원적 구조에서 중남미계, 동양계 등 다양한 인종으로 구성되어 있으며, 소수인종의 문화에 대한 관심이 증가하고 있다. 다수의 인종, 민족으로 구성된 나라인 만큼 거의 모든 종류의 종교가 있으나, 유럽의 영향으로 기독교가 다수를 차지한다.

현재의 미국음식은 원래부터 이곳에 바탕을 두었던 원주민의 식생활문화와 초기 식민 세력이었던 스페인, 프랑스의 식생활 문화, 그리고 그 후 미국의 지배 세력이 된 앵글로 색슨계의 영국 식문화 등이 기초를 이룬 바탕 위에 다민족(多民族) 국가인 미국을 이루고 있는 각 민족의 식문화가 혼합되어 있다. 풍부한 농산물, 그리고 이를 합리적으로 가공·저장·수송하게 된 공업력, 경제 발전으로 인한 구매력 등이 현재 미국 식생활문화의 기초를 이루고 있다. 미국음식은 뚜렷한 특징이 없다. 그러면서도 현대 음식은 곧 미국음식이라 할 정도로 전 세계의 음식 문화를 소화하여 새로운 음식문화를 만들어 내는 것이 미국음식이라고 할 수 있다.

2) 음식문화의 일반적 특징

① 통조림 등의 가공식품이 발달하였다.
② 햄버거, 핫도그 등의 패스트 푸드(fast food)가 발달하였다.
③ 미국의 일상식은 더욱 간편화되고 있다.

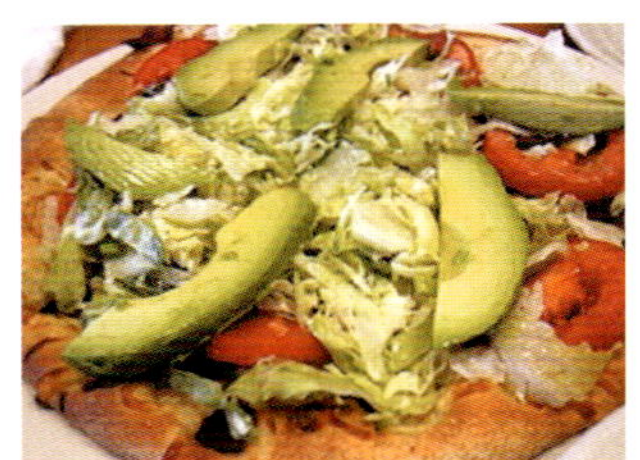

▲ 아보카도를 이용한 피자

④ 미국 내의 모든 소수민족 사람들이 그들 고유의 전통음식에 새로운 음식문화를 혼합하여 식재료와 조리법까지 독특하면서도 새로운 미국음식을 만들고 있다.

⑤ 저녁식사의 주류를 이루는 것은 비프스테이크이며, 해물 요리도 자주 이용된다.

⑥ 주로 고칼로리·고단백질·고지방식의 음식이 많다.

⑦ 최근에는 저염, 저당, 저열량의 '3저 형태'로 변하고 있다.

⑧ 능률과 합리성이 식문화의 상징일 만큼 시간에 쫓기는 사회에서도 파티를 통해 인간관계를 쌓으려고 노력한다.

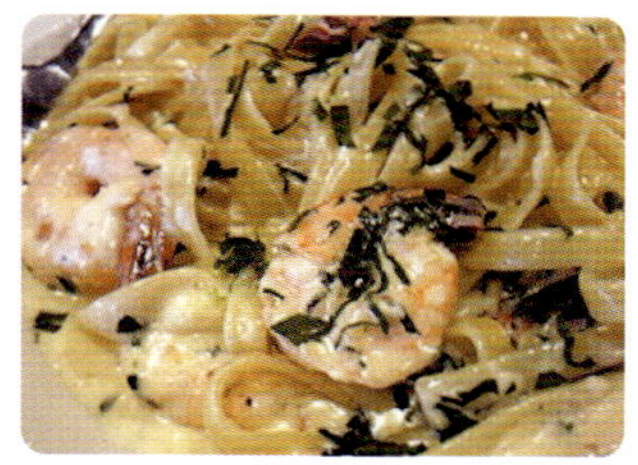
▲ 아보카도를 이용한 파스타

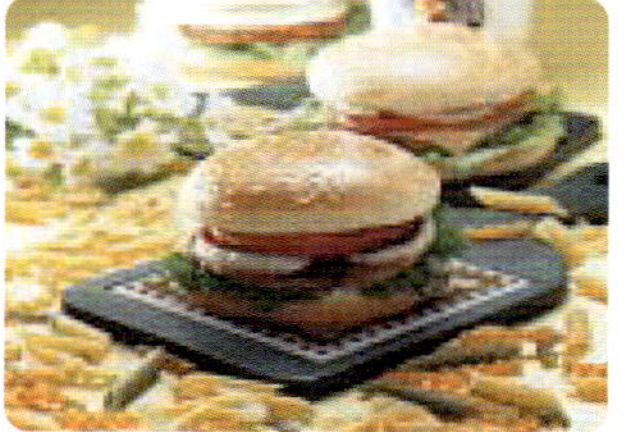
▲ 패스트푸드가 발달한 미국

3) 지역별 음식의 특징

(1) 동북부지역

미국의 두뇌와 심장부로서 정치, 경제, 사회, 문화 전반에 큰 영향을 미치는 지역이다. 주로 영국과 독일에서 이주해 온 이민자에 의해 개척되어 영국과 독일 음식문화의 영향을 많이 받았다. 대서양 연안의 습윤한 온대 계절풍 기후로 여름은 상당히 더우나 겨울에는 우리나라보다 더 춥다. 그래서 추운 겨울에는 걸쭉한 수프나 스튜를 먹으며 캐서롤 요리를 즐긴다. 전통음식으로는 블루베리, 크랜베리, 옥수수, 감자, 콩, 토마토, 돼지, 감자, 고추, 오크라, 호박, 칠면조, 조개, 굴, 바다가재, 대구, 치즈 등 지역 특산물을 이용한 음식이 있다.

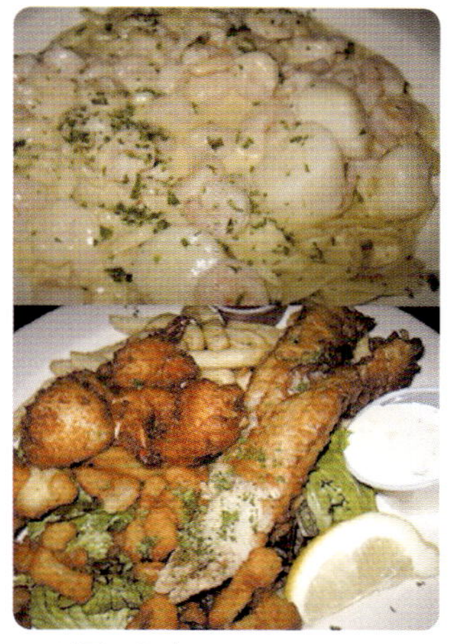
▲ 씨푸드요리

(2) 서부지역

록키, 시에라네바다 등의 높은 산맥과 그 사이에 많은 고원과 분지가 발달한 서부는 농지가 적고 초지와 목장이 발달하였다. 아이다호 주는 감자로 유명하고 콜로라도, 덴버, 애리조나 지역에서는 과일, 채소, 면화를 주로 생산한다. 겨울에 비가 많고 여름에 비가 적은 고온 건조한 기후를 가진 켈리포니아 주는 미국에서 소비하는 과일과 채소의 50% 이상을 생산한다. 특히 토마토, 샐러드용 채소, 사탕수수, 딸기 등과 미국 포도주의 90%를 생산한다.

(3) 중부지역

대륙성 기후로 밀과 옥수수를 주로 재배하는 미국의 곡창지대이다. 축산업의 발달로 육류가 저렴하여 스테이크를 즐겨 먹는다. 바다는 없으나 강이나 호수가 많아 송어요리, 메기, 스테이크 등의 독특한 메뉴가 있다. 중부지방의 음식은 미국 내에서 가장 전통적이며 소박하고 단순하다. 바비큐 요리를 즐기며 스테이크와 버터를 바른 옥수수를 불에 구워 먹기도 한다.

(4) 남부지역

습기가 많은 아열대 지방으로 채소와 과일이 풍성하고 특히 바다를 접하고 있는 지역이 많아서 생선, 게, 새우 등 해산물을 이용한 음식이 다양하다. 매운맛의 케이준 요리가 유명하며 캔터키의 프라이드치킨과 버번(Bourbon : 옥수수위스키)이 대표적이다. 또한 인디언과 멕시코의 영향을 받아 타코, 엔칠라다. 또르띠야 같은 옥수수나 밀, 칠리를 이용한 요리가 많다.

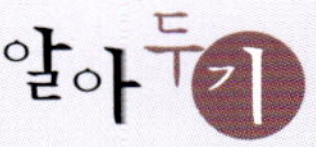

크레올(creole) 요리

크레올이란 아메리카 대륙에서 태어난 에스파냐인과 프랑스인의 자손들을 일컫는 말이다. 귀족가문 출신이라 자부하는 크레올들이 루이지애나 주의 뉴올리언즈를 중심으로 프랑스요리 테크닉을 활용하여 프랑스와 스페인의 영향을 받은 음식을 개발한 것이다. 크레올 요리는 원주민인 인디언, 아프리카의 흑인 노예, 카라비안 지역 음식 문화의 영향도 받았으며 마늘, 양파, 고추, 파프리카, 허브 등을 사용하여 맵고 자극적이다.

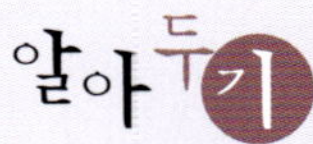

케이준(cajun) 요리

케이준은 프랑스어로 시골이란 뜻으로 1620년대에 캐나다의 아카디아(Acadia), 현재 노바 스코티아(Nova Scotia)에 살던 프랑스인들이 1755년 영국인들에 의해 미국 남부의 루이지애나로 강제 이주되어 발전시킨 요리이다. 케이준 요리는 프랑스요리가 인디언과 아프리카 흑인들의 영향을 받아 발전된 요리로 자극

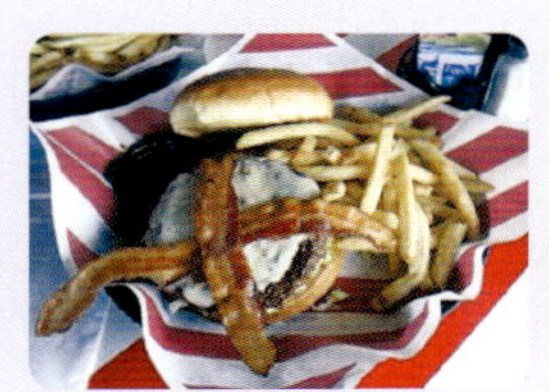

▲ 케이준 요리

적이고 매운맛을 가진다. 케이준 요리에 많이 쓰는 양념, 즉 케이준 믹스는 마늘, 양파, 칠리, 후추, 겨자, 케이엔(Caynne), 바질, 오레가노 소금을 혼합하여 만든 것으로 강한 허브향과 매운맛을 가진다.

4) 대표적인 음식

(1) 아침식사

① 곡류 가공품과 빵류

종류로는 플레인 베이글, 어니언 베이글, 허니 베이글 등이 있고, 반을 갈라서 그 사이에 훈제 연어나 크림 치즈 또는 햄과 피클 등을 넣어 샌드위치처럼 먹는다.

- 시리얼류 : 간편하게 먹을 수 있으면서도 영양적으로도 균형이 잡힌 곡류가공품으로 그릇에 시리얼을 담고 우유를 부어서 그 위에 제철과일이나 꿀 등을 얹어 먹는다.
- 식빵 : 빵을 구워서 버터나 잼을 발라서 먹고 때로는 프렌치 토스트(french toast)를 만들어 먹는다.
- 팬케이크 : 인스턴트 팬케이크용 가루에 우유와 각종의 과일이나 당근 등을 넣어 팬에 구워 내는 것이다.
- 베이글 : 도넛과 같은 링 모양이고 담백하고 질깃하게 씹히는 맛이 있다.
- 오트밀 : 보통 죽을 만들어 먹는다. 눌린 납작보리처럼 생겼는데, 물을 붓고 퍼진 후에 우유를 넣고 농도를 맞추어 끓이고 소금으로 간을 맞추어 먹는다.

② 달걀요리와 육류 가공품

아침에는 달걀 프라이(fried egg), 스크램블드 에그(scrambled egg), 반숙 달걀, 햄, 베이컨, 소시지 중에서 짧은 시간 안에 준비되는 음식을 1~2가지 먹는다. 주말이나 공휴일 등 한가할 때는 오믈렛이나 과일 주스, 구운 사과나 바나나 같은 익힌 과일을 먹는다.

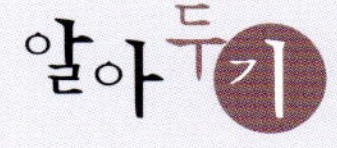

행사 상차림

① 뷔페 파티

비교적 좁은 공간에서 많은 사람들이 모여서 식사할 때, 일손이 적을 대, 그릇이 적을 때, 식사시간을 정확하게 지키기가 힘들 때 편리하게 이용할 수 있는 식사 형식이다.

② 디너 파티(dinner party)

정식 만찬으로 테이블 세팅이 되어 있는 식탁에서 웨이터의 서비스를 받아가며 식사한다.

③ 칵테일 파티(cocktail party)

저녁식사 전의 짧은 시간에 대화를 하면서 즐기는 시간으로 술을 마시고 가벼운 요리를 드는 것이 일반적이다.

④ 포트럭(potluck)

참석자 각자가 음식을 한 가지씩 가져와 뷔페식으로 덜어 먹는 방법으로 송별회, 환영회 등과 같이 한 사람을 위해 다수가 같이 주최하기 적당한 파티이다.

⑤ 티파티(tea party)

오전 10시경과 오후 3시부터 5시 사이에 가족끼리 또는 가까운 사람들과 함께 거실이나 식당, 정원 등에서 갖는 모임이다.

⑥ 슬럼버 파티(slumber party)

주로 어린이를 위한 파티로서 파티를 주최하는 어린이의 집에 가서 잠을 자고 오는 파티이다. 잠을 자기 위한 칫솔 및 잠옷 등을 필수적으로 챙겨 주어야 하며, 다음날 약속 시간에 맞춰 데리러 가야 한다.

(2) 점심식사

최근 들어 미국의 점심식사는 점점 간편해지고 있어서 햄버거나 핫도그, 샌드위치 등을 즐긴다.

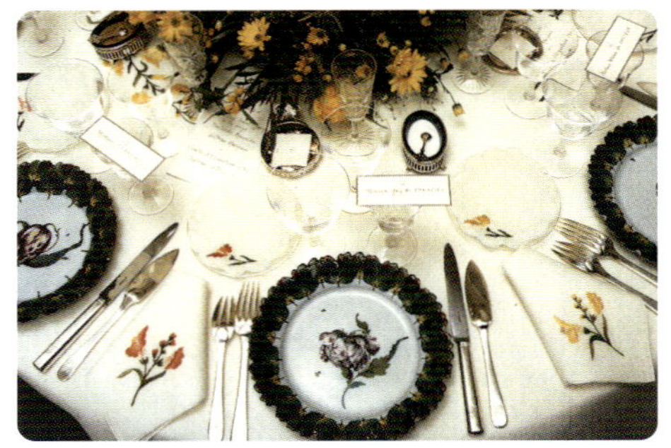

▲ 서양 기본상차림

① 고기가 주요리인 점심식사

맑은 워터 크레스 수프, 찬 로스트 비프, 속을 채운 토마토, 과일을 넣어 만든 치즈 플랜

② 생선이 주요리인 점심식사

양파 수프, 해산물로 채워진 오믈렛, 씨 없는 포도와 샐러리링, 엔젤 케이크

③ 달걀이 주요리인 점심식사

양파 수프, 소스를 곁들인 달걀 요리, 롤, 엔젤컵 케이크, 프렌치 드레싱으로 맛을 낸 스냅콩 샐러드 등

(3) 저녁식사

가벼운 저녁식사(supper)와 육류, 채소, 감자 등으로 만든 주된 요리와 수프 등으로 갖춘 디너(familly dinner)가 있다. 저녁식사는 주로 수프, 생선 요리, 고기 요리, 샐러드, 빵, 후식, 음료 등이 갖춰진다.

5) 특별식

(1) 부활절

3월 20일경 일요일로 기독교신자들의 믿음을 기념하는 명절이다. 삶은 달걀을 색칠하고 어린이에게 사탕 바구니를 준다.

(2) 할로윈(Halloween)

어린이들을 위한 명절로 할로우날(All Hallows Day)인 10월 31일을 기념하는 날이다. 속을 파낸 둥근 호박을 도깨비 얼굴로 만들고 촛불을 켜 두며 어린이들은 도깨비, 해적, 마녀 등의 옷을 입고 이웃들을 놀라게 해 주면 어른들은 미리 준비해 둔 사탕이나 초콜릿을 주어 대접한다.

(3) 추수감사절

11월 넷째 목요일로 우리나라 추석과 같은 큰 명절이다. 각지에 흩어져 있던 가족들이 모여 저녁식사를 함께 한다. 저녁 만찬에는 칠면조 구이, 크랜베리 소스, 감자, 호박파이를 준비하여 가족과 함께 먹는다.

(4) 크리스마스

크리스마스 전야에 가족들이 모여 저녁을 먹는 전통이 있다. 칠면조 구이, 수프, 샐러드, 후식, 음료 등이 준비되며 전통적으로 술과 말린 과일을 넣어 만든 진저쿠키가 대표적인 명절음식이다.

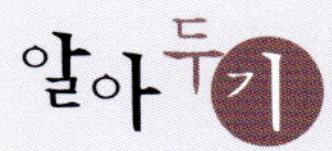

레스토랑에서의 예절

- 중류급 이상의 레스토랑에서는 예약이 매우 중요하다. 예약은 빠를수록 좋다.
- 남성은 단정한 바지와 구두를 꼭 갖춰야 한다.
- 핸드백은 테이블 위에 놓지 않는다.
- 식사 중에는 큰 소리를 내면 안 되고 후식이 나올 때까지 기다린다.
- 식사 후에는 테이블 위에 놓은 계산서에 합계액의 15% 정도의 팁을 올려놓는다. 서비스 요금이 포함된 경우는 따로 팁을 놓지 않아도 되며 카드로 계산할 때 팁란에 금액을 적는다.
- 팁은 꼭 지폐를 사용하며 동전을 주는 것은 실례가 된다.

6) 식음료

위스키, 맥주, 칵테일, 포도주 등이 대중적이며 원두커피, 탄산음료를 즐겨 마신다.

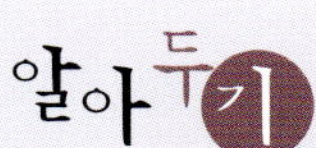

신세계와인

'신세계'란 15세기 유럽인들이 발견하여 식민지 경영을 시작한 미지의 새로운 영토에 대해 붙인 이름으로서 세계사적 의미를 갖고 있으나 와인 산업과 관련해서는 로마제국 이래로 오랜 전통을 가지고 포도를 재배해 온 유럽대륙에 비해 상대적으로 짧은 와인 생산 역사를 가지고 있는 신흥와인 생산국을 일컫는 말로 사용되고 있다.

그리스, 이탈리아, 프랑스, 독일, 스페인, 포르투갈처럼 오랜 역사를 통하여 전통적으로 와인을 만들어 온 유럽 국가들의 와인을 '구대륙와인(old world wine)'이라고 부를 수 있다면 대략 18세기부터 와인을 생산했으나 정치·경제상의 여러 이유로 쇠퇴하고 1950년대부터 활발히 와인을 생산하는 국가들 즉 미국, 칠레, 아르헨티나, 호주, 뉴질랜드, 남아프리카 공화국 등 신흥 와인생산국들의 와인을 '신세계와인(new world wine)'이라 한다.

알아두기

치즈의 대량 생산국

미국은 전 세계에서 치즈를 가장 많이 만드는 나라다. 1620년 메이플라워 호에 승선한 청교도들에 의해 치즈가 전해지면서 치즈제조가 급속히 증가했지만 19세기 중엽까지도 치즈는 농가생산품에 불과했다. 그러나 1851년 윌리엄스가 최초로 뉴욕 주에 체다 치즈 공장을 설립하면서 공장에서 치즈를 생산하기 시작했고 가장 많이 생산되고 있다.

유명 치즈로는 스코틀랜드인인 데이비드 잭에 의해 1880년대에 만들어진 몬테레이 잭(Monterey Jack)이 있다.

■ 탐구문제

1. 미국인들이 즐겨 먹는 동양의 쌀 요리에 대해서 알아보자.
2. 미국인들이 즐겨 먹는 콩으로 만든 요리에는 어떤 것이 있는지 알아보자.

2. 캐나다(Canada)

1) 식생활문화의 배경

캐나다는 1763년 파리조약 이후 영국의 식민지였으나 1867년 캐나다 자치령으로 독립하였으며, 1951년 캐나다로 정식으로 국명을 변경하였다. 서쪽은 미국 알라스카 주, 남쪽은 미국 12개 주와 접하며 북쪽으로 북극해, 동쪽으로는 대서양에 면한다. 러시아에 이어 세계에서 두번째로 큰 나라로 북아메리카 대륙의 1/3을 차지하나 사람이 거주할 수 있는 곳은 한정되어 있다. 이 나라는 자연이 잘 보존되어 있으며 북쪽지역은 한대림과 드넓은 호수, 그 위로 툰드라와 극지방이 이어진다. 캐나다는 일반적으로 영하 20~30도로 겨울 추위가 심한 편이지만 서부 태평양 연안은 해류의 영향으로 기후가 따뜻하고 비가 많이 와서 침엽수가 잘 자란다. 중앙 평원은 대륙성 기후로 건조하나 치누크라는 남서풍이 있어 기온을 높여 주고 초원의 토지는 비옥한 흑토여서 밀농사가 잘된다. 5대호 근방은 비교적 따뜻하여 활엽수가 무성하고 농업과 원예에 알맞은 기후이다.

동부 일대는 한류의 영향으로 같은 위도의 다른 지방보다 추우나 동남부지역은 서안 해양성 기후로 과수재배에도 알맞다. 전체 인구 중 28%가 영국계이며 프랑스계가 23% 정도이다. 기타 유럽계로는 독일계, 우크라이나계, 이탈리아계, 네덜란드계 등이 살고 있다.

언어는 영어, 프랑스어를 공용어로 사용하며, 종교는 로마가톨릭교가 42.6%, 개신교가 23.3%이다.

최근에는 캐나다 정부의 이민 장려정책으로 아시아계도 많아지고 있으며 다민족국가로 각 민족들은 여전히 독자적인 언어와 문화권을 지켜 가고 있다.

2) 음식문화의 일반적 특징

① 캐나다는 영국과 프랑스의 문화가 공존하는 곳으로서 미국보다는 유럽에 가까운 정취를 갖추고 있다.
② 세계적 농업국이며 임업국으로서 식품재료도 풍부하다.
③ 고급의 해산물이 풍부하고 프랑스의 음식문화가 있다. 레스토랑에서의 음식의 양은 풍부해서 우리의 양을 기준으로 했을 때 2인분 정도 양의 음식이 나온다.
④ 다양한 원주민의 토속음식이 있다.
　　버팔로 버거, 사슴고기 스튜, 신선한 딸기 드링크, ‘세 자매’ 라고 불리는 콩·옥수수·호박 수프 같은 것이 있다.

⑤ 목축업과 낙농업이 발달하여 맛있는 비프스테이크와 질 높은 우유와 유제품이 풍부하다.

⑥ 캐나다의 농식품 산업은 풍부한 종류의 질 높은 음식문화를 창조해 내고 있다.

3) 대표적인 음식

(1) 스테이크

기름진 목초 덕에 최고의 바비큐와 최상의 고기를 사용한 스테이크를 맛볼수 있다.

(2) 훈제 연어와 연어구이

재료가 싱싱하기 때문에 자체의 맛과 향이 살아 있도록 올리브유, 소금, 후추 등 기본양념만 가미하여 소스는 많이 사용치 않는 편이다.

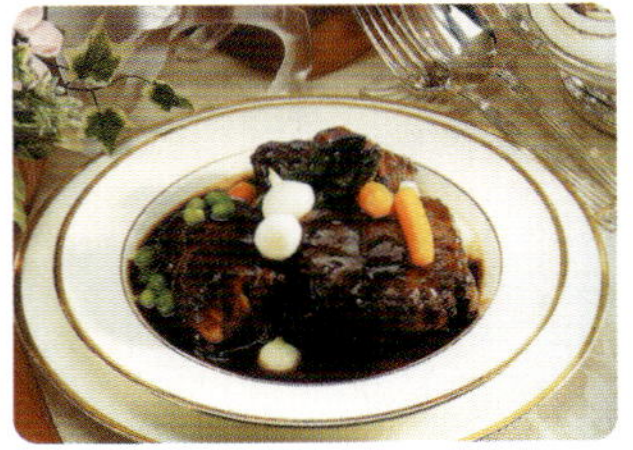

▲ 케나다 스테이크

(3) 담수어 요리

동서로 바다가 있고 호수나 강도 많아서 게 · 새우 · 연어 · 송어 · 농어 · 빙어류가 많이 잡히고 있다.

(4) 푸틴(poutine)

감자튀김에 그레이비(gravy) 소스와 치즈를 혼합한 요리

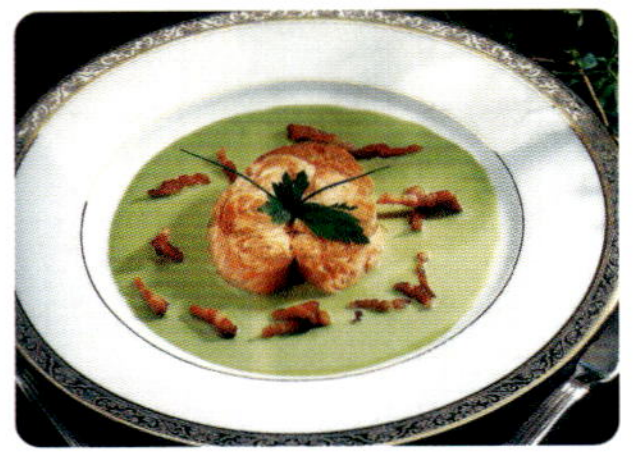

▲ 케나다 연어구이

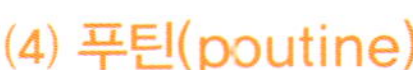

푸틴(poutine)의 유래

1957년 퀘벡의 윅윅 지방의 한 카페 '이데알'에 한 손님이 주인에게 가져온 감자튀김과 치즈덩어리를 섞어달라고 요구했다. 주인은 그것을 혼합물이라는 뜻의 퀘벡 숙어인 '푸틴'이라고 명명했다. 푸틴은 퀘벡 지방의 공식 언어인 프랑스어로 '혼합'이라는 뜻이다.

(5) 메이플 시럽(maple syrup)

최대 생산지가 퀘백 주로 나라 전체 생산량의 90%를 차지하며 단풍나무 즙액을 끓여서 만든 메이플 시럽은 끈끈한 호박색의 시럽으로서 캐나다 요리에 다양하게 사용된다. 원래는 인디언들이 만들어 먹던 것으로서 빵에 발라 먹거나 홍차에 넣어 먹는다.

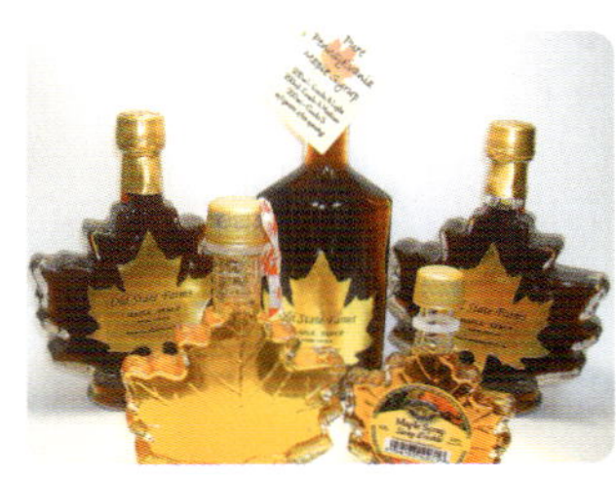

▲ 메이플 시럽

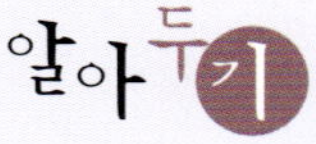

메이플 시럽 파이 디저트
냄비에 메이플 시럽을 붓고 끓인 다음, 우유와 크림을 넣고 약하게 조리한다.
여기에 버터, 바닐라, 달걀을 섞고 낮은 온도에서 가열한 후 자른 파이 위에 끼
얹어 오븐에 구워 낸 파이로 대표적인 캐나다의 디저트이다.

(5) 바다가재(랍스터, labster)

바다가재를 비롯해 새우나 게가 맛있기로 소문나 있다.

4) 식사예절

(1) 캐나다는 미국과 비슷한 생활 습관을 보여 주나 세세한 부분에서는 차이가 있다. 식
사예절에서도 미국이나 캐나다가 모두 유럽의 식사예절을 기본으로 하고 있으나 미
국은 능률과 합리성을 지향하고 있는 반면 이들은 영국의 문화를 자랑하고 식탁에서
보다 공손하고 점잖다.

(2) 입을 벌리고 음식을 먹는 행위, 음식을 먹으면서 큰 소리로 말하는 것을 무례한 행동
으로 여긴다.

(3) 레스토랑에서는 빈 자리가 있어도 반드시 안내를 받아 앉는 것이 예의이다. 먼저 드라
이 마티니 같은 칵테일을 주문하나 처음부터 생수나 와인을 시켜도 된다. 주문은 풀코
스로 할 필요는 없고 샐러드나 수프 중 한 가지와 메인요리 한 가지만 시켜도 된다.

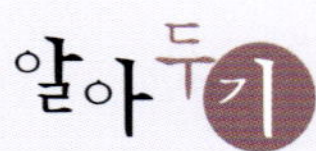

일상식
- 아침식사
  영국계 지역 : 토스트, 스콘, 머핀
  프랑스계 : 크루아상, 바케트
- 점심식사
  파스타와 피자, 샐러드 등으로 가볍게 먹는
  것이 보통이다.
- 간식
  시저샐러드(ceaser salad) : 치즈가 곁들여진
  담백한 소스를 야채에 끼얹은 요리
- 저녁식사
  풍부한 식재료를 이용한 해산물, 육류의 풀
  코스

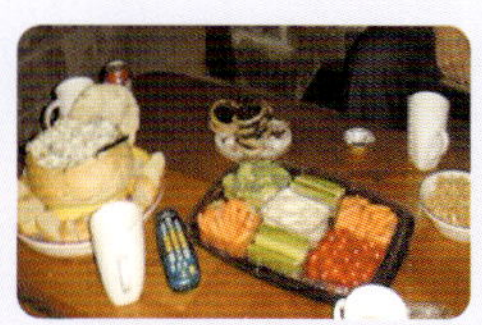

▲ 아침식사

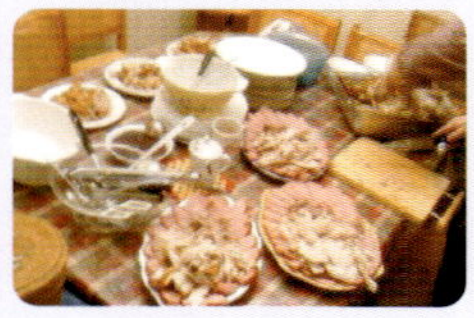

▲ 저녁식사

■ **탐구문제**

1. 캐나다의 대표적인 생선음식에 대해서 알아보자.
2. 캐나다의 야생미(wild rice)에 대해 조사해 보자.

제10장 오세아니아

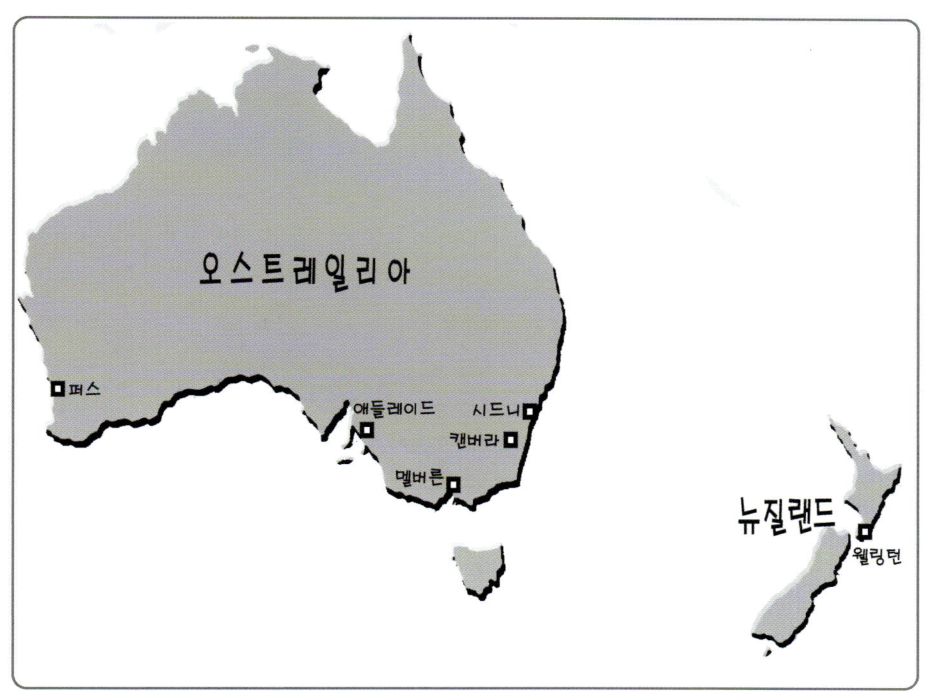

오세아니아는 오스트레일리아, 뉴질랜드, 멜라네시아, 미크로네시아, 폴리네시아를 포함하는 대부분의 태평양 지역의 섬을 뜻한다.

오세아니아의 여러 섬은 근세 이후 유럽인들에 의해 발견되었고 에스파니아, 네델란드, 영국, 프랑스, 독일 등에 의해 점령되었다가 제2차 세계대전 이후에는 적도 이북의 모든 섬들은 미국의 신탁 통치령이 되었다.

백인이 태평양에 와서부터 오세아니아는 식민지가 되었다. 오스트레일리아, 뉴질랜드에는 원주민이였던 애버리진이나 마오리인은 소수민족이 되고 앵글로색슨계 백인의 나라가 되었다. 인종으로는 유럽인, 중국인, 인도인, 일본인 등이 있고 그 밖에 상당수의 혼혈인들이 거주한다.

1. 호주(Australia)

1) 식생활문화의 배경

호주는 동물과 자연, 인간이 함께 삶을 영위하고 있다. 면적은 소련, 중국, 미국, 캐나다, 브라질 다음으로 광대한 국토를 가지고 있으며 우리나라의 약 35배로 큰 나라이다. 국토가 광활하고 다양한 기후대가 형성되어 있어서 풍부한 산물을 토대로 다양한 민족으로부터 도입된 세계 각국의 요리가 잘 발달되어 있으나 특별하게 내세울 만한 전통요리는 별로 없다. 세계적으로 고기 소비량이 제일 높은 곳으로 알려져 있다. 호주인의 주식은 쇠고기와 양고기이며 염소젖, 양젖, 우유로 만든 다양한 치즈를 즐긴다. 이 밖에 독특한 고기요리로 캥거루고기가 햄버거용이나 수프용 등으로 다양하게 소비되고 있으며 해산물, 다양한 과일, 맥주와 와인을 즐긴다. 또한 호주의 원주민 '애버리진(aborigine)'의 토착적인 문화도 더불어 공존하고 있다.

2) 음식문화의 일반적 특징

① 다양한 이민자들로부터 각국의 요리가 발달하였다.

다민족 국가 호주는 영국인들이 기틀을 잡았고 금광이 발달되면서 중국과 이탈리아 등지로부터 대량의 이민자들이 유입되었다. 식문화는 주로 첫 이민자들인 영국인들의 식사가 기본이 되지만 세계 각지에서 모여든 이민자들 덕에 각 나라와 민족의 고유음식을 맛볼 수 있다.

② 1인당 고기소비량이 가장 높은 나라이다.

호주의 대표적인 요리는 스테이크와 바비큐, 미트파이를 들 수 있다. 특별히 개성적인 전통요리들은 아니지만 나름대로 호주의 음식문화를 형성하고 있다. 세계적으로 고기소비량이 가장 높은 호주인들의 주식은 쇠고기와 양고기이며 두툼하게 썰어 스테이크로 즐기거나 바비큐로 즐긴다.

③ 요리는 주로 단순하고 양이 많은 것이 특징이다.

소금과 후추와 같은 몇 가지 양념만을 사용해 고기 본래의 맛을 즐기며 세계적으로 우수한 품질을 자랑한다.

④ 음식문화의 뿌리인 부쉬터커(bush tucker)

호주 원주민인 애버리진들은 일명 부쉬터커(원주민의 음식)라는 고유음식을 갖고 있다. 애버리진들이 약 5만 년에 걸쳐 만들어 온 이 음식문화는 다양한 약초, 향신료,

과일, 야채, 짐승, 새, 파충류 그리고 곤충 등을 일컫는
다. 호주의 광활한 오지에는 수백 종에 달하는 색다른
맛의 과일과 야생과일, 다양한 종류의 베리들이 생산되
고 혐오식품인 '위체티그럽' 이라는 하얗고 통통한 땅
벌레를 간식이나 디저트로 먹기도 한다. 이외에 백인
호주인들에게도 점차 일반화되고 있는 캥거루나 악어,
에뮤와 같은 고기요리들이 부쉬터커로 알려져 있다.

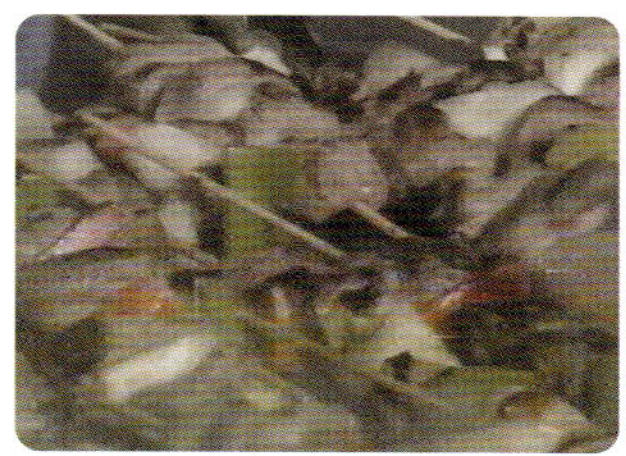

▲ 캥거루꼬치

⑤ 자연에서 식사를 즐기며 테이크아웃 문화가 발달하였다.

호주인들은 가족끼리 정원
이나 근처공원에서 바비큐
요리를 즐기는 것은 물론
직장인들은 점심시간에 샌
드위치나 프라이, 샐러드
등을 사 가지고 나와 먹는

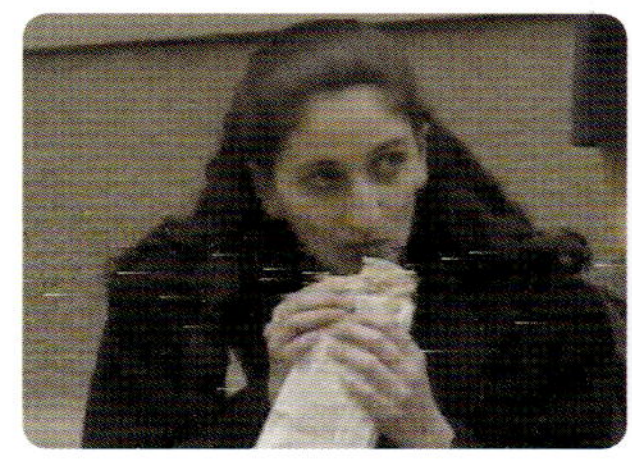
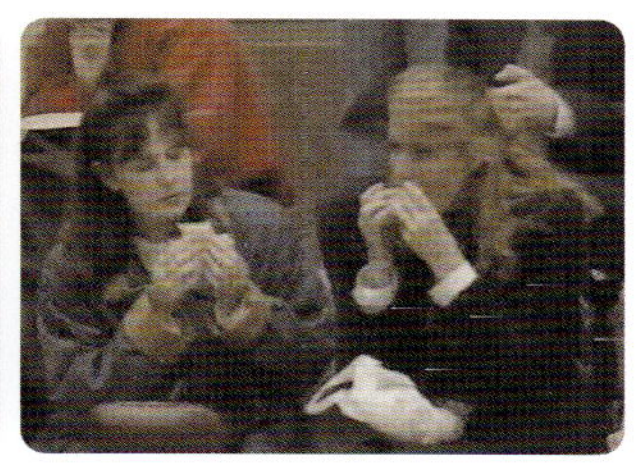

▲ 테이크아웃 음식

것을 즐긴다. 가벼운 식사나 런치로 자주 이용하는 곳이 테이크아웃 전문점으로 쇼핑
센터의 음식점 코너에서부터 마을 구석구석의 작은 점포까지 산재해 있다.

⑥ 해산물을 이용한 요리가 발달하였다.

호주에는 새우, 바다가재, 굴, 연어, 도미 등 신선한 해산
물을 이용한 음식이 발달하였다. 특히 시드니의 생굴요
리, 서부지역의 바다가재요리, 도미요리 등이 유명하다.

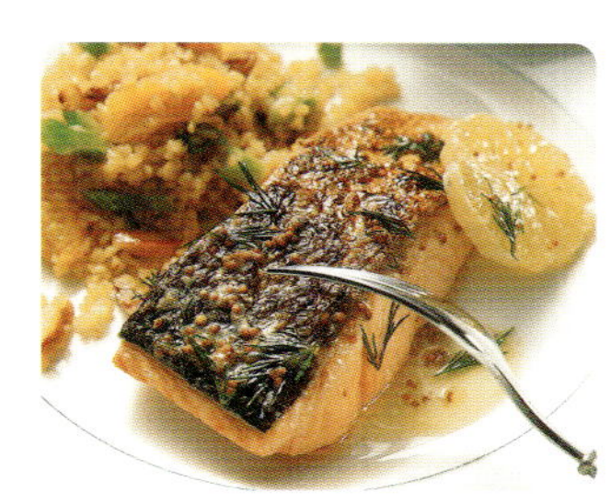

▲ 연어요리

3) 지역별 음식문화

호주의 주요도시들의 고급레스토랑 진열장을 보면 호주음
식의 다양함을 알 수 있다.

① 서호주 : 세브르(chevre), 프로슈토(prosciutto)

② 남호주 : 브리(brie), 저온압착 올리브유

③ 빅토리아 주 : 발삼향 식초, 달팽이 요리

④ 뉴사우스웨일즈 주 : 우유 먹인 양고기

⑤ 그 외 지방 : 장작불에 구워 낸 빵, 부쉬터커(bush tucker)

4) 대표적인 음식

(1) 바비큐(barbecue)

쇠고기, 닭고기, 양고기 등과 소시지, 생선, 토마토, 감자 등 여러 가지 재료를 이용하는데 고기를 큰 덩어리째 구워 소금, 후추, 양파만으로 간을 맞춘다.

(2) 미트 파이(meat pie)

닭이나 쇠고기를 간 것으로 만든 파이. 그린피스나 글레비 소스를 뿌려서 먹는다.

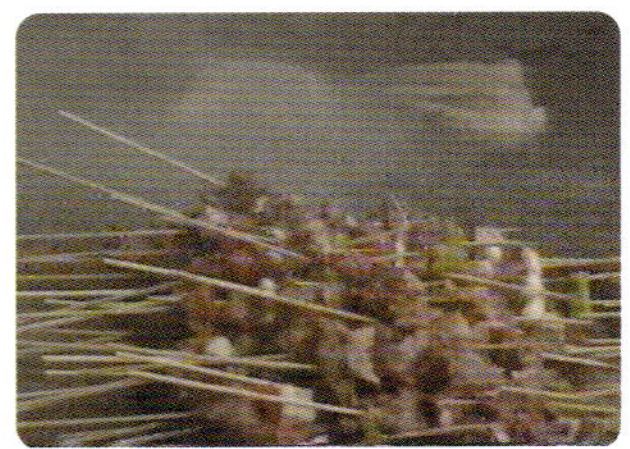
▲ 바비큐꼬치

(3) 키드니 파이(kidney pie)

양파, 쇠고기, 소의 신장을 섞어서 파이에 끼운 것이다.

(4) 베지마이트(vegemite)

야채를 페이스트 모양으로 만든 것으로 토스트에 발라 먹는데 호주인들의 아침식사로 빠뜨릴 수 없다.

(5) 캥거루 스테이크(kangaroo steak)

캥거루고기로 약간 딱딱하지만 씹을수록 색다른 맛이 난다.

(6) 에뮤 스테이크(emu steak)

타조고기로 육류에 가까운 느낌의 육질이다.

(7) 해산물 요리

굴, 새우, 바다가재, 참치, 닭고기(john dory), 농어, 바다 송어, 바라문디, 대구, 동갈치(garfish), 참돔 등 다양하다.

그중 굴과 바다가재 요리를 손꼽을 수 있는데, 부드러운 베샤멜(bechamel) 소스와 다양한 치즈를 얹어 구운 오이스터 모나이(oyster mornay)와 서호주 랍스터 모나이가 유명하다. 특히 굴은 살이 단단하고 크며 아주 고소한 맛이 있다.

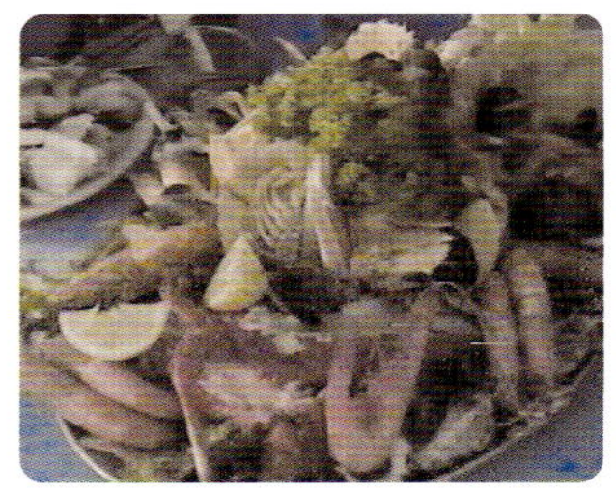
▲ 연어요리

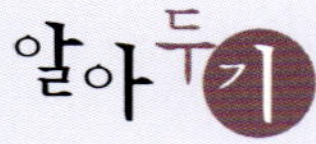

호주산 와인

호주산 와인은 고품질과 저렴한 가격으로 세계적으로 유명하다. 모든 유럽종의 포도가 재배되며 가장 대표적인 품종이 '쉬라즈'이다. 가장 대표적인 곳은 빅토리아 주 멜버른 동부 외곽 지역의 야라밸리(Yarra Valley)로 호주에서 가장 서늘한 포도 생산지역으로 최고 품질의 와인을 생산하고 있다. 해산물 요리를 먹을 때 가장 잘 알려진 화이트 와인 중 하나인 사르도네(chardonnay)를 곁들이면 일품이다.

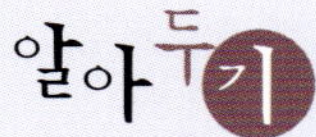

호주의 술

술은 전문 주류 판매점인 바틀샵에서만 팔며 'Fully licenced' 또는 B.Y.O(Bring Your Own)라는 표시를 흔히 볼 수 있는데 이는 일종의 술을 팔아도 좋다는 허가증이다. 이 표시가 부착되어 있는 곳은 대부분 고급 레스토랑이며 술을 주문하거나 손님 자신이 마실 술을 가지고 와도 좋다는 의미이다.

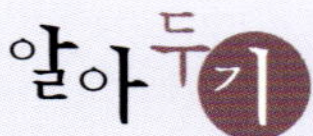

캥거루 고기

캥거루의 고장인 호주에서는 캥거루가 식품으로 연간 200t 정도가 소비되고 있으며 햄버거용이나 수프용으로 다양하게 소비되고 있다. 캥거루 고기는 지방이 다른 고기에 비해서 아주 적고 콜레스테롤 치수도 낮아 세계에서 다이어트 식품으로 수요가 점차 증가하는 추세이다. 호주는 30년 전부터 캥거루 고기를 수출해 왔으나 호주 내에서는 1993년 식품으로 정식 승인되었고 네덜란드, 벨기에, 스페인, 독일, 오스트리아 등 각국으로 수출하고 있다.

5) 식음료

음료수를 섞은 술과 고급 맥주가 최근 들어 호주의 퍼브와 나이트클럽에서 많은 인기를 끌고 있으며 칵테일처럼 미리 술과 음료수를 혼합한 제품과 술을 가미한 청량음료가 시중에도 많이 나와 있다.

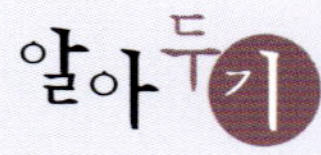

칵테일의 종류

- 알코올성 레모네이드(Two Dogs Lemonade, 투 도그즈 레모네이드)
- 알코올성 사과 주스(Strongbow, 스트롱보우)
- 보드카와 레몬 소다를 혼합한 제품(Stolichnaya Lemon Ruski, 스틸리츠나야 레몬 러스키)
- 맥주와 레모네이드를 혼합한 제품(Raxorback Draught, 레이저백 드래프트)
- 고급 맥주로는 레드백(Red Back), 케스케이드(Cascade), 도그볼터(Dogbolter)

6) 일상식사

① 아침식사 : 시리얼, 토스트
② 점심식사 : 샌드위치, 따뜻한 음식
③ 저녁식사 : 가장 중요하며 외식으로 많이 즐긴다. 6시경에서 8시 30분 정도를 식사하며 전채요리, 앙트레, 주요리, 후식 등의 세 가지 혹은 그 이상의 코스요리를 먹는다.

7) 식사예절

조용히 식사를 하며, 스프를 그릇째 들고 들이마시거나 국수를 소리 내어 먹지 않는다. 식사를 준비해 준 사람에게 언제나 감사한다. 식사가 끝난 후에는 그릇을 치우는 것을 도와주거나 설거지를 도와주는 것도 좋다. 다른 사람들이 식사 중에는 흡연을 하지 않도록 한다. 음식물 찌꺼기를 식탁 위에 놓지 말고 접시의 가장자리에 놓는다.

■■ 탐구문제

1. 캥거루 고기에 대해서 좀 더 알아보자.
2. 호주의 야생고기에 대해 알아보자.

2. 뉴질랜드(New Zealand)

1) 식생활문화의 배경

뉴질랜드는 태즈먼 해(海)를 사이에 두고 남섬과 북섬으로 이루어져 있고 기후는 사계절의 변화는 있으나 연중 거의 온난하며, 기온의 연교차가 적다. 온화한 기후의 영향으로 초목이 무성하여 축산업이 발달하였다.

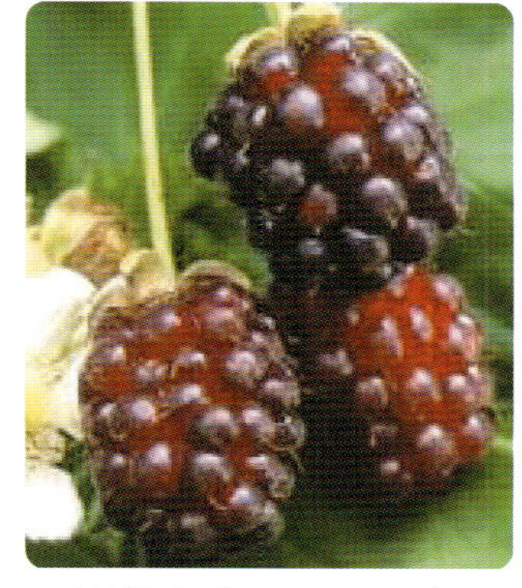
▲ 보이즌베리(boysenberry)

뉴질랜드는 세계 각국의 이민자들이 살고 있어 다양한 음식문화가 존재한다. 유러피안, 아시안, 마오리의 독특한 문화가 한데 어우러져 뉴질랜드요리를 더욱 풍부하게 한다. 목초지에서 키운 양, 사슴, 쇠고기의 주요 생산국으로 낙농제품이 풍부하다. 뉴질랜드는 주요 식사로 생선 또는 고기와 야채를 섭취하며 감자, 쌀, 파스타를 먹는다. 뉴질랜드의 양고기와 쇠고기, 사슴고기는 세계적으로 유명한 고급품이다. 또한 도미, 연어, 홍합, 굴, 전복 등 고급어패류가 풍부하다.

과일류는 살구, 보이즌베리(boysenberry), 딸기, 키위 등이 있으며 특히 골드 키위와 그린 키위는 뉴질랜드의 대표적 과일이다.

2) 음식문화의 일반적 특징

① 낙농국가이므로 고기와 생선, 과일과 야채는 항상 신선하다.

뉴질랜드의 양고기와 쇠고기, 사슴고기는 세계적으로 유명한 고급제품이다. 세계에서 가장 많은 육류를 가공·수출한다. 또한 많은 종류의 훌륭한 해산물이 있다. 도미와 하푸카, 연어, 홍합, 굴, 전복, 가리비 등 고급 어패류가 충분히 있으며 랍스타도 유명하다.

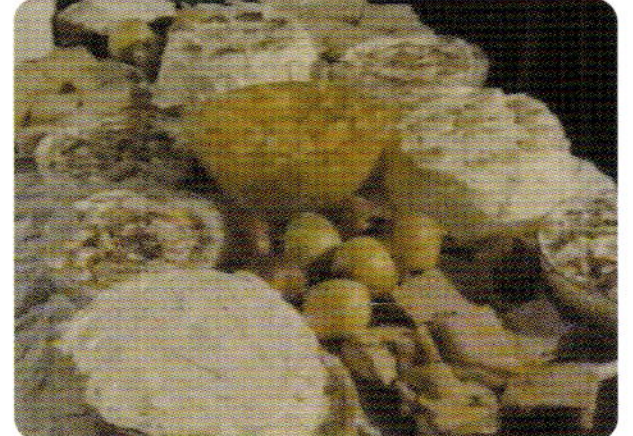
▲ 뉴질랜드 음식

② 뉴질랜드는 세계 각국의 이민자들이 살고 있어 다양한 음식문화가 존재한다.

유러피안, 아시안, 마오리의 독특한 문화가 한데 어우러져 뉴질랜드요리의 맛과 색과 전통요리를 즐긴다.

③ 뉴질랜드는 신·구가 혼합된 요리문화를 가지고 있다.

뉴질랜드는 원주민의 요리인 항기요리를 즐기고 원주민 요리법을 사용하여 요리를 하지만 케이크 샐러드도 함께 볼 수 있다. 영국문화의 잔재로 원주민요리와 영국식 요리가 합해져 신·구가 함께 어우러진 요리 문화를 볼 수 있다.

④ 뉴질랜드는 세계에서 가장 좋은 화이트 와인을 생산한다.

싱싱한 과일향과 순수하고 풋풋한 느낌의 화이트 와인이 생산되며 대부분의 포도밭이 해안을 끼고 널리 퍼져 있고 주품종은 샤르도네, 쏘비뇽, 블랑, 리슬링 등이 있다.

⑤ 육류음식이 발달하였다.

양고기·사슴고기·쇠고기의 주요 생산국으로 질이 좋고 비싸지 않은 육류요리로 유명하다.

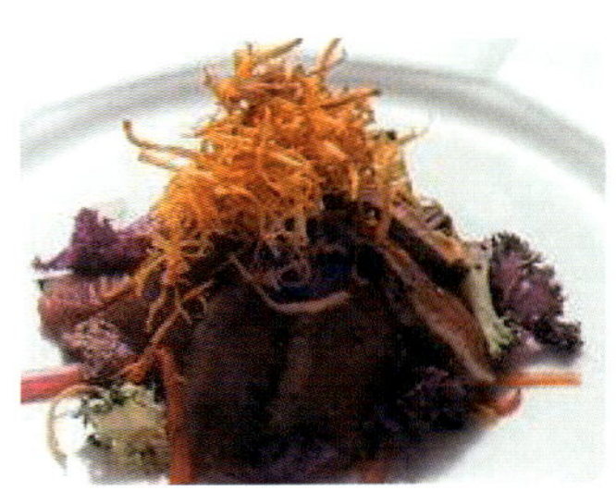

▲ 사슴요리(venison)

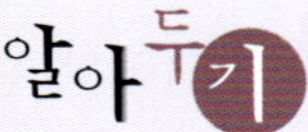

양고기

양고기는 수분이 적고 지방이 많은 편이며 양고기의 성분과 맛은 쇠고기와 유사하나 독특한 냄새를 풍긴다. 이것은 카프릴산, 펠라르곤산과 같은 지방산의 성분 때문이다. 일반적으로 1세 미만의 연한 붉은색을 띠는 것을 램(lamb), 2~7세 정도의 진한 홍색을 띠는 것을 머튼(mutton)이라 한다. 특히 뉴질랜드의 새끼 양고기는 부드럽고 감칠맛 나는 것으로 이름나 있다. 저지방 저칼로리 고단백 음식으로 여성 관광객들에게 아주 인기가 많다.

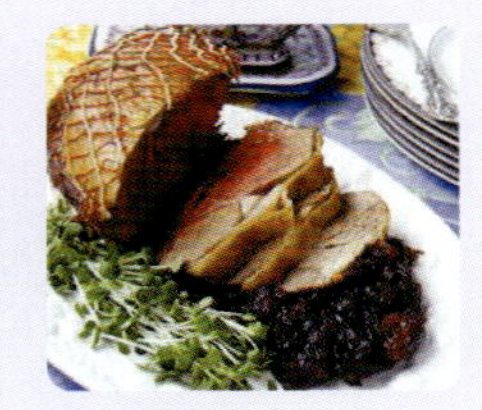

▲ 양고기

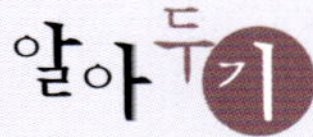

사슴고기

쇠고기와 비슷하나 쇠고기에 비해 지방이 적고 고단백 저칼로리로 유명하다. 최근 사슴 사육이 활발해지면서 베니슨(venison)이라는 사슴요리가 고급 레스토랑 메뉴로 등장하고 있다. 겨자 소스에 고기를 살짝 찍어 먹으면 매콤한 맛이 어울려 일품이며, 겨자 소스는 처음 먹어 보는 사람들에게는 고기의 노린내를 없애 준다.

3) 대표적인 음식

(1) 스톤 그릴(stone grill)

뜨거운 돌판 위에 고기를 얹어 자신의 기호에 맞게 구워 먹는 음식이다. 쇠고기, 돼지고기, 새끼 양고기와 사슴고기까지 질 좋은 4종의 육류의 서로 다른 맛을 음미할 수 있다.

스톤그릴에 곁들이는 음식들

9개의 사이드 메뉴가 있는데 지서 샐러드, 양파, 감자칩, 찐 야채 등등 기호에 따라 두어 가지 선택 주문할 수 있다. 스톤 그릴에는 뉴질랜드산 맥주를 꼭 곁들여야 하는데 라이온 레드와 스테인 라거가 유명하다.

(2) 미트 파이(meat pie)

쇠고기나 닭고기를 갈아서 만든 파이이다.

(3) 피시 & 칩스(fish & chips)

흰살 생선과 감자를 기름에 튀겨 함께 담은 요리로 케첩에 찍어 먹기도 한다.

(4) 파블로바(pavlova)

달걀흰자와 설탕을 섞어 살짝 구운 머랭(meringue) 과자에 신선한 과일과 휘핑크림을 얹은 디저트이다.

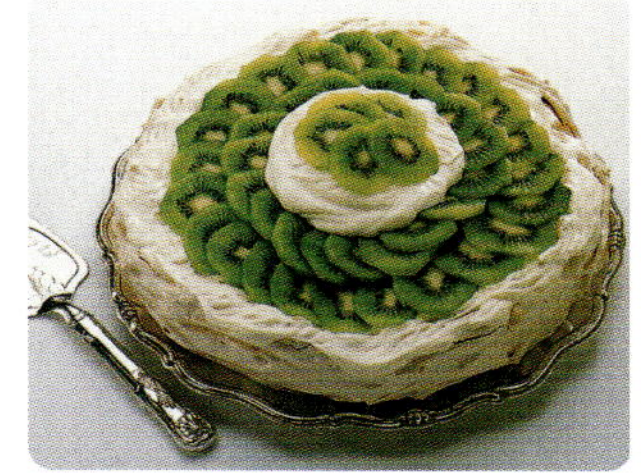

▲ 파블로바

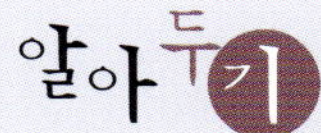

항기요리(hangi)

마오리족 여성들은 특별한 손님이 찾아오면 항기를 이용한 공유음식을 만들어 내놓는다. 항기는 일종의 찜통으로 온천과 간헐천이 많은 로토루아에서 뜨거운 지열을 이용하여 음식을 익히는 데 널리 사용한다.

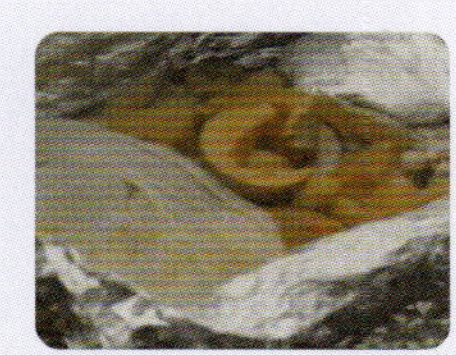

▲ 항기

고기와 야채를 큼직큼직하게 썬 후 자루에 담아 항기 속에 넣고 3~4시간 지나면 뜨거운 증기에 익혀진 담백한 음식이 만들어진다. 음식재료는 고구마, 돼지고기, 쇠고기, 닭고기, 호박, 감자 등이 널리 사용된다.

■■ 탐구문제

1. 원주민 요리인 토찜에 대해 알아보자.
2. 유명한 육류요리의 종류에 대해 좀더 알아보자.

제11장 아프리카

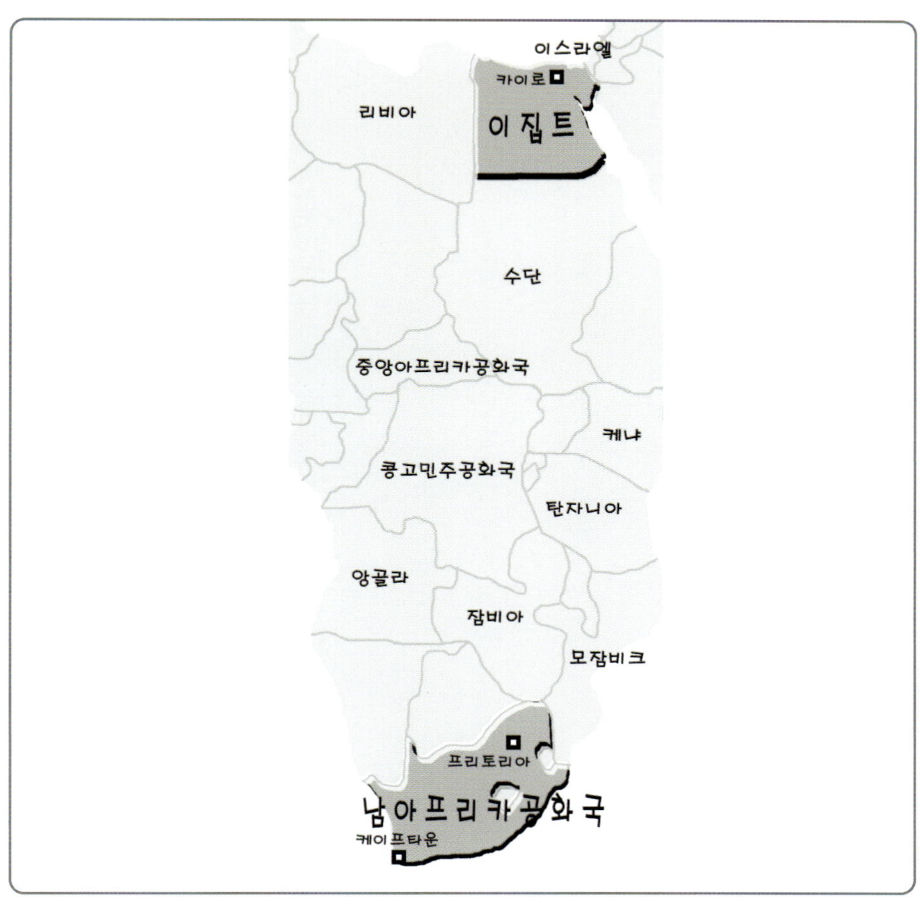

　세계 제2의 대륙으로 아프리카는 최근까지 역사가 없는 대륙으로 여겨져 오늘날까지 야만적이거나 미개하다고 생각하지만 아프리카는 그 대륙만의 특수성으로 인해 개성적인 문화를 지니고 있으며 또한 오늘날 빠른 사회·문화의 변화로 급진적인 변화를 경험하고 있다.

아프리카는 대부분 열대기후 지역이나 강수량은 지역마다 크게 다르고 밀림, 사바나 초원지대, 고산지대, 평원지대 등이 지중해와 남부지역을 따라 나타난다. 북쪽의 사하라는 세계 최대의 사막으로 대서양에서 홍해까지 펼쳐 있다. 아프리카는 사하라 사막을 기준으로 아랍문명권의 북아프리카 지역(모로코, 알제리, 튀니지, 리비아, 이집트)과 사하라 남부의 서부, 동부, 남부 아프리카 지역으로 구분된다. 각 지역에 따라 식습관은 많은 차이를 보인다. 15~16세기 무렵 신대륙에서 옥수수, 카사바, 고추, 땅콩, 호박, 토마토가 전래되어 아프리카인들의 식습관에 큰 영향을 주었다. 지역에 따라 차이는 있으나 아프리카인들의 주요식량은 조, 옥수수, 카사바, 땅콩 등이다.

아프리카 대륙이 지닌 특수성은 문화적·사회적·정치적인 측면까지도 포함한 아프리카적 개성(African personality)으로 따로 불리기도 한다. 어느 것이든 아프리카인의 문화나 사회에는 다른 대륙의 가치체계와는 이질적인 전통 흑인 특유의 성격과 개성이 있다. 식민지의 영향으로 아프리카적 개성에 고통도 있었지만 근대화된 형태로서 오늘날 아프리카적 가치체계, 아프리카적 개성의 창조는 기후와 지리적인 환경과 더불어 음식문화에도 특유의 개성적인 면모를 보여준다.

1. 이집트(Egypt)

1) 식생활문화의 배경

아프리카 대륙 북동부에 위치한 이집트는 남쪽으로는 수단, 서쪽은 리비아, 동쪽은 이스라엘과 아바카만, 홍해와 접하고 있어 고대부터 세계 무역의 핵심이 되었다. 카이로를 비롯한 내륙 지방은 아열대 기후이며 지중해 연안은 지중해성 기후를 가지고 있다. 이로 인해 겨울에도 대체로 따뜻한 편이며 바람이 불면 매우 쌀쌀하다.

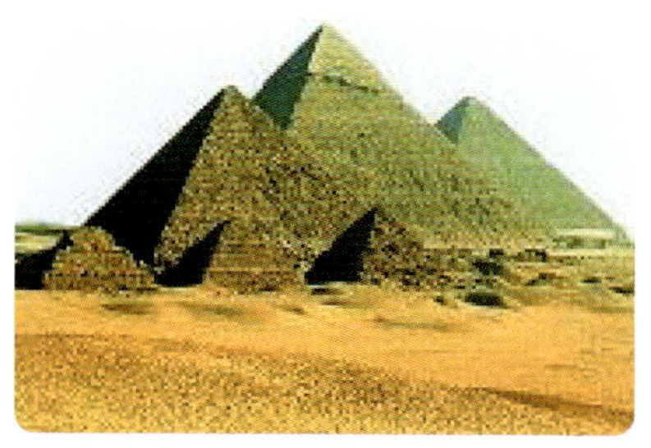

▲ 이집트의 피라미드

계절은 3계절로 나일강의 범람과 연관된 것으로 홍수가 나서 델타 지역이 물에 잠기는 7~10월은 농한기, 물이 빠져나간 11~2월은 농번기, 3~7월은 추수기이다.

이집트는 국토면적이 한반도의 약 4.5배나 되지만 대부분이 사막이나 황무지이다. 비옥한 농경지는 나라 한가운데를 유유히 흐르는 나일강 유역과 삼각주평야 및 오아시스 주변이며 한 해 2~3모작을 한다. 주요작물로는 사탕수수·토마토·면화·수박·오렌지·양파·감자 등의 수확량이 가장 많다. 국내 식량작물로는 옥수수·쌀·밀·기장·호박 등이 있으며 대추가 특히 많이 재배되고 흔히 볼 수 있는 가축으로는 물소·소·당나귀·양·염소 등이 있다. 닭·오리·비둘기 등이 사육되고 시골에서 역축(役畜)으로도 이용되는 물소와 젖소로부터 우유를 얻으며 당나귀는 운송용으로 널리 이용된다.

어업은 상당히 선진화되어 총어획고의 약 4/5는 민물고기이고 그 나머지가 바닷물고기이다. 지중해 연안 어업은 아스완 하이 댐이 강물 매개의 영양소를 차단하는 바람에 쇠퇴했지만 그 대신 아스완 하이 댐 배후에 조성된 나세르 호에는 풍부한 어장이 형성되었다.

2) 음식문화의 일반적 특징

① 이집트의 주식은 빵이다.

② 종교적인 이유로 돼지고기는 사용하지 않고 양고기와 닭고기를 주로 먹는다.

③ 과일이나 채소 및 신선한 양념을 주로 사용한다.

④ 콩요리가 발달

콩은 단백질과 탄수화물을 많이 가지고 있어 아주 값진 요리 재료로 평가되고 있다. 특히 잠두(broad bean)라는 콩이 널리 애용된다.

⑤ 생선요리 발달

홍해와 지중해를 접하고 있어 생선요리가 발달되었다. 주로 굽거나 튀기는 조리법을 이용하며 보리새우 커리 요리는 대중화된 요리 중 하나이다. 나일 강의 담수어를 기름을 칠해 굽거나 튀긴 후 레몬즙을 짜 넣어 에이쉬(빵)에 싸서 먹는다.

⑥ 향신료를 넣은 샐러드 요리가 발달

빵이나 고기 요리를 먹을 때 허브 향이 나는 샐러드 요리를 즐겨 먹으며 토마토 등의 야채에 향신료가 듬뿍 들어간 드레싱을 끼얹는 것이 일반적이다.

3) 대표적인 음식

(1) 에이쉬(esh)

이집트의 주식인 빵으로 온갖 음식을 싸서 먹고 발라 먹는다.

(2) 풀(ful)

콩으로 단든 스튜에 토마토와 향료를 넣어 맛을 낸다.

(3) 타으미야(taamia)

콩에다 야채를 섞어 양념을 넣어 잘 튀겨서 만든 음식으로 에이쉬에 넣어 먹는다.

(4) 쿠샤리(kushari)

쌀 위에 마카로니, 볶은 양파, 볶은 마늘, 콩, 향신료 등을 얹어 밥을 만든 후에 매운 고추소스와 식초를 곁들여 먹는다.

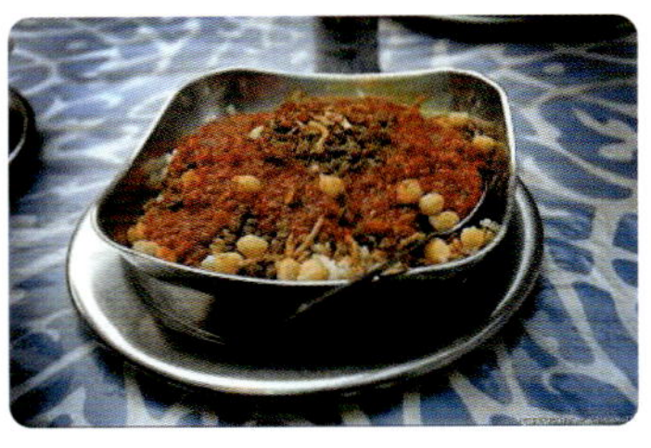

▲ 쿠샤리

(5) 몰로키야(molokhiyya)

건강허브인 몰로키야에 마늘, 후추, 고추를 넣고 묽게 끓인 수프로 으깬 빵이나 밥 위에 얹어서 먹는다.

(6) 쿠프테(kufte)

양고기를 갈아서 밀가루, 향신료를 섞은 다음 튀기고 토마토 소스에 넣어 끓인 다음 밥과 함께 먹는다.

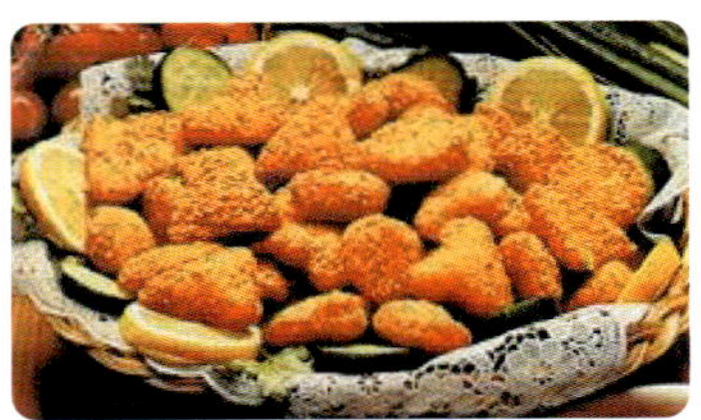

▲ 쿠푸테

(7) 팔라펠(falafel)

병아리콩(이집트콩)을 양파, 파슬리, 마늘 등과 함께 갈아 동그랗게 반죽한 후 크로켓처럼 튀겨낸 것으로 에이쉬와 함께 먹는다.

(8) 휴무스(hummus)

콩을 갈아 크림처럼 만든 것으로 빵을 찍어 먹거나 발라 먹으면 담백하면서도 고소하다.

(9) 하맘 마슈위(hamam mashwi)

석쇠에 구운 비둘기 새끼 바비큐로 이집트의 진미요리이다.

(10) 바끌라와(Baklava)

얇은 반죽, 꿀, 견과 등으로 만든 후식의 일종이다.

(11) 투르쉬(torshi)

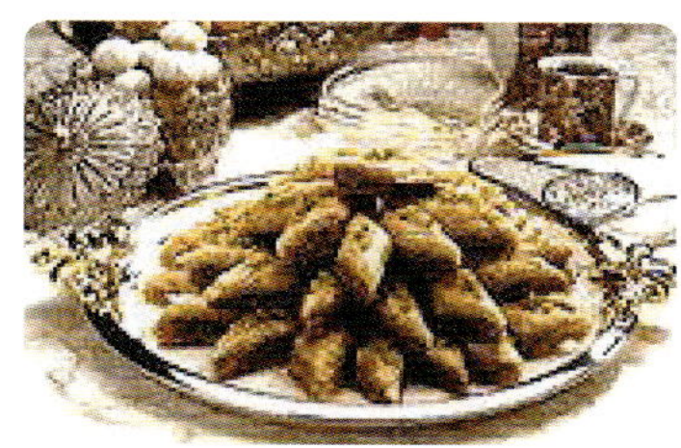

▲ 바끌라와

여러 가지 채소를 양념한 소금물에 절인 것으로 일종의 김치처럼 밑반찬으로 나오는 음식이다. 샌드위치 사이에 끼워서 먹는다.

(12) 샥슈카

야채 또는 고기를 양념하여 조리한 후 뜨거울 때 날계란을 넣어 익히는 요리로 우리나라 찌개와 유사한 음식이다.

4) 후식과 식음료

(1) 무할라비야

쌀을 갈아 만든 푸딩이다.

(2) 쿠나파

가느다란 당면을 버터, 크림치즈로 튀긴 후 설탕이나 꿀로 달게 만든 것이다.

(3) 샤이 빈-나으나으(shay bil-náná)

박하차로 식후에 입가심으로 먹는 것으로 말린 박하를 찻잎과 섞어서 일반 차처럼 끓여내는 것이다.

(4) 사흘랍(sahlab)

오발틴과 오트밀의 중간 정도의 맛을 내는 진한 액체이다.

(5) 카르카데(karksdeh)

말린 하이비스커스의 꽃잎을 우려서 달게 맛을 내어 만든 것으로 여름 갈증을 풀어 주는 기호식품이다.

(6) 카카우 발 라반(kakaw bil-laban)

우유 넣는 코코아(뜨거운 초콜릿)이다.

(7) 생과일 주스

이집트의 과일은 종류도 풍부하고 맛이 있어 생과일 주스의 참맛을 느끼게 해 줄 정도로 진하고 맛이 좋다.

(8) 사탕수수 주스

더운 지방 사람들의 당분 공급원인 사탕수수를 깔끔한 단맛의 특징을 살려 주스로 만들어 먹는다.

(9) 눗스와 눗스(Nuss qa Nuss)

혼합음료(ex. 당근과 오렌지)

(10) 맥 주

보통 맥주인 사카라, 흑맥주인 스텔라가 유명하며 다른 음료보다 가격이 비싸다.

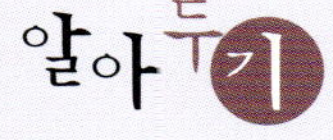

물담배

이집트인들은 물담배를 즐기는데 카페에서 자신이 좋아하는 향의 담배를 주문하여 빨대만 바꿔쓴다. 물담배는 니코틴이 없어 중독현상은 없다고 한다.

5) 식사예절

① 식사 전 손을 닦는 것은 기본 예의이다. 격식을 차리는 식탁에서는 식전에 손 씻는 물그릇이 나오기도 하는데 이때 손님의 입장에서 형식적으로라도 오른손 손가락을 그 안에 살짝 담갔다가 빼는 것이 예의이다.

② 둥근 빵이 개인 접시 대용으로 쓰이고 있어 일단 음식을 가져다가 이 빵 위에 놓아 두었다가 먹어야 한다.

③ 무릎 위에는 냅킨을 놓고 음식을 먹기 전에 '비스밀라(알라의 이름으로)' 라고 하고 식사를 시작하여야 한다.

④ 서로에게 '타팟달(please)' 이라고 권하면서 식사를 시작하며 칼이나 포크는 사용하지 않고 엄지와 오른손 두 손가락을 사용하여 식사를 한다.

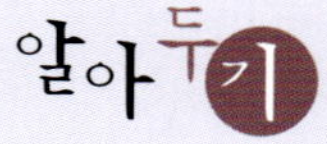

가정집에 초대받았을 때

　만찬시간이 따로 정해진 것은 없지만 밤 9시부터 10시 사이가 보편적이다. 원하면 꽃, 초콜릿, 포도주를 가져갈 수 있다. 가족의 개별 습관과 모임의 규모에 따라 남녀 따로 앉아 술(엄격한 이슬람 가정에서는 비알코올 음료)을 즐긴 뒤 다시 식탁에 모여 임의로 앉는다. 모든 음식은 한꺼번에 식탁에 차려 놓고 포크와 숟가락을 써서 빵을 먹는다. 손님은 접시를 깨끗이 비우지 않아도 되며 더 이상 안 먹으면 한 번만 이야기하면 된다. 여주인의 요리 솜씨를 칭찬하고 요리법을 물어보는 것이 예의 바른 태도이다. 식사가 끝나면 박하차나 커피를 마시고 다시 한번 요리에 대해 칭찬하고 감사(알프슈크란, Alf shukran) : 천번의 고마움)를 표한다.

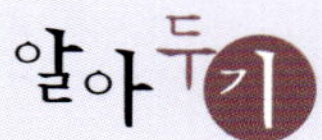

아침식사

　콩(콩깻묵), 달걀, 절임, 치즈, 잼으로 간단히 먹는다.

점심식사

　거창하고 형식적인 점심을 오후 2~5시 사이에 먹고 낮잠을 즐긴다.

다과회

　오후 5~6시부터 영국식 다과회를 갖는다.

저녁식사

　저녁 늦게 가벼운 저녁을 먹는다.

　만찬인 경우는 9시 이후에 갖는데 음식은 한두 시간 뒤에 나오며 음식점에서의 점심은 오후 1~4시, 저녁은 8~12시 사이에 한다.

■■ 탐구문제

1. 이집트에서 주로 먹는 고기종류에는 어떤 것들이 있는지 알아보고 조리법에 대해서도 알아보자.
2. 이집트 샐러드에 들어가는 대표적인 향신료 종류에 대해 찾아보자.

2. 남아프리카공화국(Republic of South Africa)

1) 식생활문화의 배경

아프리카 최남단에 위치한 남아프리카공화국은 우리나라의 12배 국토에 변화무쌍한 여러 가지 지형을 가진 나라이다. 사계는 한국과 정반대이며 기후는 전체적으로 1년 내내 온난하고 연간 강수량이 적은데 우기와 건기로 나눠지고 지역에 따라 차이가 크다. 다양한 지형과 기후 덕분에 동식물의 종류가 상당수에 이르며 과거 난획과 밀렵에도 불구하고 근래에는 브호와 번식에 노력해 멸종위기에서 벗어난 희귀 동식물을 자랑하는 국립공원과 자연보호구가 많다.

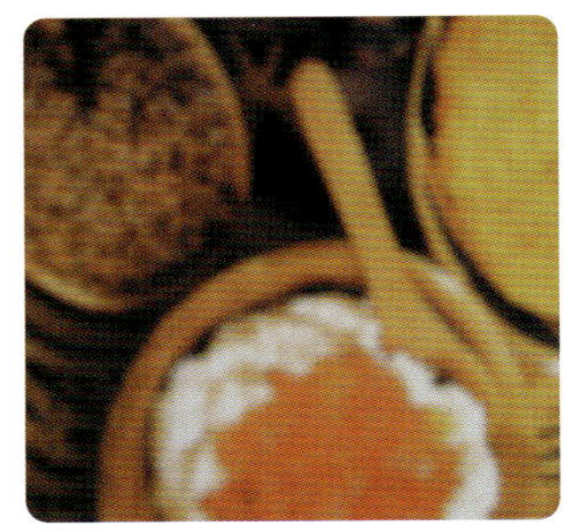

▲ 필리팝(mealie pap)

아프리카의 음식은 오랜 식민지의 영향으로 영국을 비롯한 다른 나라의 음식문화가 아프리카 고유의 음식과 잘 어우러져 새로운 음식문화를 형성하게 된다.

그들만의 독특한 기후와 역사로 인해 남아프리카공화국은 에스닉한 흑인아프리카요리와 유럽, 아메리카 요리가 혼합된 음식문화를 보여준다.

2) 음식문화의 일반적 특징

(1) 오랜 식민지로 인한 영국과 미국 요리의 영향을 받았다.

영국의 식민지였기 때문에 음식도 영국요리와 미국요리를 섞어 놓은 듯한 느낌을 준다. 피자, 스파게티, 치킨, 햄버거 종류의 패스트푸드 식당 또한 남아프리카공화국에서 흔히 볼 수 있다.

(2) 각 나라의 특성을 가진 음식들이 공존한다.

① 케이프 말레이(cape malay) 음식

1700년대 케이프 식민지(cape colony)를 건설한 네덜란드 정착민들은 당시 네덜란드의 식민지였던 인도네시아 자바 섬에서 회교도인 하인과 요리사를 데려왔다. 이들 자바 원주민의 후예를 '케이프 말레이'라고 칭한다.

케이프 말레이 요리는 카다멈(cardamom), 정향(cloues), 계피(cinamon), 심황(turm_eric), 아니스(anise) 열매와 같은 향신료를 넣어 향기로운 동양의 맛을 가진다.

② 포르투갈 음식

포르투갈인들은 아프리카 토착민에게서 고추이용법을 배워 올리브 기름, 레몬 쥬스, 마늘과 같은 포르투갈 전통 재료를 함께 사용하여 음식의 맛이 매우 강렬하다. 특히 대구(bacalhau), 새우 등의 해산물을 다양한 방법으로 요리한다.

③ 인도음식

1900년대 영국의 지배하에 있을 때 동인도인들이 남아프리카공화국으로 이주하여 사탕수수 농장에서 일했다. 전통을 매우 중시하는 이들은 인도 전통 음식을 엄격히 고수하여 오늘날에도 훌륭한 인도음식을 맛볼 수 있다.

(3) 이슬람교의 영향으로 아랍문화가 곳곳에 배어 있고 이슬람 음식들도 많다.

(4) 식재료가 풍부하다.

소, 돼지, 양, 닭은 물론 사슴, 영양, 거위, 뿔닭(기니파울), 기린, 악어, 타조 요리도 먹는다.

3) 대표적인 음식

(1) 고기요리

① 빌통(biltong)

우리나라의 육포와 비슷하며 쇠고기나 타조, 사슴 등을 말린 고기를 말한다.

② 브리디(bredie)

야채와 양고기를 토마토 등의 채소와 함께 푹 삶아 끓인 아프리카의 전통 요리이다.

③ 보보티(bobotie)

다진 쇠고기와 양고기, 생선살 등에 육두구, 정향, 심황, 계피 등을

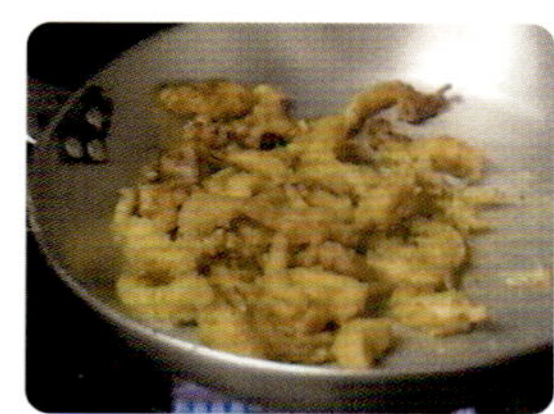

▲ 악어스트립

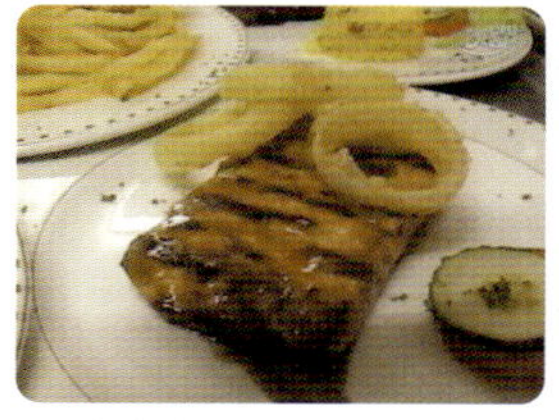

▲ 악어케밥

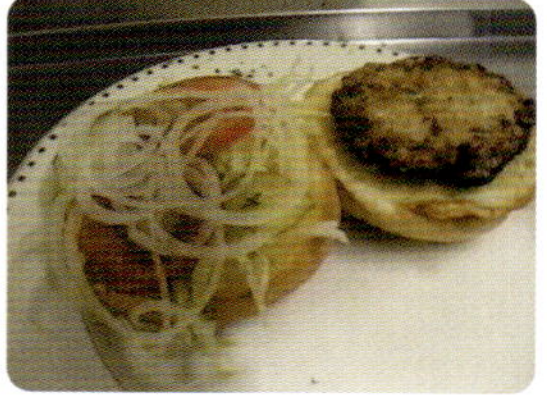

▲ 악어햄버거

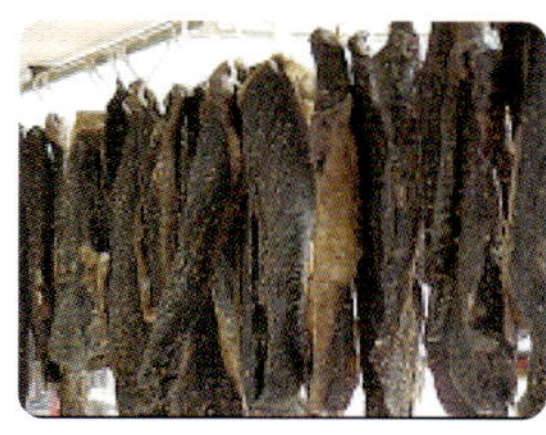

▲ 빌통

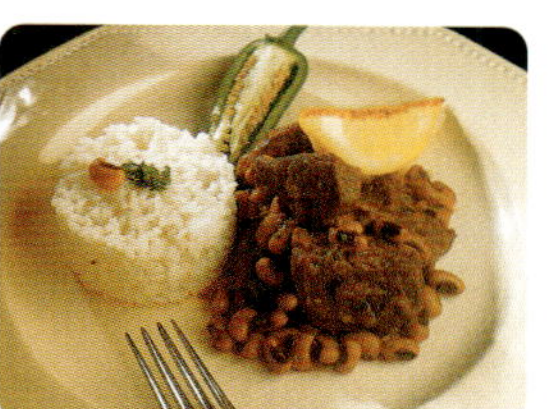

▲ 브리디

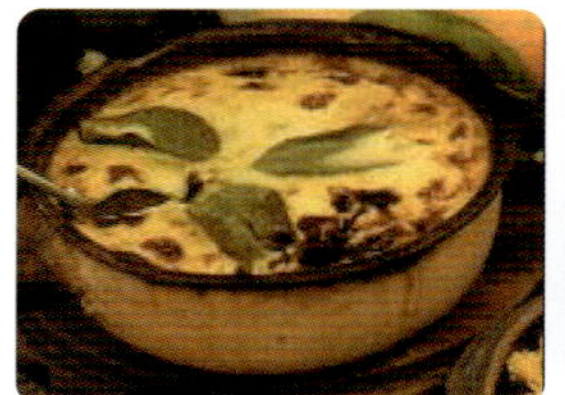

▲ 보보티

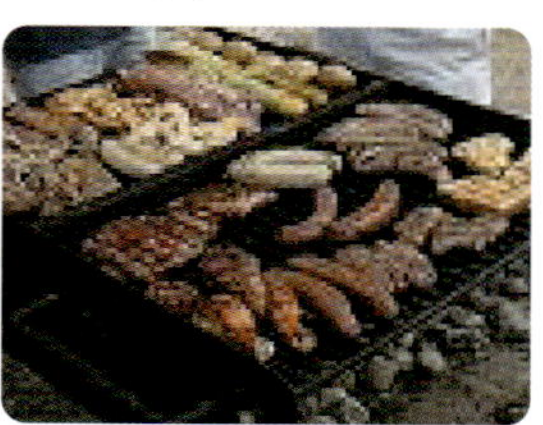

▲ 브라이

잘 섞은 후 아몬드를 뿌리고 달걀 커스터드와 싱싱한 레몬 잎을 얹은 요리이다. 미국의 미트 로프(meat loaf)나 영국의 셰퍼드 파이(shepherds pie)와 비슷하다.

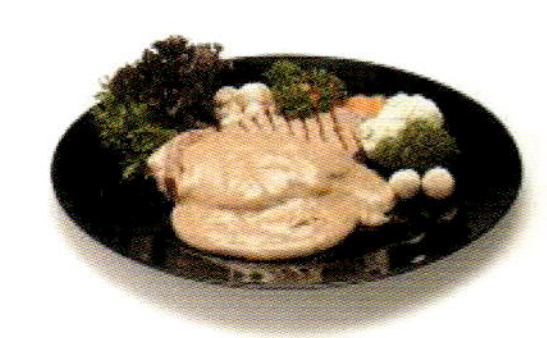
▲ 보어워스

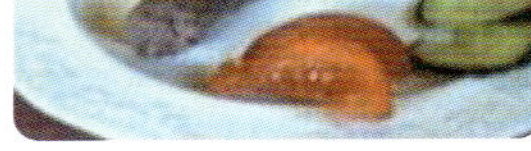

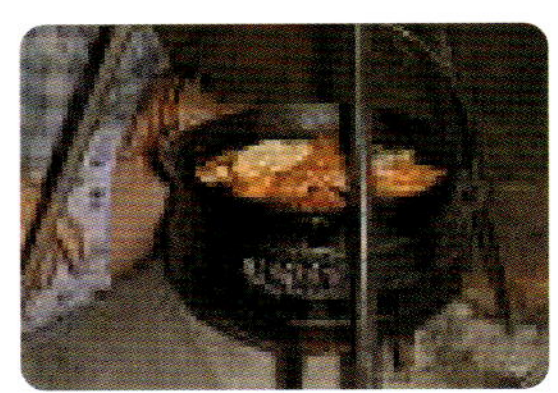
▲ 보어워스를 곁들인 음식

④ 브라이(braai)

양고기에 소스를 뿌려 바베큐 식으로 구운 것으로 백인 전통 음식이며 새끼 돼지 통갈비도 있다.

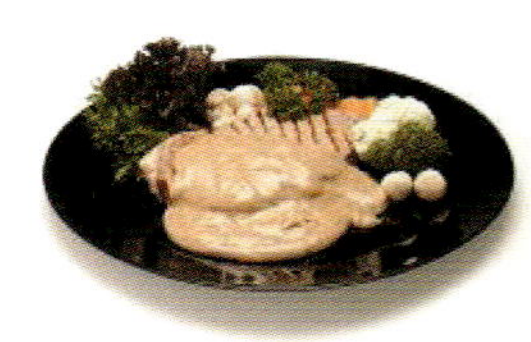
▲ 몽키 그랜드 스테이크

▲ 포체코스

⑤ 보어워스(boerwors)

거리에서 구워 파는 굵은 소시지이다. 치즈가 들어간 것은 Russian이라 한다.

⑥ 몽키 그랜드 스테이크(monkey gland steak)

스테이크에 매콤달콤한 소스를 곁들인 요리로 '원숭이 분비기관' 이라는 뜻을 가지고 있다.

⑦ 포체코스(potjiekos)

다리가 달린 깊은 냄비에 걸쭉하게 익힌 스튜인데, 어패류로 만들기도 하는 등 다양하다.

⑧ 카펫배거(carpetbagger)

속에 훈제굴이나 치즈 등을 끼워 넣은 스테이크로서 볼륨감이 상당하다.

(2) 생선요리

① 라인피시(linefish)

기다란 생선을 가리키는 말로 그날 잡은 생선, 신선한 생선이란 뜻도 담겨져 있다.

② 스모스누크(smoorsnoek)

스누크(숭어목의 바닷 물고기)라는 생선을 잘게 썰고 스파이스나 채소와 함께 익혀 스위트포테이토 밥과 함께 내는 전통요리로 잼을 곁들이기도 한다. 이 스누크 훈제를 패스트푸드식으로 만든 것을 snoek pat라고 하는데 흔히 전채로 내거 토스트와 함께 나온다.

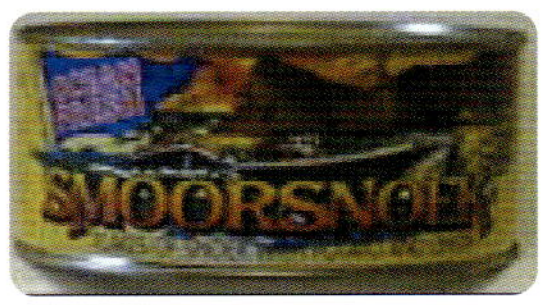
▲ 스모스누크

③ 피클드 피시(pickled fish)

튀긴 생선을 카레맛이 나는 시큼한 즙에 담근 요리로 전채나 채소와 함께 샐러드로 만든 것이다.

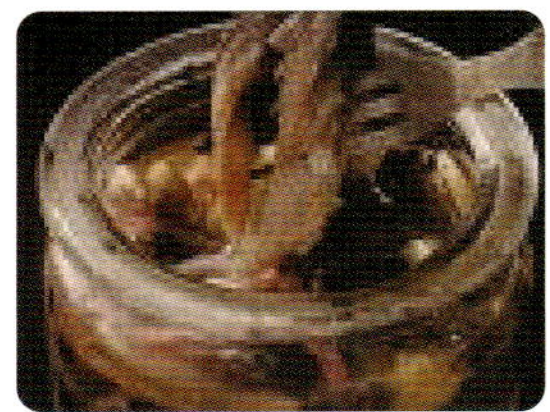
▲ 피클드 피시

(3) 식음료

① 루이보스 차(looibos tea)

‘루이(rooi)’는 붉은색을 뜻하고 ‘보스(bos)’는 관목, 덤불을 의미한다. 루이보스는 남아프리카공화국 희망봉 근처의 고원지대에서만 자라는 침엽수로 18개월간 자란 잎을 물에 적셔 띄운 다음 햇볕에 말려 정제한 것이 루이보스 차이다. 남아프리카공화국에서는 뜨거운 차에 설탕이나 밀크를 넣어 마신다.

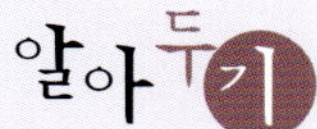

② 과일주(marula)와 그 외 알코올

marula라는 과일로 만든 술로 Cape velvet, Van der Hum 같은 독한 술, 소주도 있다.

③ 와인

팔(Paarl)과 스텔렌보시(Stellenbosch) 지역을 주요산지로 하는 남아프리카공화국와인은 거의 대부분 유럽종이 재배되며 300년 이상의 오랜 전통을 가지고 있다. 네덜란드 식민지 시기와 신교도인 위그노파의 망명 피신처가 되면서 양조기술을 전수받았고 나폴레옹 시기에는 영국연방으로 수출되었다. 와인기술은 이제 민영화된 국영와인공사(KWV)와 러스텐베르그(Rustenberg) 등 유명메이커를 중심으로 급성장하고 있다.

레드 와인을 만드는 피노타쥬(pinotage)와 높은 산도를 가진 슈냉블랑이 대표적이다.

4) 식사예절

① 악수하는 것은 좋지만 왼손 사용은 절대 금한다.

② 음주 시에는 혼자 따라 마시는 것이 기본이다.

■■ 탐구문제

1. 남아프리카공화국의 역사가 그 나라에 음식문화에 어떠한 영향을 주었는지 알아보자.

2. 남아프리카공화국의 와인에 대해 자세히 알아보자.

참고문헌

- 강갑석 외. 식품과 건강문화. 광문각. 2001.
- 강규주. (동아)월드투어가이드 5:인도, 파키스탄, 이스라엘. 동아출판사. 1999.
- 강규주. (동아)월드투어가이드 9:멕시코, 라틴아메리카. 동아출판사. 1999.
- 강문근. 한국사람중남미가기. 현대정보문화사. 1996.
- 강인희. 한국식생활사. 삼영사. 1997.
- 강인희. 한국의 맛. 대한교과서. 1996.
- 구난숙 외, 세계 속의 음식문화, 교문사, 2001
- 구천서. 세계의 식생활문화. 향문사. 1997.
- 구성자. 새롭게 쓴 세계의 음식문화, 교문사, 2005.
- 구천서. 월남의 식생활문화. 한국식생활문화학회지. 1996.
- 김광호, 정지영 외. 식생활과 문화. 광문각. 2000.
- 김기숙, 김미정 외. 식품과 문화. 교문사. 2000.
- 김기숙, 한경선. 교양을 위한 음식과 식생활문화. 대한교과서. 1997.
- 김기숙. 식품과 음식문화. 교문사. 1999.
- 김동호. 관광자원으로서의 음식문화에 관한 문헌적 고찰. 한국관광정보학회. 1998.
- 김복화. 손쉽게 만드는 폐백, 이바지음식. 혜성출판사. 2000.
- 김상보. 한국의 음식생활문화사. 광문각. 2001.
- 김승환. 우리는 지금 일본으로 간다. 민서.
- 김아리. 음식을 바꾼 문화 세계를 바꾼 음식. 아이세움. 2002.
- 김연식. 한국사찰음식. 우리출판사. 1999.
- 김우정, 최희숙. 천연향신료. 효일문화사. 2001.
- 김원일. 정통일본요리. 형설출판사. 1997.
- 김자경. 공격적인 포크문화 수동적인 젓가락문화. 자작나무. 1999.
- 김주범. 자유여행따라하기-재미난 인도여행. 학생여행문화센터. 1996.
- 김종덕. 슬로푸드 슬로라이프. 한문화 멀티미디어. 2003.
- 김태정 외. 음식으로 본 동양문화. 대한교과서. 1997.

- 김향희, 박금순. 쉽게 배우고 맛있게 만드는 한국음식. 형설출판사. 2004.
- 김형곤(편역). 미국의 음식문화. 역민사. 1999.
- 김혜영, 조은자 외. 문화와 식생활. 효일문화사. 1998.
- 김혜영, 동남아시아의 식생활 연구 – 인도네시아 식생활을 중심으로 – 한국식생활 문화학회지, 1992.
- 김희섭 외 5인. 세계 요리문화 산책. 도서출판 대가. 2005.
- 김정원. 빵과 과자. 김영사. 2004.
- 김준. 커피. 김영사. 2004.
- 나한상. (지구촌배낭여행)일본. 동아일보사. 1999.
- 남종진(옮김). 중국풍속기행. 프리미엄북스. 2000.
- 동아시아식생활학회. 세계의 음식문화. 광문각. 2001.
- 류정아. 한국 음식문화의 변화양상과 여성. 한국여성학 제12권 2호. 1996.
- 마귈론 투생사마 지음, 이덕환 옮김, 먹거리의 역사(상), 까치, 2002.
- 마귈론 투생사마 지음, 이덕환 옮김, 먹거리의 역사(하), 까치, 2002.
- 마빈 해리스. 음식문화의 수수께끼(오늘의 사상신서 157). 한길사.
- 맛시모몬타나리. 유럽의 음식문화(유럽은 어떻게 만들어졌나). 새물결. 2001.
- 박금순, 이지호. 한국음식론. 광문각. 2005.
- 박계영 외. 일본요리. 백산출판사. 2005.
- 백지원. 동남아요리. 웅진닷컴. 2000.
- 변광의, 손천배 외. 식품, 음식 그리고 식생활. 교문사. 2001.
- 삼성. 자신만만 세계여행3–중국. 삼성. 1999.
- 石毛直道. 세계의 음식문화. 동아시아식생활학회 연구회. 1999.
- 石毛直道. 어장과 식혜의 연구. 수학사. 1995.
- 선재. 선재스님의 사찰음식. 디자인하우스. 2000.
- 세계를 간다–남미 7개국. 중앙M&B. 2000.
- 세계를 간다–뉴질랜드. 중앙M&B. 1997.

- 세계를 간다-동남아13개국. 중앙M&B. 2000.
- 세계를 간다 -미국. 중앙M&B. 2000.
- 세계를 간다-아프리카. 중앙M&B. 2000.
- 세계를 간다-유럽20개국. 중앙M&B. 2000.
- 세계를 간다-이집트. 이스라엘. 중앙M&B. 2000.
- 세계를 간다 -인도. 중앙M&B. 2000.
- 세계를 간다 -터키. 중앙M&B. 2000.
- 손진호. 와인. 대원사. 2003.
- 송촉화. 중국의 음식문화와 생태환경. 민족과 문화 1997.
- 송탁화. 한국 음식문화에 대한 고찰. 민속학연구.
- 스몰랸스끼 외. 러이사 정교와 음식문화. 명지출판사. 2000.
- 신계숙. 중국의 식문화. 국민영양. 1999.
- 신동화, 박영자, 권경순. 한국 식생활문화 학회지. 1996.
- 신미혜 외 한국의 전통음식. 백산. 2005
- 아사쿠라 토시오. 현대 일본에서의 한국음식/한국문화. 식문화 제17권 2호. 2002.
- 안동권. 인도 : 켈커타. 부드가야. 뉴델리, 바라나시. 학생여행문화센터
- 임영상. 음식으로 본 서양 문화.
- 염초애, 장명숙, 윤숙자. 한국음식.
- 염초애. 이북 5도의 혼례음식문화. 한국 식생활 학회지. 1997.
- 원융희. 세계음식문화. 자작나무.
- 우샤오리. 중국음식. 김영사. 2004.
- 유택용, 황지희. 일본요리. 효일. 2004.
- 유혜령. 식문화의 뿌리를 찾아서. 교보문고. 1997.
- 윤숙경, 경상도의 식생활 문화, 신광출판사, 1999.
- 윤복자. 테이블세팅 디자인. 다섯수레. 1997
- 윤서석. 한국식품사연구. 신광출판사. 1990.

- 윤서석. 한국음식 -역사와 조리. 수학사. 2000
- 윤숙경. 윤서식 외. 혼례음식 규범의 의미와 모형제시. 식문화 제 12권 4호. 1997.
- 이가아 외, 동남아음식여행. 김영사. 2005.
- 이광규. 우리나라의 혼례문화. 한국 식생활문화 학회지. 1997.
- 이규태. 알면 약이 되는 음식궁합-한국인의 밥상문화, (주)신원문화사. 2000.
- 이규태. 음식 속 숨은 문화읽기-한국인의 밥상문화 2. (주)신원문화사. 2000.
- 이부춘. 자연건강식으로 보는 세계음식문화. 넥서스. 1998.
- 이성우. 식생활과 문화. 수학사. 1996.
- 이성우. 한국식품문화사. 교문사. 1984.
- 이연자. 천년의 삶으로 이어온 종가 이야기. 컬처라인. 2004.
- 이영미. 치즈. 김영사. 2004.
- 이영미. 파스타, 김영사. 2004.
- 이영미. 향신료. 김영사. 2004.
- 이정연. 허브. 김영사. 2004.
- 이지상. (지구촌여행)중국 : 테베트, 홍콩, 마카오. 동아일보사.
- 이춘자 외 3인. 통과의례음식. 대원사. 1997.
- 이효지. 한국인의 음식문화. 신광출판사. 2004.
- 이희수. 세계음식문화기행. 일빛. 1999
- 임영상. 최영수 외. 음식으로 본 서양문화. 대한교과서. 1997.
- 정윤두 외 5인, 고급 중국요리. 백산출판사. 2005.
- 정외숙 외, 한국음식의 손맛, 중외, 2007.
- 정재홍 외 8인. 한국의 떡. 형설출판사. 2003.
- 정재홍 외. 고품격 한과와 음청류. 형설출판사. 2003.
- 정재홍 외. 한국의 떡. 형설출판사. 2003.
- 장보응. 몽골 유목민의 겔(ger)과 음식문화에 관한 연구. 지역지리학회 제3권 1. 1997.
- 장선용. 며느리에게 주는 요리책. 이화여자대학교. 1997.

- 정대성. 일본으로 건너간 한국음식. 솔. 2000.
- 정혜경, 손경희 외. 우리나라 혼례음식 인지도에 관한 연구. 식문화 제12권 4호. 1997.
- (주)베스트홈. 쿠켄 1,2월호. (주)베스트홈. 2003.
- (주)베스트홈. 쿠켄 6,7,8,9,10,11,12월호. (주)베스트홈. 2002.
- 조미자 외. 한국 전통식품과 조리. 효일문화사. 1997.
- 조성현. 표트르 대제의 서구화 개혁이 음식문화에 미치는 영향. 슬라브 연구 제17권 2호.
- 조용홍. 한국 음식문화의 형성과 특징. 한양대 문화인류학과.
- 조재선. 김치의 연구. 유림문화사. 2000.
- 조현순. 글로벌시대의 세계관광. 백산.
- 조후종, 윤덕인. 베트남의 식문화에 관한 연구-어장문화와 일상식. 한국 식생활문화 학회지. 1997.
- 조후종. 세시풍속과 우리음식. 한림출판사. 2002.
- 조후종. 우리나라의 명절음식문화. 한국 식생활문화 학회지. 1997.
- 조후종. 통과의례와 우리음식. 한림출판사. 2002.
- 조흥국. 태국 음식문화에 대한 고찰. 한국민족학회
- 조흥윤. 한국 음식문화의 형성과 특징. 식문화 제13권 1호. 1998.
- 중앙일보사. 세계를 간다-인도. 중앙일보사. 1996.
- 최송산 외. 최신중국요리. 효일. 2002.
- 최수근. 최수근의 서양요리. 형설출판사. 1999.
- 최옥자. 장보주. 중국조리. 효일문화사. 2001.
- 최홍식. 한국의 김치문화와 식생활. 효일. 2002.
- 최혜미. 21C 식생활 관리. 교문사. 2003.
- 편집부. 음식동의보감. 학원사. 1996.
- 편집부. 음식문화와 건강비결(상, 하). 문원북. 1996.
- 하순용 외 5인. 한국조리. 지구문화사. 2001.
- 한국의 맛 연구회. 한국의 나물. 북폴리오. 2004.

• 한복려. 우리가 정말 알아야 할 우리 김치 백가지. 현암사. 1999.
• 한복려. 궁중음식과 서울음식. 대원사. 2003.
• 한복진. 전통음식. 대원사. 2003.
• 한복진. 팔도음식. 대원사. 2003.
• 한복선. 명절음식. 대원사. 1990.
• 한정혜. 생활매너. 백산. 2004.
• 허유회 외. 지중해 음식문화기행. 부산외국어대학교. 2001.
• 허필숙. 중국요리. 형설출판사. 2000.
• 황기록. 남도전통음식. 다자리. 2000.
• 황원갑. 인물로 읽는 한국 풍류사. 청아. 2001
• 황지희 등. 푸드코디네이터학. 2002. p39~42
• Katie Stewart. 식과 조리의 세계사. 동명사. 1993.
• R. 탄라힐. 식품문화사. 효일문화사. 1991.
• 石毛直道. 食の 文化, 第一券 人類の 食文化, 有明印刷, 1998.
• 石毛直道. 食の 文化, 第四券 家庭の 食事空間, 有明印刷, 1999.

• Albert W.A. Schmid, The hospitality manager's guide to wines, beers and spirits, New Jersey, 2003
• Baggett, Nancy, The international cookie cookbook. Stewart, Tabori & Chang.
• Brennan, Georeanne, Savoring France, Leisure Art, 2002
• Bryn Knight and Dr. Mark Tamplin, Safe Food Service Management, New Jersey, 1998
• Caggiano, Biba. Northern ltalian cooking, Caggiano, Biba, HP Books, 1981
• Complete Guide to Food and Cooking, Better Homes and Gardens Books, 1991
• David Ruggerio, Little Italy, Artisan, 1997
• Edden, Gill, Chinese cookbook, Octopus, 1978

- Egami, Tomi, Typical Japanese cooking Shibata
- Estelle Levetin & Karen Mcmahon, Plants and Society, the Mcgraw-Hill Companies Inc. 1999
- Eva Medved, Food preparation and theory, New Jersey, 1999
- Fisher, M.F.K, The cooking of procincial France [s.n.].
- Giuseeppe Giarmoleo, Pasta in museum, The National museum of pasta, 1998
- Gregory A. Baker, Food and Agribusiness Management, New Jersey, 2002
- Gwenda L. Hyman, Thee New Cooking of Britian and Ireland, John Willey & sons Inc. 1995.
- Hansen, Biba, Mexican cooking, HP Books, 1980
- Arabella Boxer. The hamlyn herb and spice handbook. Octopus Publishing co. 1999
- Katie Stewart, The Sociable Cook, Condons, 2002
- Kiimura, Fumi, Lacquer & silver, Kodansha internation, 1991
- Cold Appetizers(Konemann Dine with Europe's Master chefs). Hongkong. 1998
- Desserts(Konemann Dine with Europe's Master chefs). Hongkong. 1998
- Fish&Seafood(Konemann Dine with Europe's Master chefs). Hongkong. 1998
- Harry S. Lee, Practical Cooking, Korea Publishing Co., 1990
- Hot Appetizers(Konemann Dine with Europe's Master chefs). Hongkong. 1998
- Meets&Poultry(Konemann Dine with Europe's Master chefs). Hongkong. 1998
- Pastries(Konemann Dine with Europe's Master chefs). Hongkong. 1998
- Latricia A. Heyman, International Cooking, New Jersey, 2002
- Lydia Liakhovskaya, Russian Cuisine, Holding Company Ivan Fiodorov, 2000
- Madhur Jaffrey, Ataste of India, Pavilion, 2001
- Monisha Bharadaj, The Indian Pantry, Greet Britian, London, 1996
- National Assessment Institute, Safe food service management, Prentice-Hall Inc., 1998

- Omae, Kinjiro, The Book of sushi, Kodansha Internation, 1978
- Pasta in Museum, Thee National Museum of Pasta, 1999
- Rita Holmerg, Meal Management Today, Illinois, 1995
- Root, Waverley, The Cooking of Italy, [s.n.]. 1981
- Sarra Perry, The new tea book, chronicle books, 2001
- Waverley Root, Thee Food and France, Vintage, 1982
- Wright, Jeni, The Encyclopedia of Asian cooking, Octopus, 1969
- Wirth Barbara, The Elegant Table, Audiovisuel E.P.A, 1987

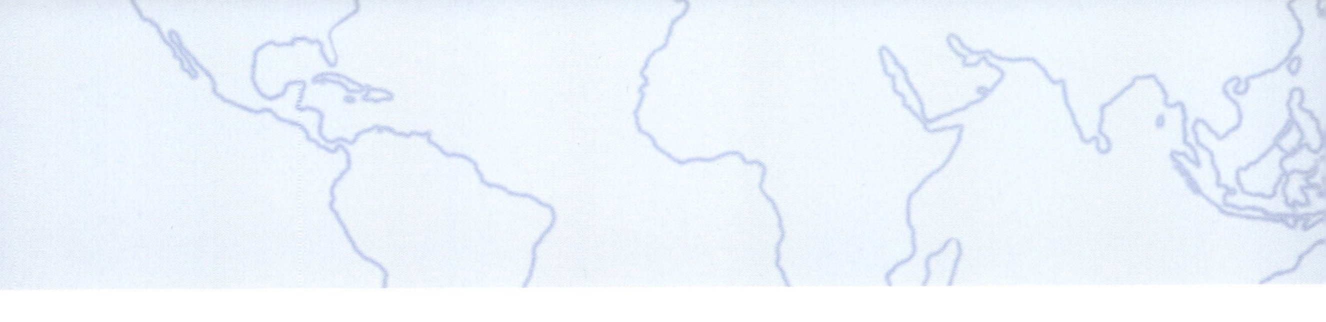

저자약력

■ 박금순 (대구가톨릭대학교 식품 · 외식산업학부 교수, 이학박사)
■ 정외숙 (대구산업정보대학 호텔조리계열 교수, 이학박사)
■ 신영자 (성덕대학 호텔외식조리계열 교수, 이학박사)
■ 김향희 (대구산업정보대학 호텔조리계열 교수, 이학박사)
■ 정현숙 (계명문화대학 식품영양조리과 교수, 이학박사)
■ 박어진 (가톨릭상지대학 호텔외식조리과 교수, 이학박사)

지구촌
음식과 식생활문화

초 판 인 쇄	2007년 7월 24일
초 판 발 행	2007년 8월 1일
4 쇄 발 행	2015년 8월 10일
저 자	박금순 외 공저
발 행 인	김홍용
발 행 처	도서출판 **효일**

서울특별시 동대문구 용두 2동 102-201
전화 : 02)928-6644 FAX : 02)927-7703

homepage | www.hyoilbooks.com
e-mail | hyoilbooks@hyoilbooks.com
등 록 | 1987년 11월 18일 제 6-0045호

본 도서의 본문과 사진은 무단복사 및 전재를 금합니다.

ISBN 978-89-8489-229-3

값 18,000원